Tanden bleken

Auteurs
Dr. A.H.B. Schuurs en dr. J.P. van Amerongen zijn als universitair hoofddocent, respectievelijk wetenschappelijk hoofdmedewerker verbonden aan de afdeling Cariologie Endodontologie en Pedodontologie van het Academisch Centrum Tandheelkunde Amsterdam (ACTA).

Tanden bleken

Onder redactie van
A.H.B. Schuurs
J.P. van Amerongen

2008 Bohn Stafleu van Loghum

© 2008 Bohn Stafleu van Loghum, onderdeel van Springer Uitgeverij
Alle rechten voorbehouden. Niets uit deze uitgave mag worden verveelvoudigd, opgeslagen in een geautomatiseerd gegevensbestand, of openbaar gemaakt, in enige vorm of op enige wijze, hetzij elektronisch, mechanisch, door fotokopieën of opnamen, hetzij op enige andere manier, zonder voorafgaande schriftelijke toestemming van de uitgever.
Voor zover het maken van kopieën uit deze uitgave is toegestaan op grond van artikel 16b Auteurswet 1912 j° het Besluit van 20 juni 1974, Stb. 351, zoals gewijzigd bij het Besluit van 23 augustus 1985, Stb. 471 en artikel 17 Auteurswet 1912, dient men de daarvoor wettelijk verschuldigde vergoedingen te voldoen aan de Stichting Reprorecht (Postbus 3051, 2130 KB Hoofddorp). Voor het overnemen van (een) gedeelte(n) uit deze uitgave in bloemlezingen, readers en andere compilatiewerken (artikel 16 Auteurswet 1912) dient men zich tot de uitgever te wenden.

Samensteller(s) en uitgever zijn zich volledig bewust van hun taak een zo betrouwbaar mogelijke uitgave te verzorgen. Niettemin kunnen zij geen aansprakelijkheid aanvaarden voor onjuistheden die eventueel in deze uitgave voorkomen.

ISBN 978 90 313 6035 2
NUR 887

Ontwerp omslag: Designwork, Deventer
Ontwerp binnenwerk: Studio Bassa, Culemborg
Automatische opmaak: Pre Press, Zeist

Tweede druk, 2008

Bohn Stafleu van Loghum
Het Spoor 2
Postbus 246
3990 GA Houten

www.bsl.nl

Inhoud

1	**Waarom witte tanden?**	9
1.1	Wat aan bleken voorafging	9
1.2	Een mooi gebit: wie bepaalt dat?	11
1.3	Bij wie bleken?	15
1.4	Bleken? Een ethische vraag	16
1.5	Wat is bleken?	18
1.6	Bleekeffect is tijdelijk	18
2	**Iets over kleur**	20
2.1	Spectrale samenstelling van licht	20
2.2	Pigmenten en kleurmenging	23
2.3	Het menselijk oog	25
2.4	Kleurtoon, kleurverzadiging, helderheid	28
2.5	Kleuren als symbool en hun relatie met emoties	29
2.5.1	Kleursymbolen	29
2.5.2	Emoties	31
2.6	Gebit	31
3	**Tandkleurbepalingen**	34
3.1	Tandkleurensets	35
3.2	Instrumentele kleurbepaling	37
3.2.1	Colorimeters	38
3.2.2	Spectrofotometers	39
3.2.3	CCD/digitale camera	40
3.3	Analyse	41
3.3.1	Enkele $L^*a^*b^*$-parameters en ΔE-waarden	43
3.3.2	Voorbeeld van kleurbepalingen met tandkleurenset en instrumenten	45
4	**Oorzaken van tandverkleuringen**	47
4.1	Normale tandkleur	47
4.2	Afwijkende tandkleuren	48
4.3	Endogene formatieve verkleuringen	49

4.3.1	Aangeboren metabolische problemen	51
4.3.2	Amelogenesis imperfecta hereditaria (AIH)	52
4.3.3	Biliaire anomalieën	53
4.3.4	Chemotherapie	53
4.3.5	Coeliakie	53
4.3.6	Congenitale lues	54
4.3.7	Congenitale porfyrieën	54
4.3.8	Dentinedysplasie (DD)	55
4.3.9	Dentinogenesis imperfecta (DI)	55
4.3.10	Fluorose	57
4.3.11	Geboortegewicht/prematuriteit	58
4.3.12	Hemolytische anemie	58
4.3.13	Hypofosfatemische vitamine-D-resistenties	60
4.3.14	Kaasmolaren (molaar-incisiefhypocalcificatie)	60
4.3.15	(Pseudo)hypoparathyreoïdie	61
4.3.16	Regionale odontodysplasie (en segmentale odontomaxillaire dysplasie)	61
4.3.17	Tetracyclines en ciprofloxacine	62
4.3.18	Turner-tanden (Turner-dysplasie)	63
4.3.19	Syndromen	64
4.4	Endogene posteruptieve verkleuringen	64
4.4.1	Capillaire pulpabloeding	64
4.4.2	Interne resorptie (zie ook paragraaf 7.3)	65
4.4.3	Pulpanecrose	66
4.4.4	Pulpaobliteratie en veroudering (zie ook paragraaf 4.5)	66
4.4.5	Tetracyclines (minocycline) en andere antibiotica	67
4.4.6	Lepromateuze lepra	68
4.4.7	Tyfus en cholera	68
4.4.8	Verdrinking/verstikking	68
4.5	Exogene posteruptief infiltratieve verkleuringen	68
4.5.1	Amalgaam en andere vulmaterialen	68
4.5.2	Dieet (zie ook pseudoverkleuring door dieet)	70
4.5.3	Endodontische vulmaterialen	70
4.5.4	Industriële verkleuringen	70
4.5.5	Zilverdiaminefluoride en zilvernitraat	70
4.6	Exogene posteruptieve pseudoverkleuringen	71
4.6.1	Betel kauwen, qat kauwen, tabak pruimen	71
4.6.2	Chloorhexidine/tandpasta/andere mondspoelvloeistoffen (zie ook 6.7)	73
4.6.3	Chromogene bacteriën: (bruin)zwarte, groene, oranje verkleuringen	74

4.6.4	IJzerdranken en andere medicamenten waaronder tetracycline	75
4.6.5	Pellicle, plaque, tandsteen	75
4.6.6	Teer door roken tabak, marihuana	76
4.6.7	Thee en wijn	76
4.6.8	Tijdelijke diëtaire verkleuringen	77
4.6.9	Tinfluoride	78
4.6.10	Zwemmen	78
4.7	Exogene posteruptieve afbraakverkleuringen	78
4.7.1	Amalgaam/andere vulmaterialen	78
4.7.2	Cariës	78
4.7.3	Cervicale resorptie	79
4.7.4	Slijtage/geëxponeerd dentine	79
5	**Bleekmaterialen, hun werking en hulpmiddelen**	82
5.1	Belangrijkste tandheelkundige bleekmiddelen	82
5.1.1	Waterstofperoxide: H_2O_2	83
5.1.2	Carbamideperoxide (= ureumperoxide): $H_2NCONH_2.H_2O_2$	83
5.1.3	Natriumperboraat: $Na_2[B_2(O_2)_2(OH)_4]$	84
5.1.4	Chloordioxide (ClO_2)	85
5.2	Toevoegingen	85
5.3	Chemische bleekactie	87
5.3.1	Radicalen	87
5.3.2	Snelheid van het bleekproces	88
5.4	Hulpmiddelen	88
5.4.1	Professionele lepels	89
5.4.2	Alternatieven voor professionele lepels	90
5.4.3	'Snelbleken' ('power bleaching') en lampen	91
5.4.4	Alternatieven voor lampen	99
5.4.5	Rubberdam	100
5.5	Tijdelijke vulmaterialen	102
5.6	Conclusie	102
6	**Methoden om te bleken**	103
6.1	Tandenpoetsen en tandpasta	104
6.2	Polijsten (professionele profylaxe)	107
6.3	Abrasie, slijpen/schuren	109
6.3.1	Micro-erosief-abrasieve methode	109
6.4	Extern bleken van vitale elementen	112
6.4.1	Snelbleken ('power bleaching')	113
6.4.2	Bleken in de wachtkamer	118

6.4.3	Thuis bleken door de patiënt onder supervisie van de tandarts	119
6.4.4	Thuis bleken met commerciële producten	126
6.5	Inwendig bleken van avitale tanden met natriumperboraat	133
6.5.1	Intern-extern bleken	138
6.6	Keuze bleekmethode	140
6.6.1	Conclusie	144
6.7	Duurzaamheid van bleken	146
6.8	Contra-indicaties voor bleken	152
7	**Nevenwerkingen van bleken**	**154**
7.1	Lokale schade	154
7.1.1	Glazuuraantastingen	154
7.1.2	Dentineveranderingen	164
7.1.3	Pulpa-aandoeningen	167
7.1.4	Gingivale schade	174
7.1.5	Effecten op vulmaterialen	176
7.2	Systemische nevenwerkingen	181
7.2.1	Systemische toxiciteit	181
7.2.2	Allergie	185
7.3	Conclusie	185
	Literatuur	186
	Register	204

1 Waarom witte tanden?

1.1 Wat aan bleken voorafging

De (Nederlandse) tandheelkunde heeft net als de geneeskunde de afgelopen 40 tot 50 jaar een lange weg afgelegd. Hier en nu is het nauwelijks voorstelbaar hoe desastreus nog maar decennia geleden de gemiddelde gebitstoestand van de Nederlander was. Amalgaamvullingen in elk posterieur element, niet alleen mod's, maar ook grote buccale vullingen, waren regel in plaats van uitzondering, als al niet op 30- tot 50-jarige leeftijd een partiële of vaak ook een volledige gebitsprothese was aangeschaft. De toen nog zogenoemde 'happy few' kon zich gouden inlays, later onlays en kronen permitteren en wist daardoor de gebitsleeftijd te verlengen. Bij velen waren de frontelementen vaak uitgebreid gerestaureerd met silicaat, een materiaal waarvan de jongere collega's zelfs de naam mogelijk niet meer zullen kennen. Een alternatief voor de meer welgestelden was de jacketkroon; de levensduur daarvan is vaak op zeven jaar gesteld, maar 30 tot 40 jaar later blijkt een aantal nog functioneel, ondanks lekkage na oplossing van de brede cementlaag tussen de schouder en het porselein.

Toen kwam een tijd dat frontvullingen met een penseel werden aangebracht: met een kunsthars (Sevriton) opgelost in ether werden caviteiten 'volgeschilderd' waarna de ether verdampte, maar het lekkende eindresultaat was weinig acceptabel, zeker na één tot twee jaar. Daarna brak de tijd van de composieten aan, bijvoorbeeld Miradapt, Concise en Adaptic, aanvankelijk nog ongehecht aan het glazuur en dentine, maar ze hielden het desondanks in frontelementen verrassend lang vol, ook al sleten in de loop der jaren millimeters weg. Verbeterde composieten en hechttechnieken maakten het mogelijk fraaie, tandkleurige restauraties te 'leggen' en boden een middel om verkleuringen te maskeren, eventueel na afslijpen van enig tandweefsel.

Intussen had een andere revolutie plaatsgevonden: fluoride – dat uiteindelijk niet in het drinkwater mocht – werd door veel Nederlandse tandartsen op steeds grotere schaal aan hun patiënten ter beschikking gesteld, via tabletjes, applicatie van vloeistof of gel en spoelen op scholen. Het cariësreducerende resultaat was enorm, meer nog omdat de industrie zich niet onbetuigd liet en steeds meer tandpasta's introduceerde die door hun fluoride eveneens daadwerkelijk cariës tegengingen. Kortom, aan de slachtoffers van het ongeremde snoepen werd dankzij de inspanningen van verschillende kanten meer en meer soelaas geboden. Patiëntenvoorlichting sorteerde daarbovenop ook nog eens effect. De resultaten mochten er zijn. Het gemiddelde aantal vullingen per hoofd van de bevolking daalde gestaag ondanks onverminderd snoepen, en de leeftijd waarop een partiële en zelfs een volledige prothese nodig bleek steeg en steeg.

Nu vele Nederlandse gebitten er globaal gesproken goed aan toe zijn, krijgen de patiënten andere verlangens. Waar de maatschappij niet maakbaar is gebleken, geldt dat voor de individuele mens veel minder, ten minste toch tijdelijk. Het ophalen van hangende oogleden, facelifts, rimpelbestrijding met botox, borstvergroting en -verkleining, bilmassa aanbrengen en schortoperaties zijn gemeengoed geworden en operaties om de benen te verlengen worden tegenwoordig al spaarzaam uitgevoerd. Dat die maakbare mens tevens een mooi gebit nastreeft, is welbekend. Er is wel eens gesuggereerd dat door het wegvallen van een deel van de restauratieve vraag (in de vs) de tandheelkundige professie zich op de esthetiek richtte. Inderdaad, tandartsen hebben al lang aandacht voor de cosmetiek van het gebit, waartoe bleken behoort, maar denkelijk niet om hun kostwinning veilig te stellen.

Enkele methoden om te bleken bestaan al lange tijd (hoofdstuk 5 en 6). Patiënten die mede door reclame voor commerciële bleekmiddelen weet hebben gekregen van de mogelijkheid om hun gebit te verfraaien, vragen daar vaker en vaker om. Dat is tegenwoordig goed uitvoerbaar, omdat het bleken eenvoudiger is geworden, althans minder tijdrovend voor de tandarts. Maar veel eerder bestond al grote aandacht voor gebitsverfraaiing: met porselein, door hercontoureren van storende tandvormen en met behulp van bleken. Tussen 1800 en de beginjaren van de twintigste eeuw verschenen in tandheelkundige tijdschriften jaarlijks 40 tot 60 publicaties over bleken en werden in leerboeken hoofdstukken hieraan gewijd (Haywood, 1992).

1.2 Een mooi gebit: wie bepaalt dat?

Opvattingen over wat een mooi gebit inhoudt verschillen van mens tot mens en zijn mede bepaald door het sociale milieu waarin men verkeert. Enkele voorbeelden van door de sociale omgeving bepaalde normen voor gebitsschoonheid mogen dit verduidelijken.
In het vroegere Japan en Zuidoost-Azië kleurden vrouwen, volgens een rapportage al zo'n 4000 jaar geleden, hun tanden traditioneel zwart of bruin. Daarvoor gebruikten zij as van verbrande schors samen met het sap van *Euphorbiaceae*, de wolfsmelkachtige, tweezaadlobbige planten waartoe onder meer de rubberboom en de cassave behoren. De as werd gemengd met ijzerbevattende grond. Sommige Aziatische stammen etsten hun glazuur met citroen en maakten vervolgens hun tanden zwart met verf, gember- en mangosap. In Japan werden kruidenmengsels toegepast om bij meisjes tijdens de menarche - later alleen bij gehuwde vrouwen en nog later bij Samoerai - de tanden zwart te kleuren: een bijkomend effect van het 'honorable tooth black' (*Ohaguro* genoemd) was de bescherming van de gebitselementen tegen de plaquezuren en demineralisatie (Feinman et al., 1987; Hatab et al., 1987).
Over het waarom van het verlangen naar zulke zwarte tanden kunnen we slechts speculeren, reden om er niet meer over te zeggen dan dat het wellicht om een statussymbool ging en mogelijk 'sexy' werd gevonden.
Als tweede voorbeeld kan het aanbrengen van gekleurde inlays (figuur 1.1) in de bovenfrontelementen worden genoemd. In de pre-Columbiaanse Mayacultuur in Mexico werden in het midden van deze tanden op primitieve, maar ingenieuze wijze gaten geboord, waarin ronde, goed passende stukjes jade en turkooizen (blauwgroene en hemelsblauwe stenen) werden vastgekit met een soort cement. Dit gebeurde bij levenden, naar wordt aangenomen ter verfraaiing van het uiterlijk, maar om mysterieuze reden ook bij doden. Al eerder werden, ook in andere Midden- en Zuid-Amerikaanse landen, diepe verticale groeven vanaf de incisale rand tot het midden van de snijtanden aangebracht (figuur 1.2) en werden ook wel met linten en stenen horizontale en scheeflopende groeven in de bovensnijtanden uitgeschuurd, passend binnen het toenmalige 'concept van schoonheid en geluk' (Fastlicht, 1976).
Tussen 800 en 1050 AD werden bij een minderheid van jonge Vikingen met een ijzeren vijl boven elkaar smalle groeven of een brede horizontale groef in het midden van de labiale vlakken aangebracht. Men vermoedt dat dit diende als decoratie, misschien als herkenningsteken van een groep.

Figuur 1.1 Gekleurde 'inlays' in pre-Columbiaanse gebitten in Mexico.

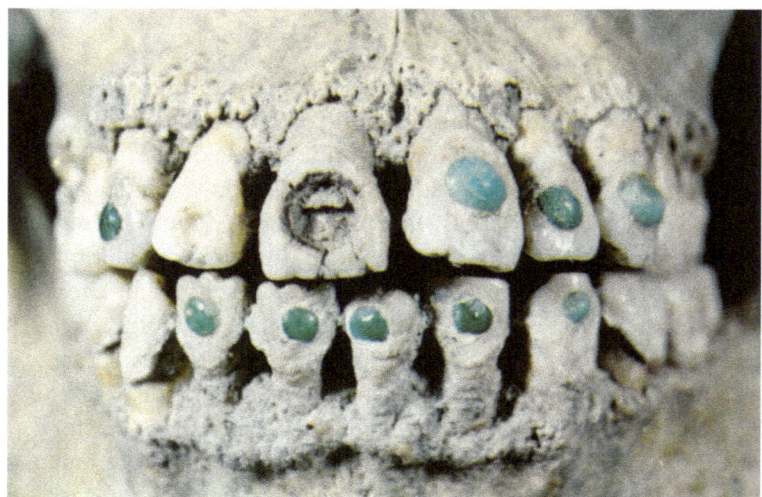

Figuur 1.2 Versierende groeven in pre-Columbiaanse gebitten in Mexico.

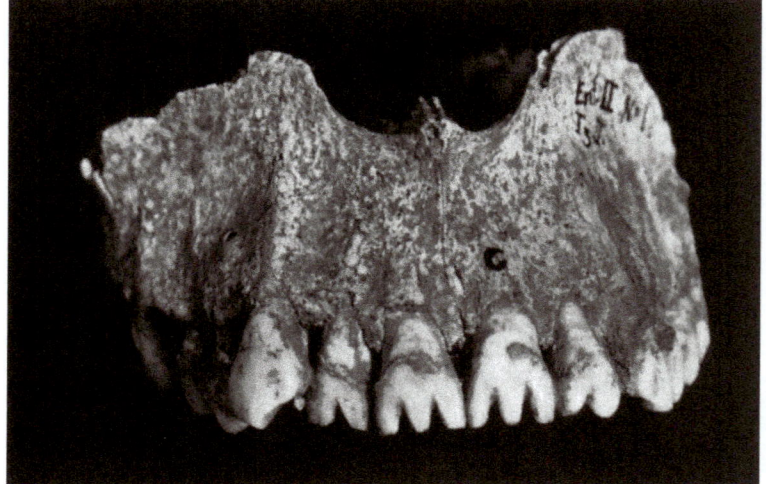

Op Borneo en in het zuiden van Nieuw-Guinea werden tanden tot spitse punten gevijld; de betekenis hiervan is onduidelijk.
Een derde voorbeeld treffen we aan in de huidige hiphopcultuur. In Mynia Oh's boek *Bling Bling, Hip Hop Crown Jewels* zien we naast anderen de rapper Baby geportretteerd. 'Bling' is het zich opzichtig met gouden sieraden tooien. Volgens een artikel in *de Volkskrant* (van Robert van Gijssel, 18 augustus 2005) verwijst de term 'Bling Bling' naar de glittercultuur van de 'pimps' en 'bitches' in de hiphopwereld. Rapper Baby blijkt niet alleen met goud en diamanten volgehangen, maar toont ook een edelmetalen grijns, aangeschaft voor

200.000 dollar. Overigens vragen ook 'normale' burgers wel eens om gouden kronen op meestal één frontelement (figuur 1.5).
Bij rappers moeten zulke exuberante versieringen dienen om te laten zien wat de zwarte Amerikanen hebben bereikt. De welhaast onvermijdelijk met goud geplaveide tanden van hiphoppers kunnen door anderen niet gemakkelijk gestolen worden, ogen agressief, zijn een symbool en voldoen klaarblijkelijk aan een mengeling van verlangens, die ook het uiterlijk betreffen. Vinden de dragers de gouden tanden mooi, is het een manifestatie van onafhankelijkheid en van een houding van 'lak hebben aan de gevestigde burgerij'? Welbekend zijn de roodbruine (mahoniekleurige) lippen, tong en mucosa en de zwarte tanden, het gevolg van kauwen op betelnoten, in Zuid-Azië nog steeds een populaire gewoonte. Gekauwd wordt op een noot afkomstig van de areca, die behoort tot de familie van de palmen. De noot wordt gewikkeld in verse of gefermenteerde betelbladeren, waaraan citroen en soms tabak of een ander ingrediënt is toegevoegd. Tot de palmnoten die gebruikt worden voor het sirihkauwen behoren de archa-, arang-, en betel- of pinangnoot.
Of de betelkauwers (figuur 1.6) hun gebit mooi vinden is maar de vraag, maar klaarblijkelijk stoort de gebitsverkleuring hen en hun naasten niet, althans onvoldoende om het kauwen te laten, en mogelijk valt het hun zelfs niet op. Overigens geldt iets dergelijks ook voor gebitsverkleuringen als gevolg van roken, kauwen op de inert makende qatbladeren en andere groepen. De gebitsverkleuringen zullen door hen niet worden nagestreefd, maar worden waarschijnlijk als niet storend op de koop toe genomen.
Het is echter meer dan waarschijnlijk dat het verlangen naar een mooi, wit en regelmatig gebit eerder regel dan uitzondering is. Waarom? Staan witte tanden voor gezondheid? Voor hygiëne en verzorgdheid? Voor jeugd? Voor attractiviteit? Ongetwijfeld voor dit alles in meer of mindere mate, per patiënt verschillend en niet voor iedereen, maar wel voor velen. Wijzen verkleuringen en caviteiten op ondeugden of daardoor veroorzaakte aandoeningen? Hoe dan ook,

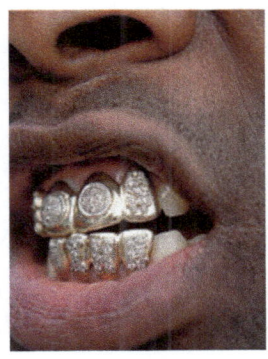

Figuur 1.3 Bling-bling-gebit van een rapper.

Figuur 1.4 Nogmaals een bling-bling-gebit van een rapper.

Figuur 1.5 Gouden kroon bij Nederlandse vrouw als aandenken aan buitenlands verblijf.

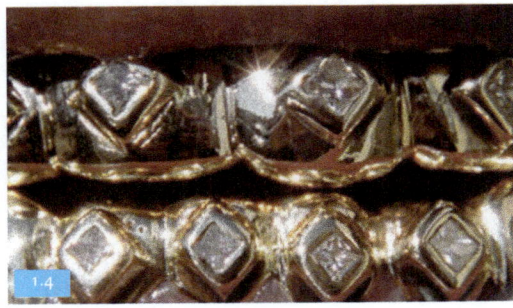
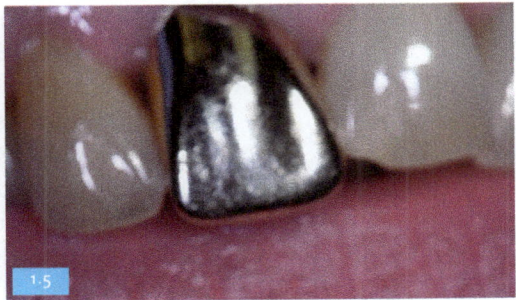

Figuur 1.6 Vergenoegd kijken deze Thaise monniken de wereld in, ongehinderd door hun door betel kauwen verkleurde gebitten.

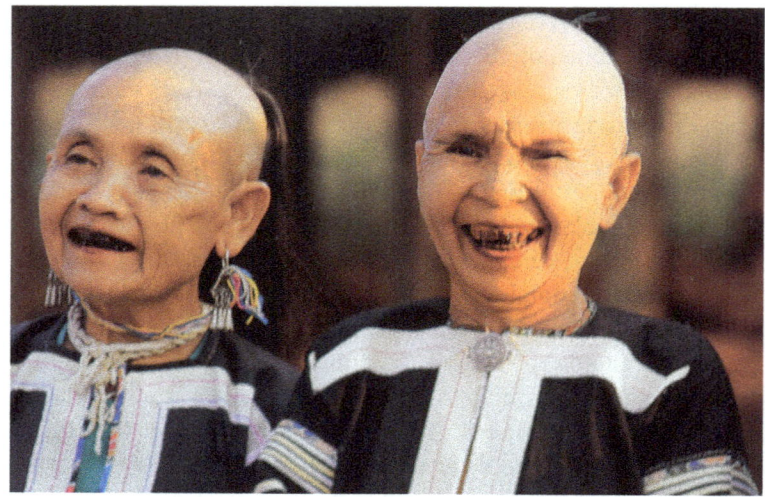

sommige mensen schamen zich voor een onverzorgd gebit, lachen daarom niet breeduit en proberen hun tanden te verbergen, soms ook met hun handen. Al deze vragen komen op omdat van oudsher in de literatuur meestal bemiddelde en vrijwel altijd mooie heldinnen gezegend blijken met sterke, witte en regelmatig staande gebitselementen, terwijl boeven daarentegen niet zelden gekenmerkt werden door hun ongezonde, lelijke 'fietsenrekken'. Witte tanden zijn in onze cultuur vermoedelijk om deze en een mix van andere redenen begeerlijk. Het verlangen naar witte tanden is een belangrijke, zo niet de belangrijkste reden, om tanden te poetsen en het bepaalt de vraag of althans het verlangen naar cosmetische, zo men wil esthetische tandheelkunde. Toch bestaan er aanwijzingen dat door tanden bleken iemands attractiviteit niet groter wordt (Grosofsky et al., 2003; Höfel et al., 2007) en is vastgesteld dat de beoordeling op eigenschappen als sociale competentie (gevraagd werd o.a. 'hoe vriendelijk lijkt de te beoordelen persoon') niet door de tandkleur, maar wel door cariës werd bepaald (Kreshaw et al., 2008). In de zelf-perceptie van de lach spelen tandkleur en tandvorm wel een rol (van der Geld et al., 2007).

In een nationaal onderzoek in het Verenigd Koninkrijk (N = 3.215) werd de deelnemers gevraagd de kleur van hun tanden te bepalen met behulp van sets van kleurenfoto's die verschillende graden van gebitsverkleuring toonden, en hun werd gevraagd om hun tevredenheid met de kleur van de eigen tanden te rapporteren. De helft van de ondervraagden was van mening dat hun tandkleur normaal was, 6% achtte hun gebit ernstig verkleurd en de rest zat tussen deze twee oordelen in. Opvallend was dat ruim 10% van de ondervraagden met een normale tandkleur hierover ontevreden was en dat ruim een kwart van de deelnemers met de ernstigste gebitsverkleuring wel tevreden was. Sekse, leeftijd, inkomen en roken beïnvloedden de perceptie van de respondenten. Weinig verrassend: ontevredenheid met de tandkleur was groter naarmate de verkleuring ernstiger was.

1.3 Bij wie bleken?

Heeft iemand geen mooi gebit, dan is dat te koop, door orthodontische behandeling, restauraties van composietmateriaal, met kroon- en brugwerk of implantaten, via porseleinen kronen en dito schildjes, door vervanging van verkleurde vullingen of amalgaamrestauraties in alle elementen die bij lachen en spreken zichtbaar zijn en, vooral het laatste decennium, dankzij extern bleken en andere bleekmethoden. Meer en meer patiënten stellen zich in dezen als consumenten op, die zelf bepalen hoe hun gebit eruit moet zien.
Er bestaan tandartsen die niet willen bleken, vaak om mogelijk twijfelachtige redenen. Zo zou de pulpa volgens hen door de bleekprocedure geschaad worden of het glazuur zou worden aangetast, enzovoort. Later zal worden uiteengezet in hoeverre hun argumenten valide zijn. Sommige tandartsen vinden bleken daarom alleen in ernstige gevallen verantwoord en voor anderen geldt het gezegde 'wij zijn geen schoonheidsspecialisten'.
Toch lijkt het erop dat men zijn patiënten tekortdoet door al te rigoureus te weigeren om elementen, zelfs die met een alleszins redelijk acceptabele kleur, witter te maken. Patiënten kunnen zich erg ongelukkig voelen met tanden die zij als 'te donker' ervaren. Een weigering om dat probleem te behandelen drijft deze mensen dan naar bleekklinieken, bemand door niet-tandartsen. Wordt daar adequaat beoordeeld of bleken nodig is, hoe dat moet gebeuren, wat de schadelijke effecten zijn, dat wil zeggen of risico voor glazuurschade of erger bestaat? Voorts jaagt men de ontevredenen weg naar de al dan niet effectieve en soms schadelijke middelen en methoden die via internet kunnen worden verkregen.
De bleekmiddelen die op dit moment in Nederland, in feite binnen de EU, over de toonbank mogen worden verkocht zijn onwerkzaam en de wel werkzame middelen mogen wettelijk niet *over-the-counter* worden verkocht. Dat hangt samen het gegeven dat de 'thuisbleekmiddelen' niet tot de cosmetica worden gerekend, maar worden beschouwd als 'medical devices'. Volgens de Europese richtlijnen uit

1976 (EU Directive 76/768/EEC) mogen cosmetica niet meer dan 0,1% peroxide bevatten. Cosmetica zijn gedefinieerd als: alle middelen die op externe delen van het lichaam of de gebitselementen of orale mucosa worden aangebracht met onder andere de bedoeling om ze in goede conditie te houden dan wel hun uiterlijk te veranderen. In het Verenigd Koninkrijk is bij de *verplichte* overname van dit directief bepaald dat niemand een cosmetisch product dat waterstofperoxide bevat of soortgelijke producten ter beschikking zal stellen aan derden. En de bleekmiddelen worden in Engeland tot de cosmetica gerekend. De firma Ultradent spande een rechtzaak tegen het verbod aan, maar verloor. Het directief houdt in dat formeel de Britse tandartsen ook in hun praktijk niet mogen bleken (Morris, 2003), op straffe van zes maanden gevangenis en 5000 pond boete (Sulieman, 2004A). Op dit moment claimen de producenten geen blekende werking en brengen de producten in het Verenigd Koninkrijk als cosmetica op de markt. Ook in Duitsland wordt aan de poort van toelating tot de markt gerammeld. Tegenover dit alles staat dat aan de medische middelen, waartoe wij de bleekproducten rekenen, de eis wordt gesteld dat zij meer moeten doen dan oppervlakkig reinigen.

Hoe men over dit alles ook denken mag, internationaal, via internet, zijn effectieve bleekmiddelen in ons land toch gemakkelijk te bemachtigen. Dat houdt een risico in. Christensen (2005) vermeldt dat patiënten zichzelf blijven behandelen met efficiënte, vrijelijk verkrijgbare middelen (in door tandartsen vervaardigde goed passende individuele lepels) nadat zij al eerder onder supervisie van de tandarts hun tanden met goed gevolg hadden gebleekt. Het resultaat bij deze 'bleekjunks': te witte tanden en de tevoren qua kleur adequate restauraties van composiet of (goud)porselein worden te donker en moeten (nogmaals) vervangen worden, met alle nadelen van dien. Daar komt bij dat de te witte tanden, soms krijtwit, de blik te veel naar zich toe trekken en daardoor de aandacht voor de rest van het gelaat afleiden (Christensen, 2005).

1.4   Bleken? Een ethische vraag

Reclames van (tandpasta)fabrikanten en televisieshows zoals 'Make Me Beautiful' hebben een sturende werking op de wensen van de patiënt, net als de idolen van de televisie met hun schitterende witte tanden – of zijn dat kronen? Het lijkt er daarom op dat we bij de vraag om te bleken vaak veeleer met consumenten dan met patiënten te maken hebben. Een overweging om met de hulp vragende patiënten mee te gaan en wél te bleken, is dat in de (gezondheids)-

zorg de vraag van de patiënt centraal behoort te staan. (Overigens menen sommigen dat dit uitgangspunt alleen met de mond beleden wordt.) Die vraag wordt tevens door aanbod (van tandartsen) gecreëerd.

In de gezondheidsethiek behoort het principe 'geen schade aanrichten' vooraf te gaan aan 'weldoen'. Deze twee uitgangspunten moeten worden betrokken bij de beoordeling van de verlangens van patiënten en lijken verregaand bepalend bij de vraag of verzoeken om te bleken al of niet moeten worden gehonoreerd. Maar tandarts en patiënt kunnen en zullen het soms niet met elkaar eens zijn of een gegeven tandkleur acceptabel is of niet. Hoe subjectief en onjuist een negatieve beoordeling van een patiënt over zijn (soms helemaal niet zo donkere of zelfs uitgesproken witte) tandkleur ook moge zijn, hij voelt zich er niet wel bij en sommigen zullen beslist onder hun gebitsuiterlijk lijden. Doet bleken geen kwaad, dan zal het witter maken van de elementen onder het tweede principe 'weldoen' vallen en derhalve ethisch geoorloofd zijn. Wat betreft de redenen om te bleken zijn vooral subjectieve oordelen en gevoelens van de patiënt van belang: onder meer een verhoogde zelfwaardering van de patiënt, schaamte wegnemen en wat dies meer zij. Dit honoreert de idee dat de patiënt autonoom is, maar houdt uitdrukkelijk niet in dat de tandarts zich geweld moet aandoen of verplicht is aan alle wensen van de patiënt te voldoen; ook de tandarts is autonoom.

In bepaalde gevallen bestaan er echter zeker contra-indicaties voor bleken. Deze worden later in dit boek aan de orde gesteld, maar hier moet al op een valkuil, zij het geen harde contra-indicatie, worden gewezen. De psychotherapeut E. Hakman, werkzaam aan het VU Medisch Centrum (Kaakchirurgie), weet dat bij faciale ingrepen ook de psyche van de patiënt betrokken is. Men dient zich te realiseren dat *als* psychische problemen ten grondslag liggen aan het verzoek om te bleken, deze problemen door deze behandeling niet worden opgelost. Een tekenend voorbeeld is dat van een vrouw die zich niet kon neerleggen bij het feit dat haar lichaam en gebit verouderden. Zoals deze patiënte van net middelbare leeftijd het treffend zei: 'Ik wil af van die donkere oudewijventanden', want die deden volgens haar afbreuk aan het effect van andere al gepleegde ingrepen, zoals haar facelift. Na het bleken van haar gebit was zij tevreden over het resultaat, maar werd daarom niet gelukkiger en haar tevredenheid was van korte duur; andere cosmetische ingrepen werden gezocht. Kortom, de 'diagnose' was niet zozeer 'een te donker gebit', maar een niet geaccepteerd, mogelijk zelfs als traumatisch beleefd verouderingsproces. Het zou ook kunnen gaan om een waanachtig idee, een obsessie, met het eigen uiterlijk (hier gebit), waarmee volgens de patiënt iets mis is, maar volgens alle anderen niet, dus om 'body dysmorphic disorder', een gestoorde lichaamsbeleving. Na gebleekt te zijn willen deze patiënten toch nog wittere tanden en anders ontdekken zij wel een vlekje dat verbetering nodig heeft, en dit *ad infinitum*. Ook patiënten met te hoge verwachtingen zullen na bleken niet tevreden zijn.

1.5 Wat is bleken?

Het lijkt op het eerste gezicht welhaast overbodig te definiëren wat onder bleken wordt verstaan; direct zal blijken dat een definitie toch nuttig is. Deze definitie luidt:

> Het bleken van gebitselementen is een verandering van de intrinsieke kleur van het glazuur en dentine in een wittere, lichtere tint met behulp van stoffen die vrije radicalen en ionen afscheiden.

Uit de definitie volgt dat de verwijdering van verkleurende aanslag op het glazuur- of dentineoppervlak noch het weghalen van een verkleurde oppervlakkige laag glazuur onder bleken valt. Het mag muggenzifterig klinken, maar deze laatste opmerking is relevant. Willen we een gebit er qua kleur beter laten uitzien, dan moet de meest geëigende methode worden gekozen, en die keuze hangt vaak af van de oorzaak van de te bleken tandkleur en waar die verkleuring gesitueerd is. De vele gebitsverkleurende oorzaken worden in hoofdstuk 4 besproken. Daaraan voorafgaand is in hoofdstuk 2 al het een en ander over kleur en in hoofdstuk 3 over kleurbepaling vermeld; kennis over beide is nodig, al was het maar om de patiënt het effect van de behandeling te tonen, om zelf te begrijpen hoe de mate van ontkleuring wordt vastgesteld en om te kunnen toelichten in hoeverre een tegelijkertijd optredende verandering van huidskleur (of het gebruik van andere verlichting) van invloed is op het bleekresultaat.
In de daaropvolgende hoofdstukken worden bleekmiddelen en -methoden en alternatieven besproken.

1.6 Bleekeffect is tijdelijk

Hoewel in een aantal gevallen het bleekeffect permanent is, weet iedereen die wel eens gebleekt heeft, dat een terugval in kleur regelmatig voorkomt. Het is goed zich dit te realiseren én dit mee te delen aan de patiënten. De termijn waarop de kleurterugval zich voordoet en in welke mate is vaak niet helemaal duidelijk. Al in de eerste weken na het bleken verdonkeren sommige elementen enigszins en na één tot enkele jaren is de kleurterugval aanzienlijk. Een recent Amerikaans rapport meldt dat na één jaar een terugval tot bijna 50% van de oorspronkelijke kleur optreedt (Clinical Research Associates, 2004), maar er wordt niet duidelijk gemaakt om welke verkleuringen het gaat.

Anderen rapporteren bemoedigender resultaten. Dit onderwerp wordt nader besproken in hoofdstuk 6, maar hier moet al worden gesteld dat het van belang is patiënten mee te delen dat na enkele jaren soms opnieuw gebleekt zal moeten worden.

Iets over kleur 2

De kleur van een voorwerp waarop licht valt, wordt bepaald door de interactie tussen 1) de spectrale samenstelling van dat licht, in feite het zichtbare deel van het elektromagnetische spectrum, en 2) de spectrale reflectie van dat licht, maar in het waarnemen van een kleur spelen, zoals nog zal blijken, 3) het oog en de hersenen van de waarnemer ook een rol.
Met kleur waarnemen is iets merkwaardigs aan de hand, zoals hierna wordt toegelicht. De atoomfysicus Heisenberg stelde dat een muis in een afgesloten doos met daarin een radioactief element dat vervalt, waardoor te eniger tijd een gifgas vrijkomt, én dood én levend is. In analogie werpen Chu et al. (2004) de klassieke vraag op of een boom die omvalt terwijl er niemand in de buurt is, lawaai maakt. Wij voegen hieraan de vraag toe of, wanneer een absoluut dove en een horende vlak bij de vallende boom staan, er dan tegelijkertijd lawaai én geen lawaai zou bestaan. Iets dergelijks geldt ook voor kleuren: volgens theoretici bestaan kleuren zonder waarnemer domweg niet, maar wat als een blinde en een ziende hun ogen op eenzelfde, identiek belicht voorwerp richten? Bestaat de kleur ervan dan tegelijkertijd wel en niet?
Behalve het boek van Chu et al. en de al oude boeken van Oegema van der Wal (1956) biedt onder andere internet veel informatie over kleur. Tenzij anders vermeld, is hier uit die informatie geput, bijvoorbeeld uit http://www.color.org/overview.html; http://ww.barco-usa.com/color.htm/ en http://home.wanadoo.nl/paulschils.htm.

2.1 Spectrale samenstelling van licht

We weten allemaal hoe belangrijk de lichtbron is bij kleurbepaling van de tanden. Toch is het aardig om het effect van een lichtbron zelf nog eens te controleren. Dat is illustratief uit te voeren met een blauwe polymerisatielamp. Neem die lamp en bijvoorbeeld een boek met een omslag waarop de kleur rood voorkomt mee naar een verduisterd vertrek. Onder het blauwe licht van de lamp zien we de rode kleur als zwart, dat wil zeggen, de kleur rood is onder deze lichtomstandigheden afwezig. We kunnen een rood voorwerp alleen maar als rood waarnemen als de rode golflengten in het emissiespectrum van een lichtbundel aanwezig zijn én gereflecteerd worden; is de rode golflengte in het licht afwezig, dan kan die ook niet worden teruggekaatst.

Bij belichting met wit licht – dat alle kleurgolflengtes omvat – van een rood voorwerp worden alle kleurfrequenties behalve de rode door het voorwerp geabsorbeerd ofwel niet gereflecteerd. Anders geformuleerd, een puur rood voorwerp wordt onder wit licht als rood waargenomen omdat de rode frequenties niet wordt geabsorbeerd en alle andere frequenties wel. We zien de meeste kleuren als gevolg van de partiële absorptie van wit licht.

De veelzijdige geleerde Isaac Newton (1642-1726) experimenteerde onder andere met zonlicht en beschreef de resultaten, eerst in een brief (1668) aan de Royal Society en daarna (1704) in het boek 'OPTICKS: OR, A TREATISE OF THE *reflections, refractions, inflections* AND *colours* of LIGHT'. 'Optics' is te downloaden van de website www.lightandmatter.com.

Newton's brief aan de Society leidde tot polemieken met onder anderen Christiaen Huygens (1629-1695). Waarom die polemiek? Newton nam aan dat licht uit een stroom deeltjes bestaat; deze deeltjes zouden zich volgens mechanische wetten gedragen. De eminente Nederlandse geleerde Christiaen Huygens beschouwde licht daarentegen als een golfverschijnsel, een trilling die zich in de ruimte voortplant. Huygens haalde een eeuw later (in 1802) door interferentie-experimenten van Thomas Young zijn (gedeeltelijke) gelijk: omdat toppen van samenvallende golven elkaar versterken en toppen van de ene golf die samenvallen met de dalen van een andere golf, elkaar uitdoven, moest licht als een golfverschijnsel worden beschouwd. Als licht uit deeltjes zou bestaan, dan zouden deze in beide situaties bij elkaar optellen en zou er altijd sprake zijn van versterking. Maar Newton nam naast het corpusculaire karakter van het licht ook het bestaan van 'ethergolven' aan en was daarmee ver op de juiste weg. Sinds de opkomst van de kwantumfysica weten we dat licht zowel een deeltjes- als een golfkarakter heeft (Bodifee, 1994). Onder deeltjes wordt verstaan: partikelachtige pakketjes van energie, dus kwanta.

Hoe het ook zij, toen Newton (figuur 2.1) staande bij een verduisterd venster een smal reepje zonlicht door een prisma liet vallen (figuur 2.2), zag hij op een wand zo'n zeven meter verderop de kleuren rood, oranje, geel, groen, blauw, indigo en violet. Newton dacht dat alleen deze kleuren in het zonlichtspectrum aanwezig waren, maar

Figuur 2.1 Newton.

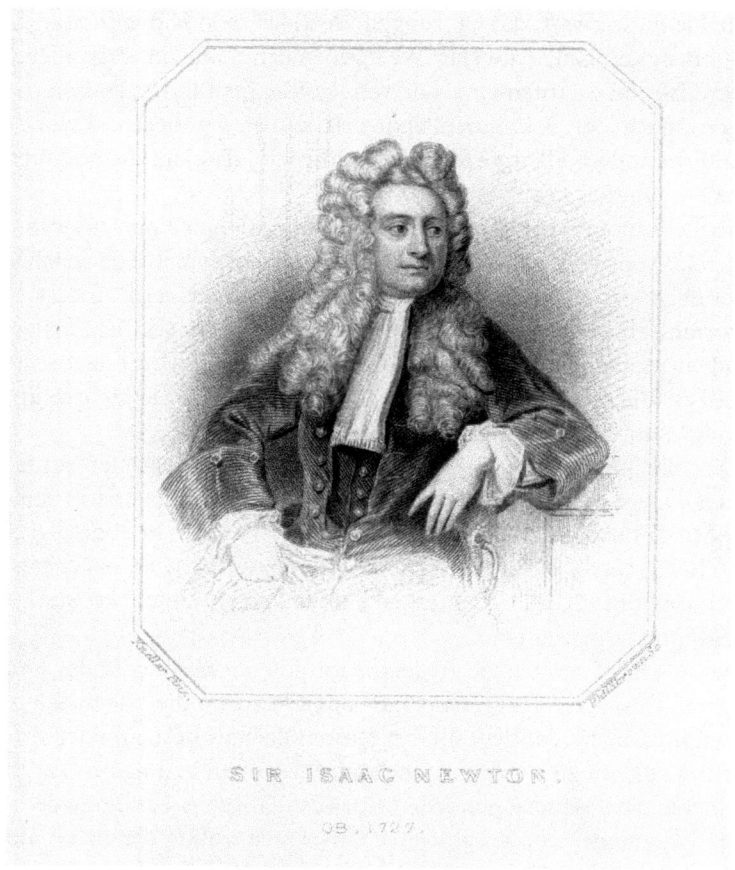

iemand met een normaal zicht kan miljoenen kleurtinten en -tonen onderscheiden (Burkinshaw, 2004).
De scheiding van de verschillende kleurengolflengtes wordt teweeggebracht doordat de voortplantingssnelheid van de verschillende lichtgolflengtes in een prisma van elkaar verschillen. (In feite geldt dat ook voor ander media, behalve vacuüm.) Het fenomeen dispersie – dat wil zeggen kleurschifting – van licht met behulp van een prisma was in Newton's tijd niet onbekend, maar men dacht dat kleur slechts een kwestie van menging van licht en donker was. Zo zou in die opvatting de kleur rood uit puur wit licht bestaan dat met een minimum aan donker was gemengd, en blauw werd beschouwd als wit licht met de grootste hoeveelheid donker. Bovendien leefde in die tijd de gedachte dat een prisma de kleuren aan het licht gaf. Newton realiseerde zich dat deze gedachten onjuist waren. Hij verklaarde het via het prisma veroorzaakte kleurenspectrum door aan

te nemen dat elke kleur haar eigen brekingsindex heeft. Om te bewijzen dat een prisma het licht *niet* kleurde, liet hij de door het prisma ontstane regenboogkleuren weer tot wit licht refracteren, door de gekleurde lichtbanen door een tweede prisma te laten vallen. Dus, zo concludeerde hij, is zonlicht een mengsel van soorten gekleurd licht, elk met een eigen golflengte.

Opgemerkt wordt nog dat de intensiteit van de elektromagnetische vibraties van wit licht van belang zijn. Is die intensiteit sterk, dan zien we wit licht. Bij een matige intensiteit is het licht zwak en bij een intensiteit nul bestaat het licht niet, ofwel we zien zwart.

2.2 Pigmenten en kleurmenging

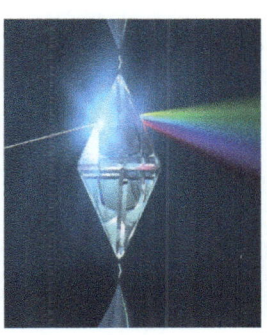

Figuur 2.2 *Licht dat wordt gebroken door een prisma toont de 'regenboogkleuren'.*

Kleurenbeeldschermen zenden wisselende mengsels van de rode, groene en blauwe golflengtes uit. Maar voorwerpen zijn (onder wit licht) gekleurd ten gevolge van het feit dat bepaalde kleurgolflengtes wel en andere niet geabsorbeerd en dus weerkaatst worden door aanwezigheid van pigmenten.

Hoe meer van een bepaald pigment aanwezig is, hoe sterker de kleur. Ter illustratie: het verhaal gaat dat vroeger in Noord-Holland de houten huizen van de meer welgestelden donkergroen geverfd waren en die van armeren lichtgroen; groen pigment was namelijk duur en donkergroene verf bevat meer pigment dan lichtgroen. De huizen van de allerarmsten, vooral in Broek in Waterland en omgeving, waren in grijs geschilderd. Dat was de kleur van de grondverf die door geldgebrek niet meer werd overgeschilderd of van verf die ontstond doordat verfoverschotten van diverse kleuren bij elkaar werden gedaan. Overigens bestaan ook andere verklaringen voor de kleurverschillen (Van Maanen, 1992).

Door de golflengtes van drie zogenoemde primaire kleuren, te weten *rood*, *groen* en *blauw*, in verschillende verhoudingen met elkaar samen te voegen (additief kleurenschema), kan men iedere willekeurige kleur creëren (met uitzondering van deze drie primaire kleuren zelf).

Menging van de primaire kleuren *rood* en *groen* geeft de secundaire kleur *geel* (zie figuur 2.3). Menging van *blauw* met *groen* resulteert in de secundaire kleur *cyaan* (= groenachtig blauw). *Blauw* met *rood* geeft de kleur *magenta* (= violetachtig rood).

Voegt men *gele* met *blauwe* golflengtes samen, dan ontstaat de kleur *wit*, omdat geel uit de primaire kleuren rood en groen bestaat. Als twee kleuren na menging de kleur wit opleveren, dan noemt men die twee kleuren complementair; in het onderhavige geval zijn dus geel en blauw complementair.

Menging van *rood* en *blauw* en *groen* geeft een voorwerp een *witte* kleur, mits elke kleur even sterk is. Dit betekent dat het voorwerp de blauwe en rode en groene golflengtes weerkaatst en dat die als wit worden gepercipieerd. Een absoluut perfect wit voorwerp weerkaatst alle kleurgolflengtes in gelijke hoeveelheden (maar bij kleurmenging zijn in de praktijk rood, groen en blauw voldoende om een voorwerp als wit te zien).

Omgekeerd, als men over pigmenten spreekt (subtractieve kleurenmenging), dan zijn *geel, cyaan* en *magenta* de primaire kleuren. Als een pigment aan bijvoorbeeld de gele kleur het groen onttrekt, zien we de kleur rood.

Zoals geïllustreerd in figuur 2.3, geeft additieve menging van de primaire kleuren *rood* en *groen* de kleur *geel*, wat inhoudt dat de blauwe golflengte wordt geabsorbeerd. Menging van *blauw* met *groen* resulteert in de secundaire kleur *cyaan* (= groenachtig blauw), waarbij rood wordt geabsorbeerd. *Blauw* met *rood* geeft de kleur *magenta* (= violetachtig rood), doordat de groene golflengte niet wordt gereflecteerd. *Geel, cyaan* en *magenta* behoren eveneens tot de subtractieve kleuren.

Voegt men *gele* met *blauwe* golflengtes samen, dan ontstaat weer de kleur *wit*, omdat geel immers uit de primaire kleuren rood en groen bestaat. Als twee kleuren na menging de kleur wit opleveren, dan noemt men die twee kleuren complementair; in het onderhavige geval zijn dus geel en blauw complementair.

Behalve de primaire en secundaire kleuren worden nog *complementaire* kleuren onderscheiden: zij zijn zo genoemd omdat zij goed samengaan met bepaalde andere kleuren. Dit geldt voor de combinaties rood-groen, geel-violet en blauw-oranje. Combinaties van twee complementaire kleuren zelf resulteren in een matte grijze kleur; van deze eigenschap kan in de tandheelkunde gebruik worden gemaakt om al te felle primaire kleuren te 'dempen'.

Het behoeft nauwelijks betoog dat, omgekeerd, een geelgekleurd voorwerp er groen uitziet als een rood lichtfilter tussen een witte lichtbron en het gele voorwerp wordt geplaatst. Men kan met steeds meer filters alle golflengtes van het zichtbare spectrum weghalen, waardoor het voorwerp zwart wordt. Zwart is dus geen kleur, maar afwezigheid van kleur, beter gezegd, de afwezigheid van alle zichtbare golflengtes van het witte lichtspectrum door filtering, of door absorptie van alle kleurgolflengtes, waardoor een perfect zwart voorwerp te zien is. Belichting van een zwart object houdt niet alleen in dat (vrijwel) geen licht wordt gereflecteerd, maar ook dat het geabsorbeerde licht wordt omgezet in een andere vorm van energie, veelal in warmte. De selectieve absorptie door bijvoorbeeld

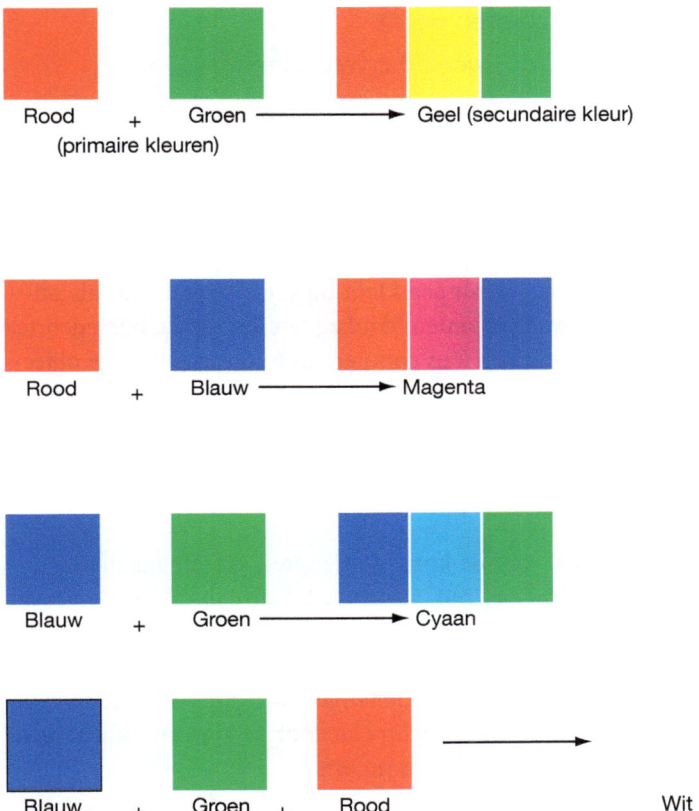

Figuur 2.3
Kleurmenging. Door de primaire kleuren rood, blauw en groen paarsgewijs met elkaar te mengen, ontstaan de secundaire kleuren geel, magenta en cyaan, en door ze alle drie te mengen ontstaat wit.

een bruin of anderszins gekleurd object betekent dat minder van het licht in andere energie wordt omgezet. Witte kledij in de zon is koeler dan zwarte, maar in het donker koelt zwarte kleding in theorie meer af dan witte.

2.3 Het menselijk oog

Bij de kleurwaarneming speelt de 'natuur' van artificiële lichtbronnen een rol en, niet te vergeten, weersomstandigheden als het om zonlicht gaat. Maar uiterst belangrijk is ook dat de kleurwaarneming (ook bij niet-kleurenblinden) interindividueel verschilt, door verschillen in perceptie (figuur 2.4), interpretatie, referentiekaders, ervaringen en benoemingswijzen.
Zonlicht wordt verstrooid en geabsorbeerd in de atmosfeer. Daglicht heeft een andere samenstelling dan het directe (gelere) zonlicht. Duidelijk is dat de kleur van een voorwerp bij avondrood

Figuur 2.4 *Iedereen percipieert kleuren op zijn eigen manier; soms is dat verwarrend.*

Wanneer hier geschreven wordt:
"De kleur is blauw", werkt dat verwarrend.

anders zal lijken dan wanneer waargenomen rond twaalf uur 's middags, maar ook dan speelt bijvoorbeeld de mate van bewolking een rol. Desondanks wordt een kleur bij verschillend licht als ongeveer hetzelfde waargenomen, dankzij het feit dat de hersencortex voor spectrumverschillen kan compenseren. Maar sommige objecten worden wel degelijk als anders gekleurd waargenomen, omdat zij 'kleurconstantheid' missen (Burkinshaw, 2004).

De retina bevat voor licht gevoelige staafjes en kegels. De laatste, verantwoordelijk voor het kleurenzien, bestaan uit drie typen receptoren:

1 blauwgevoelige, voor de korte golflengtes, met de maximaal sensitieve piek bij 440 nm, waarmee behalve de blauwe ook violette en nog net de kortere golflengtes voor groen worden waargenomen;
2 groengevoelige, voor de middellange golflengtes met de piek bij 545 nm, die enigszins gevoelig zijn voor de kortere rode en gele golflengtes, maar vooral voor groen;
3 roodgevoelige, voor de lange golflengtes met de piek bij 585 nm, waarmee niet alleen rood maar ook geel en groen worden waargenomen en die (merkwaardigerwijs) ook enigszins gevoelig zijn voor blauwe en violette golflengtes.

Verschillen tussen mensen in de kleurwaarneming zijn klein, ondanks het feit dat het aantal groengevoelige, de M-kegeltjes, en roodgevoelige of L-kegeltjes van individu tot individu zeer uiteenloopt, zelfs tot maximaal een factor 16. De kegeltjes liggen tamelijk wanordelijk verspreid in de retina, zij het niet geheel willekeurig (Hofer et al., 2005). De hoogste concentratie receptoren is te vinden in het centrum van het netvlies vlak bij de 'gele vlek' (in feite in een indeuking, fovea genoemd).

De manier waarop het menselijk oog (én brein) kleuren waarneemt is nog niet geheel verklaard. Er bestaan diverse theorieën (Burkinshaw, 2004).

Rond 1800 werd gesteld dat in het oog drie fotoreceptoren aanwezig zijn, voor de primaire kleuren rood, groen en geel. Voortbouwend op deze theorie werd gedacht dat kleuren zien bestond uit het ver-

mogen om welke kleur dan ook te 'matchen' met de drie primaire kleuren.
Daarna werd de theorie ontwikkeld dat elke kleur kan worden beschreven in termen van zijn roodheid, groenheid en blauwheid.
Omdat men niet tegelijkertijd iets als rood en als groen kan waarnemen, worden deze kleuren als opponerende kleuren beschouwd. Het oog zou twee chromatische kanalen bevatten: één voor rood versus groen en een tweede voor geel versus blauw. Daarnaast zou een achromatisch kanaal bestaan waardoor wit van zwart kan worden onderscheiden.
Tegenwoordig worden de bovengenoemde opvattingen met elkaar gecombineerd, in die zin dat verschillende zones van de retina het ene én het andere doen.
Iemand die kleurenblind is, een erfelijke kwestie, kan één of meer van de primaire kleuren niet onderscheiden (figuur 2.5). Dit geldt voor 8-10% van de mannen; bijna alle vrouwen kunnen dat wel. In de meeste gevallen kunnen de kleuren rood en groen niet van elkaar worden onderscheiden, maar deze kleurenblinden kunnen wel 15 tinten kaki zien die voor normaal zienden identiek lijken (Bosten et al., 2005).

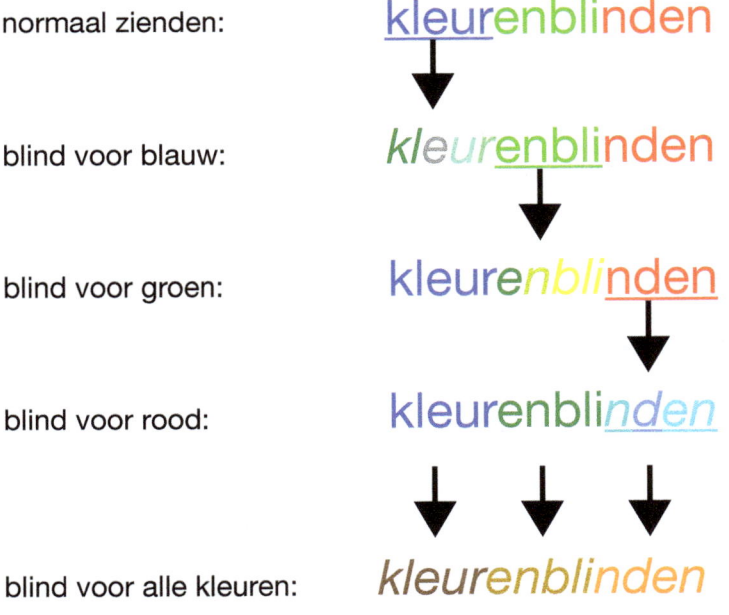

Figuur 2.5 Een geschematiseerde (en niet geheel correcte) weergave van het woord 'kleurenblinden', zoals waargenomen door normaal zienden en door individuen met een deficiënte kleurwaarneming. NB: in werkelijkheid zijn bijvoorbeeld bij hen die de kleur rood niet kunnen waarnemen de oranje en violette kleuren ook veranderd.

2.4 Kleurtoon, kleurverzadiging, helderheid

De term 'kleurtoon' verwijst naar wat wij normaalgesproken met 'een kleur' aanduiden, dus rood, blauw, enzovoort. Een pure kleur is in wezen de weerkaatsing van een enkele golflengte van het witte licht, of een smalle band van aangrenzende golflengtes. Bijvoorbeeld, licht met een golflengte van 700 nanometer wordt als rood waargenomen, maar dat geldt ook voor andere golflengtes in die nabijheid. Het menselijk oog kan golflengtes van circa 380 nm (violet) tot 780 nm ($\sim 8\times10^{14}$ tot 4×10^{14} Hz) waarnemen (figuur 2.6). Pure, verzadigde kleuren worden buiten het laboratorium zelden gezien.

Figuur 2.6 *Kleuren en bijbehorende golflengtes.*

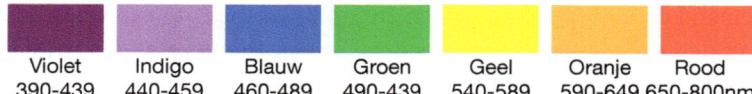

Violet	Indigo	Blauw	Groen	Geel	Oranje	Rood
390-439	440-459	460-489	490-439	540-589	590-649	650-800nm

Tot iedere kleurtoon (Eng. *hue*) behoort een heel scala van aan elkaar verwante tinten, de kleurtoonsnede. Zo bestaan er vele rode kleuren. De kleur, de indruk, die men krijgt bij het zien van een voorwerp wordt bepaald door:
1 de 'hue', de kleur;
2 de helderheid (grijswaarde) van de kleur die ligt tussen 0 = zwart en 100 = wit (Eng. *brilliance*, *lightness*, *value* en Fr. *luminance* = hoeveelheid wit), dus een lichte versus een donkere tint;
3 de mate van kleurverzadiging (Eng. *chroma* en *saturation*), die duidt op de zuiverheid en de puurheid van de kleur. Hoe meer de golflengte van een bepaalde kleur weerkaatst wordt, hoe groter de kleurverzadiging is en dus hoe dieper en puurder de kleur is. Naarmate een kleur minder grijs bevat en naarmate de kleursterkte toeneemt, is de kleur het puurste, tenzij (vooral bij de kleur blauw) oververzadiging optreedt (figuur 2.7);
4 de translucentie; later (paragraaf 2.6) zal nog worden betoogd hoe de translucentie van het voorwerp, dus de mate van absorptie versus zijn opaciteit, medebepalend voor de kleurindruk is.

Opgemerkt wordt nog dat de value onafhankelijk is van de hue en dat veranderingen in de value gemakkelijker worden opgemerkt dan veranderingen in hue en chroma (Thrushkowsky, 2003).

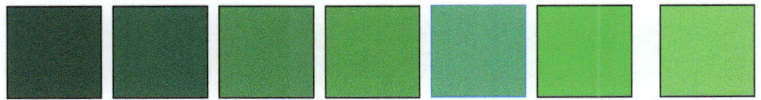

Figuur 2.7 Naarmate een kleur meer verzadigd is, wordt hij dieper (hier is voor het contrast tussen de opeenvolgende kleuren van links naar rechts links ook meer zwart toegevoegd).

Het is gebruikelijk om alle kleurtonen (hues) in een kleurtooncirkel te presenteren: de cirkel (figuur 2.8) bevat de vier hoofd- of grondtoonkleuren (geel, rood, blauw en groen) en daartussenin de belangrijkste van de overige kleurtonen, zoals oranje.

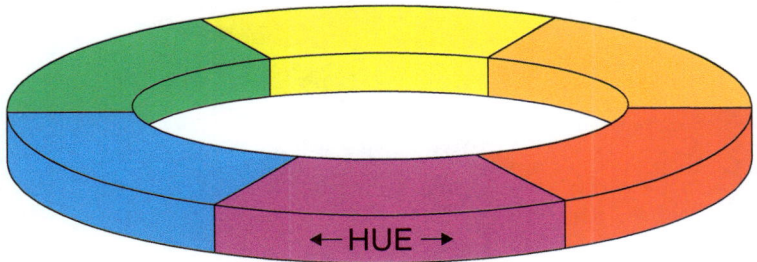

Figuur 2.8 Kleurtooncirkel.

Rekening houdend met de hoeveelheid wit en met de kleurverzadiging, wordt de cirkel uitgebreid in de hoogte en breedte (figuur 2.9).

2.5 Kleuren als symbool en hun relatie met emoties

2.5.1 KLEURSYMBOLEN

In de middeleeuwse schilderkunst, en waarschijnlijk al veel eerder, hadden kleuren een symbolische en later ook een psychologische betekenis. Zalmkleur en roze waren en zijn typisch vrouwelijke kleuren, die op tederheid, liefde en geluk duiden. Als een baby een jongetje was, werden en worden nog steeds blauwe kleren gekozen en voor een meisje roze; dit is al te zien op schilderijen uit de vijftiende eeuw. In de rooms-katholieke kerk heeft de kleur van kazuifels, van groen tot rood (lijden) en van zwart tot goudkleurig en paars (rouw), een symbolische betekenis. Zwarte kledij wordt ook nu nog bij rouw gedragen en duidt onder andere ook op gevaar, depressie, nacht, zonde en satan, die ook wel Heer der Vliegen wordt genoemd. Wit wordt gedragen bij huwelijk en feest en sym-

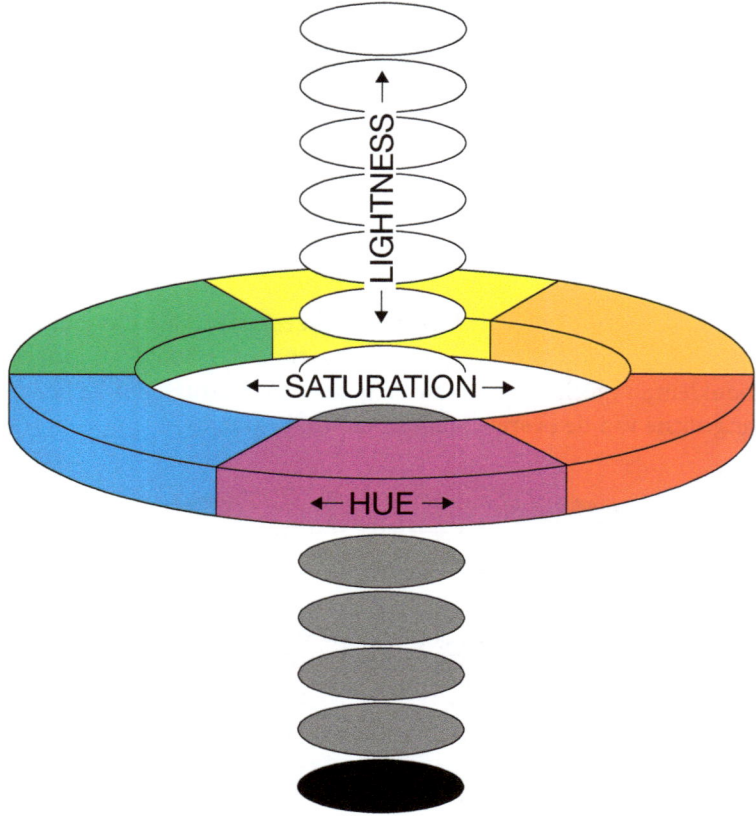

Figuur 2.9 De driedimensionale kleurruimte.

boliseert jeugd, frisheid, onschuld en puurheid, maar typeert tevens spoken en is in sommige niet-westerse culturen de rouwkleur.
We gebruiken kleuren ook als karakteriseringen. Zo vinden we iemand een 'kleurloos' mens en we spreken over de 'grijze massa', terwijl ontgroenen iets elitairs in zich draagt.
Diepe betekenissen hebben symbolen zoals het yang en yin, die vaak in wit en zwart zijn uitgevoerd.

In hoeverre de gebitsverkleuringen als symbolisch worden beschouwd is ons onbekend. Gezegd is al dat de jonge, mooie heldin witte tanden heeft, de boef bruine of grauwe. De kleur bruin wijst op saaiheid en armoede. Bruine en grauwe gebitskleuren stemmen de aanschouwer niet vrolijk, maar duiden voor hem waarschijnlijk veeleer op verwaarlozing, gebrekkige hygiëne of ouderdom, en zullen nog andere negatieve connotaties hebben.

2.5.2 EMOTIES

Stemmingen en emoties worden ook met kleurnamen aangeduid. Zo wordt er gebloosd, rood geworden van woede, grauw gezien van vermoeidheid en groen geoogd van jaloezie (het gras van de buren is groener). Mensen zijn zwartgallig van humeur (de groen en gele gal werden als oorzaak van opvliegendheid en humeurigheid beschouwd). Men ziet wit als een laken van schrik en wast zwart geld wit. In het 'rode gevaar' staat de kleur voor revolutie, maar 's nachts in het 'red light district' worden alle katjes grauw.

Kleuren beïnvloeden ook onze emoties en stemmingen. Blauwe muren in een slaapkamer zijn te koel, lichtblauwe en lichtgroene muren geven kalmte. Grauwe wanden komen prestaties in fabriek en school niet ten goede; lichte heldere tinten zijn beter. Oranjerood duidt op gevaar, maar niet als 'ons Oranje' met voetballen wint of als we doelen op het koningshuis. Rood alarmeert, warmrood staat voor erotiek en groen voor veiligheid, wat ook teruggevonden wordt in verkeerslichten. Witte wanden zijn hinderlijk en geven geen rust, omdat ze te veel licht reflecteren; ze zijn ongewenst in een ziekenzaal (net als witte jassen, die echter ook hygiëne suggereren). Tandpasta mag wit zijn (blanke tanden), of roze (gingiva); groen lijkt nog net te kunnen.

2.6 Gebit

De kleur van een tand wordt mede bepaald door het spectrum van die golflengtes die niet geabsorbeerd maar weerkaatst worden, na meer of minder (afhankelijk van de translucentie) te zijn doorgedrongen in het nogal translucente glazuur, waarin het licht wordt verstrooid voordat het gereflecteerd wordt.

Een translucent voorwerp reflecteert licht vanaf zijn oppervlakte, maar laat ook binnentreden van het licht toe; daar wordt een deel ervan geabsorbeerd, verstrooid en zijdelings doorgelaten, en tot slot treedt een deel van het licht aan de achterkant uit. De dikte van het glazuur en die van het dentine, beide erfelijk bepaald maar tijdens het leven veranderend, dragen bij aan de kleur van een gebitselement. Normaalgesproken is het gladde, glanzende glazuur dus enigszins spiegelend, zeker als het vochtig is, maar als het ruw wordt, bijvoorbeeld poreus door etszuur, wordt het meer opaak en wordt het licht verstrooider en diffuser weerkaatst. Overigens is het glazuur niet glad, maar bevat kleine concaviteiten en convexiteiten, die de lichtreflectie modificeren.

De mate van translucentie van het glazuur verschilt per individu, maar ook lokaal per individuele tand. Onder het grootste deel van het glazuur is tandbeen aanwezig dat ook reflecteert, ietwat geel met een zweem van oranje. Dit is door het glazuur heen zichtbaar, maar bovendien fluoresceert het dentine een beetje door een interactie met ultraviolet licht. Een eigenschap van het translucente glazuur is zijn opaciteit (in enigerlei mate). Daardoor krijgt het glazuur door lichtreflectie een zweem van blauw en is door glazuur heen vallend licht iets rood-oranje, want de langere golflengtes worden gereflecteerd en de kortere (blauwe) geabsorbeerd (Chu et al., 2004).

Bij tandverkleuringen hebben we met allerlei kleuren te maken; vaak met bruin, geel en grauwig. Bruin wordt het beste waargenomen in de nabijheid van een helder kleurcontrast.[1] Geel is, zoals gezegd, een weerkaatsing van rood en groen, en een kleur is grauwer naarmate de grijstoon hoger is, dus meer zwart aanwezig is. Zowel anorganische als organische verbindingen kleuren of verkleuren het element. De anorganische verbindingen, grotendeels (metaal)ionen, tonen kleuren die karakteristiek zijn voor het gekleurde ion, of beter: karakteristiek voor de gehydrateerde metaalionen, dus voor ionen omringd door watermoleculen, die diverse kleuren tonen. Zo zijn de zouten van koper (aanwezig in amalgaam) blauw en die van nikkel groen. Maar ook de oxiden en sulfiden van metalen verkleuren de elementen, vaak donker en zwart, maar kwiksulfide bijvoorbeeld is rood. Deze zouten geleiden elektriciteit door de aanwezigheid van zwak gebonden elektronen, en deze elektronen kunnen alle mogelijke kleurgolflengtes absorberen. Extrinsieke gebitsverkleuringen zijn wel eens onderscheiden in metallische en non-metallische, maar een probleem daarbij is dat hiermee noch het mechanisme van de verkleuring wordt verklaard, noch de variabiliteit in de mate ervan, noch het feit dat niet alle metalen de elementen verkleuren. Daarom ontwikkelde Nathoo (1997) een classificatie van de extrinsieke verkleuringen op het buitenoppervlak van de elementen (tabel 2.1) die gebaseerd is op de fysisch-chemische interacties met de pellicle. Op dit alles wordt ingegaan in hoofdstuk 4.

De zeer vele organische verbindingen tonen zeer veel kleuren. Metalen afkomstig van amalgaam, tannine en ingewikkelde verbindingen zoals tetracycline, kunnen op het tandoppervlak of in het dentine voorkomen. Waar mogelijk wordt bij de oorzaken van gebitsverkleuringen in hoofdstuk 4 vermeld om welke stoffen het gaat.

[1] Een bruine kleur ontstaat door menging van rood en groen en is in feite een donkere vorm van oranje en geel met dikwijls een gele of rode 'ondertoon'.

Tabel 2.1	Classificatie van Nathoo (1997) van extrinsieke metaalverkleuringen	
type	klasse	
N1	directe tandverkleuring	gekleurd materiaal (chromogeen) bindt aan het tandoppervlak
		de kleur van het chromogeen is identiek aan de verkleuring
N2	directe tandverkleuring	gekleurd materiaal verandert van kleur na binding aan de tand
N3	indirecte tandverkleuring	kleurloos materiaal (pre-chromogeen) bindt aan de tand en ondergaat een chemische reactie waardoor verkleuring ontstaat

Hier moet nog worden benadrukt dat de perceptie van de tandkleur door nog andere factoren dan de kleur zelf wordt bepaald. Zij die wel eens 'zwarte piet' hebben gespeeld is het ongetwijfeld opgevallen dat hun voortanden na het schminken zoveel witter leken. Overigens kwam uit een onderzoek naar de relatie tussen huidskleur en tandkleur naar voren dat velen met een van nature donkere huidskleur ook daadwerkelijk wittere elementen hebben. Van de onderzochten met donkere gebitselementen had 50% een lichte huid en 17% een uitgesproken donkere (Jahangiri et al., 2000).

Tandkleurbepalingen

Het behoeft geen betoog dat bij het met het oog kleur bepalen de lichtbron alle golflengtes van het visuele spectrum zou moeten bevatten en bovendien van voldoende sterkte moet zijn. Dat geldt zeker voor het bepalen van kleurnuances zoals de gebitselementen die tonen.

Lichtsterkte. Voor een juiste kleurwaarneming moet de pupil wijd genoeg geopend zijn om de kegeltjes in de fovea volledig aan het licht bloot te stellen; dat vereist een voldoende sterke lichtbron, van 150-200 Watt (Chu et al, 2004).

Kleurtemperatuur lichtbron. Een zogenaamde K_{50}-lichtbron (= 5000-5500 Kelvin; Kelvin is de eenheid van de thermodynamische temperatuur) benadert de eigenschappen van zonlicht behoorlijk goed. Wolfraamlampen met een vloeibaar filter (kleurtemperatuur 6674 Kelvin) benaderen indirect zonlicht, maar missen te veel van de ultraviolette golflengtes, die van belang zijn voor de fluorescentie. Foto's van tanden ten behoeve van de vaststelling van hun kleur dienen ook met een flitslamp van 5500 K te worden genomen. Ondanks het al vermelde feit dat kleuren door mensen (ietwat) verschillend worden waargenomen, kan de aanwezigheid van verkleuringen van een of enkele elementen en van over de gehele linie te donkere tanden zonder hulpmiddel worden geconstateerd. Door bleken wordt een donkere tandkleur lichter, wat ook zonder hulpmiddelen is te zien, maar hoeveel witter de elementen geworden zijn, is in woorden onmogelijk aan anderen mee te delen en kan door de waarnemer zelf al na korte tijd niet meer worden herinnerd. De zeer vele bestaande tinten kunnen we niet op het oog benoemen, al worden daar wel pogingen toe gedaan. Zo kennen we bijvoorbeeld olijfgroen, grasgroen, kopergroen, goudgroen, hardgroen, bleekgroen, bronsgroen, legergroen, Amsterdams groen, Zaans groen en andere benamingen, en dan nog schieten woorden tekort om de vele groene tinten te benoemen. Voor zover dat wel gebeurt, weten we dan nog steeds niet precies welke tint met bijvoorbeeld het woord 'appelgroen' wordt bedoeld. Daarom zijn hulpmiddelen, of beter, vergelijkende standaarden onontbeerlijk bij de vaststelling van een kleur. Voor reproductie kunnen we verwijzen naar zo'n voorbeeld of naar standaardkleuren.

Iets dergelijks is ook nodig voorafgaande aan, tijdens en na het bleken van gebitselementen, hoewel bij bleken van een enkel element een directe vergelijking met bijvoorbeeld een buurtand in de mond mogelijk is.

Hulpmiddelen voor de kleurbepaling worden in dit hoofdstuk beschreven. Deze zijn onder andere gebaseerd op de boeken van Chu et al. (2004) en Đozić (2005) en een artikel van Burkinshaw (2004) en worden in tal van bleekonderzoeken gebruikt.

3.1 Tandkleurensets

De eenvoudigste en in de praktijk meest gebruikte methode om een tandkleur vast te leggen bestaat uit vergelijking van de natuurlijke elementen met een set voorbeeldtanden ('kleurring'). De code van de standaardkleur die het meeste overeenkomt met de te meten tand wordt genoteerd. Het verdient aanbeveling om een kleurenfoto van een te bleken gebit te maken, samen met de overeenkomende voorbeeldtand.

Kleurbepaling met bijvoorbeeld een Vita-kleurenring (Vita Shade Value Oriented Guide, Vitapan Classica) laat zien dat de tandkleur van de meeste mensen op jongere leeftijd van nature overeenkomt met bijvoorbeeld de code A1 of A2 of B1 of B2, lokale vlekken daargelaten.

De 'kleurgroepen' of 'hues' A tot D van de kleurenring hebben het volgende karakter:
- A: oranje
- B: geel
- C: geel-grijs
- D: oranje-grijs (bruin).

De nummers die aan de letters zijn toegevoegd vertegenwoordigen verschillen in 'value' en 'chroma' (zie hoofdstuk 2). De voorbeeldtand met de waarde 1 is het minst chromatisch en het hoogst in value en die met 4 het meest chromatisch en het laagst in value. Het cervicale, het middendeel en de incisale rand van de voorbeeldtand verschillen van elkaar in kleur, net zoals dat bij echte tanden het geval is. Het waarom van die kleurverschillen is al beschreven in paragraaf 2.6.

Op de Vita Shades is kritiek mogelijk. Zo kunnen niet alle voorkomende tandkleuren qua value, hue en chroma nauwkeurig worden bepaald, en wijkt de lichtreflectie van de voorbeeldtanden af van die van de natuurlijke elementen. Voorts treden bij de productie van de voorbeeldtanden onregelmatigheden op (Đozić, 2005), waardoor een specifieke voorbeeldtand in de ene set afwijkt van die in een andere kleurset.

Bij kleurbepaling ten behoeve van een (goud-)porselein kroon, zijn de Vita-voorbeeldtanden in vier kleurgroepen gerangschikt, A1-A4, B1-B4, C1-C4 en D2-D4. Maar voor het bepalen van bleekeffecten worden de voorbeeldtanden in een andere volgorde geplaatst, namelijk van licht naar donker (value), zoals in de afbeelding is weergegeven. Voor deze nieuwe volgorde is gekozen omdat we daardoor beter veranderingen in helderheid, teweeggebracht door bleken, kunnen waarnemen dan fijne nuances in kleur. De tandkleur wordt voor en na het bleken bepaald: vastgesteld kan worden met hoeveel tinten de tandkleur door bleken verbeterd is.

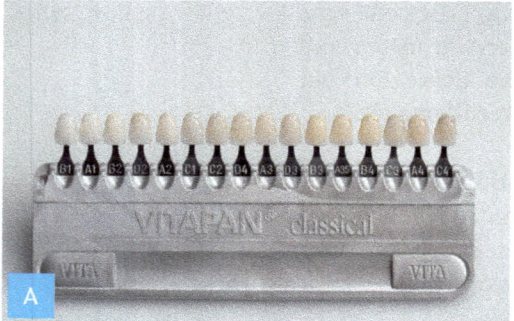 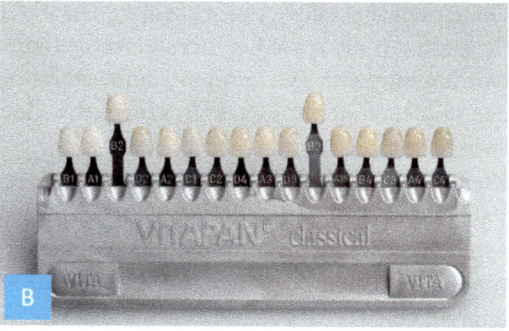

Figuur 3.1 A De Vitapan Classical tandkleurenset, speciaal voor bleekdoeleinden op een ongebruikelijke wijze gerangschikt: van licht (links) naar donker (rechts). B Wanneer, voorafgaande aan bleken, bij een patiënt de tandkleur werd bepaald als B3, en na bleken de tandkleur B2 blijkt te zijn, is het gebit 8 voorbeeldtanden, dus 8 tinten, lichter geworden.

Een alternatief voor de veelgebruikte Vita-kleurenring is onder andere de daarop lijkende True Bioform Shade Guide (met 24 shades). Hoewel hier van ondergeschikt belang, wordt nog vermeld dat voor kroon- en brugwerk de Vitapan D-Master beschikbaar is (figuur 3.2), een doorontwikkelde Lumin Vacuum-tandkleurenset. In de Vita Lumin-kleurenset zijn de A-kleuren bruin, de B-kleuren geel, de C-kleuren grijs en de D-kleuren rood.

Met de Vitapan D-Master (26 voorbeeldtanden) wordt eerst de

grijswaarde/helderheid (value) van een element bepaald, waarbij een keuze uit vijf voorbeeldtanden moet worden gemaakt (bovenste rij op de foto, alle met een M gemerkt). Vervolgens wordt naar de kleurverzadiging (chroma) gekeken (de tweede rij behorend bij de uitgekozen M-groep). Tot slot wordt voor de geselecteerde M-groep bezien of de kleur (hue) geler of roder is dan die van de verkozen chromatand (onderste rij).

De Vitapan D-Master bestaat ook zonder de incisale en cervicale kleuren. Omdat bij bleken vaak vooral dentineverkleuringen worden behandeld, kan die set van nut zijn. Deze dentinekleurset wordt op gelijke wijze gehanteerd als zojuist is beschreven. De Vitapan D-Master is door zijn drie-dimensionele opstelling niet erg geschikt voor bepaling van bleekeffecten, maar een hiervan afgeleide, nieuwe Vita Bleached-guide 3D-Master zou dat wel zijn. Bovendien bevat de set tanden die lichter zijn dan de huidige lichtste voorbeeldtand (te weten B1) (Paravina et al, 2007), maar erg donkere pathologische verkleuringen worden door deze tandenset ook niet gedekt.

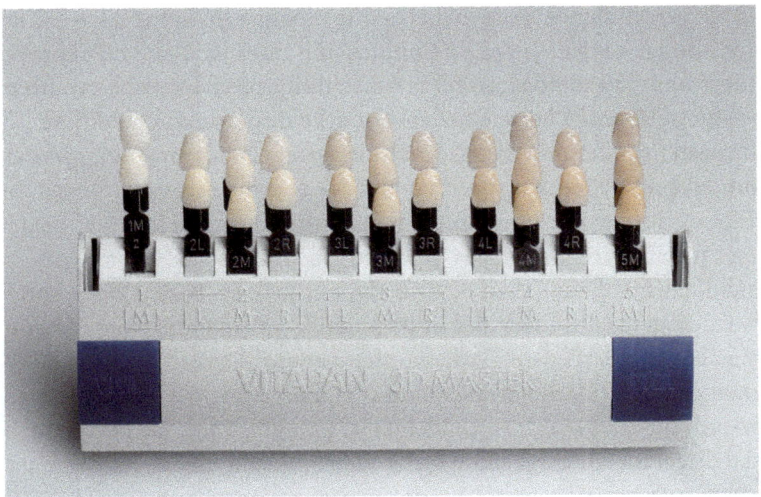

Figuur 3.2 De Vitapan D-master: een uitbreiding van de Vitapan Classical (zie tekst voor de wijze van kleurbepaling).

3.2 Instrumentele kleurbepaling

Kleurbepaling met elektronische instrumenten objectiveert en kwantificeert de gegevens op reproduceerbare wijze, is betrouwbaarder dan de visuele methode en werkt snel. Bijkomende voordelen zijn dat de kleuren van de omgeving (zoals een donkere huid) en de lichtbron de tandkleurbevindingen niet beïnvloeden (Chu et al., 2004).

Omdat bij het vervaardigen van een (goud-)porseleinen kroon de tandkleur moet overeenkomen met die van vergelijkbare elementen en precies gereproduceerd moet worden, is de instrumentele kleurbepaling zinvol; immers, zelfs kleine kleurverschillen, die we zeer goed kunnen waarnemen, kunnen als zeer storend overkomen.

Bij bleken wordt de kleur van de tanden lichter gemaakt, maar het is onmogelijk om vooraf precies vast te leggen welke kleur de gebleekte tanden zullen krijgen. Anders gezegd, bij bleken wordt geen kleur gereproduceerd en daarom zijn minder hoge eisen aan de kleurmeting acceptabel, maar de instrumenten zijn wel (met beperkingen) bruikbaar, reden om de meetinstrumenten hier summier te beschrijven.

Er zijn vele apparaten in de handel, maar in wezen bestaan er slechts enkele typen instrumenten: colorimeters, spectrofotometers en digitale camera's met een sensor en kleuranalytische software.

Uitgangspunt

Elke kleur kan worden gemaakt door rood (R), groen (G) en blauw (B) in verschillende mate met elkaar te mengen. In Frankrijk werd in 1931 onder auspiciën van de Commission Internationale d'Éclairage (CIE) onder gestandaardiseerde omstandigheden door observatoren vastgesteld welke hoeveelheden van deze drie primaire additieve kleuren ('tristimulus values' van rood, groen en blauw) nodig waren om elke afzonderlijke spectrale kleur te verkrijgen.

Tegenwoordig wordt niet meer met de drie primaire kleuren, maar met twee kleurendimensies gewerkt. Nadat namelijk was vastgesteld dat met behulp van de drie kleuren R, G en B elke kleur kon worden gemaakt, bleek dat in de praktijk ook met die twee dimensies het gekleurde beeld kon worden gereproduceerd, mits de dimensie van helderheidverschillen (L^*), dus zwart-wit, werd toegevoegd: dit alles wordt verduidelijkt in paragraaf 3.3. De hersenen, die direct met de oogzenuw verbonden zijn, zijn dan in staat om het gekleurde beeld 'te zien'.

3.2.1 COLORIMETERS

Vroeger werd op het oog bepaald welke hoeveelheid van een chemisch bestanddeel in een vloeistof was opgelost. Daartoe werd tegen een witte achtergrond een glazen buis met de opgeloste stof vergeleken met een aantal standaardoplossingen in glazen buisjes. De introductie van de fotocel (in 1930) maakte het mogelijk het menselijk oog te vervangen door een lichtdetector. Tegenwoordig gebeurt dit met een colorimeter, waarmee de absorptie van licht met een beperkt golflengte-interval wordt gemeten. Het beperkte golflengte-interval wordt verkregen met behulp van kleurfilters. Colorimeters worden tegenwoordig gebruikt voor kleurmeting van transparante én opake objecten, waarmee respectievelijk de transmissie en de reflectie van bepaalde golflengtes worden bepaald. Bij de reflectiemeting wordt het door een object gereflecteerde licht, afkomstig van een (meestal gefilterde) lichtbron, na passage door drie (of vier) filters opgevangen door een fotodetector.

Voor tandheelkundig gebruik staan colorimeters van verschillende merken ter beschikking. Onderscheid wordt gemaakt tussen de zogenoemde 'spot'-systemen waarmee circa 3% van een tandoppervlak wordt bekeken via een kleine optische opening, bijvoorbeeld de ShadeEye-Ncc chromameter (Shofu), en instrumenten waarmee de kleuren van het totale tandoppervlak worden bepaald, bijvoorbeeld de IdentaColor II en ShadeVision; hiermee wordt tegelijkertijd de kleur bepaald van het incisale, middelste en cervicale deel van de tand. Van belang is dat de oppervlakteglans van het glazuur met filters wordt gedempt: gebeurt dit niet, dan zijn de kleuren te licht.

3.2.2 SPECTROFOTOMETERS

Met spectrofotometers wordt instrumenteel het licht (kleuren) gemeten dat gereflecteerd wordt door een opaak object. De apparatuur omvat:
- een lichtbron, bijvoorbeeld een halogeenlamp van wolfraam of een xenonlichtbron waarbij de lichtstralen bij voorkeur altijd loodrecht op de tand moeten vallen;
- een monochromator, zoals een prisma of interferentiefilter;
- een fotodetector (typisch fotodiodes), waarmee discrete (= een aantal van de) gereflecteerde golflengtes tussen 380 en 760 nm gelijktijdig worden gemeten.

Rekening moet worden gehouden met diffuse reflectie en weerspiegeld licht (Eng. 'specular reflection'). Toegepast op de tandkleurmeting houdt dit het volgende in:
- het gladde glazuuroppervlak reflecteert 'specular', dat wil zeggen dat het licht wordt teruggekaatst met eenzelfde hoek als waarmee het het glazuuroppervlak raakt;
- licht dat in het glazuur is doorgedrongen en door het tandbeen wordt teruggekaatst, wordt diffuus gereflecteerd;
- incisaal glazuur laat veel licht door.

De tanden worden belicht onder een hoek van 45° en geobserveerd onder een hoek van 0°.

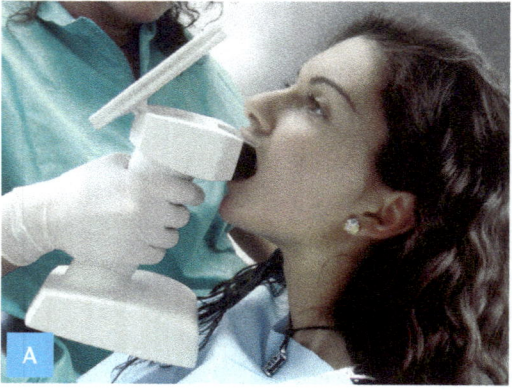
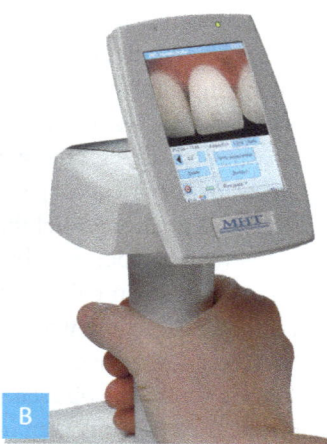

Figuur 3.3 A en B De SpectroShade, een draagbare spectrofotometer waarmee in één keer de tandkleur van het gehele labiale vlak kan worden bepaald.

De spectrofotometers leveren in vergelijking met de soms even accurate colorimeters een enorme hoeveelheid data op, die met een reductiemethode worden teruggebracht tot een hanteerbaardere hoeveelheid, in een spectrale curve.
De EasyShade en de SpectroShade zijn voorbeelden van spectrofotometers (figuur 3.3).

3.2.3 CCD/DIGITALE CAMERA

Het nadeel van het gebruik van spectrofotometers is dat de meetmethode tot systematische fouten kan leiden doordat het tandoppervlak niet glad, maar ietwat bollend is en bovendien bestaat uit translucent materiaal (maar bijvoorbeeld de SpectroShade is een non-contact instrument en lijdt niet aan dit euvel). Zulke fouten zijn kleiner of zelfs afwezig wanneer 'Charge Coupled Device'-systemen (CCD-systemen) zoals digitale camera's worden gebruikt. De op camera's gebaseerde digitale 'imaging'-systemen hebben ook het voordeel dat verschillende delen van het tandoppervlak worden afgebeeld, laten bovendien toe dat de beelden op verschillende manieren worden verwerkt, en maken een directe vergelijking met visuele resultaten mogelijk.
Voorbeelden van in de tandheelkunde gebruikte CCD/digitale camera's zijn de ShadeScan en Ikam. Er bestaat ook een intraorale camera (Sopro 717) waarin het SoproShade-concept voor het bepalen van de tandkleur is geïncorporeerd.

3.3 Analyse

Wanneer een kleurenfoto op een kleurenscherm gebaseerd op kathodestralen wordt getoond, blijken de drie kleuren rood, groen en blauw afhankelijk van de gebruikte apparatuur niet altijd op dezelfde wijze te worden weergegeven. En als het scherm bij licht van verschillende lichtbronnen wordt bekeken, blijken de kleuren ook nog eens anders. Daarom zijn standaard verlichtings- en waarnemingscondities van de Commission International de l'Éclairage (zie 3.2) nodig. Na mathematische transformaties kunnen de resultaten worden gerapporteerd. Anders gezegd, elke kleur kan als een parameter, dus als een numerieke waarde, worden weergegeven.

Veel apparaten geven niet alleen die numerieke meetwaarden weer, maar tonen ook het corresponderende nummer van de voorbeeldtand van onder andere de Vita- en de Lumin Vacuum-kleurenset. Ook de gegevens verkregen met een digitale camera en opgeslagen op een personal computer (bijvoorbeeld met behulp van Adobe Photoshop) moeten worden geanalyseerd, net zoals dat geldt voor de output van de elektronische apparaten, zodat numerieke waarden worden verkregen.

De output van de instrumentele tandkleurmetingen worden met digitale kleuranalyse beschreven in numerieke waarden van het driedimensionale L*a*b*-kleursysteem, waarin:
- L* staat voor *luminance* (*brightness*), gerepresenteerd door de zwart-witte as (coördinaat) (spreiding 0-100);
- a* de coördinaat (parameter) is op de as voor kleurkwaliteiten (chroma) tussen groen (negatieve waarden) en rood (positieve waarden);
- b* de coördinaat (parameter) is op de as die de kleurkwaliteiten (chroma) tussen geel (+) en blauw (−) representeert.

Voor de coördinaat a* geldt dat een voorwerp niet tegelijkertijd én rood én groen kan zijn. Een positieve waarde op de a-as betekent dat een voorwerp rood van kleur is en een negatieve waarde vertelt dat het voorwerp groen is; hoe hoger de waarde voor a*, hoe sterker de kleur; dit geldt voor zowel de negatieve (= groen) als positieve (= rood) waarden. Net zo geldt dat een voorwerp niet tegelijkertijd én blauw én geel kan zijn. Zo geeft een positieve waarde op de b*-as aan dat het voorwerp geel is en een negatieve dat het blauw is. Een en ander is verduidelijkt in figuur 3.4.

Door bleken treedt kleurverandering op. De oude kleur is weer te geven als L^*_1, a^*_1, b^*_1 en de kleur na bleken door L^*_2, a^*_2, b^*_2. Door het bleken kan een verschuiving op bijvoorbeeld de a*-as optreden: het element wordt minder rood, maar groener, wat inhoudt dat de

Figuur 3.4 *Het twee-assenstelsel. De kleuren groen en blauw stellen de a*-dimensie voor. Een positieve waarde op de a*-dimensie betekent dat de kleur rood is en een negatieve duidt op een groene kleur. Geel (positieve waarden) en blauw (negatieve waarden) bepalen de b*-dimensie. De Z-s geeft de mate van zwart (beneden) naar wit (boven) weer; dat betekent dat als de dimensies dichter bij de X-as liggen, de kleuren donkerder zijn.*

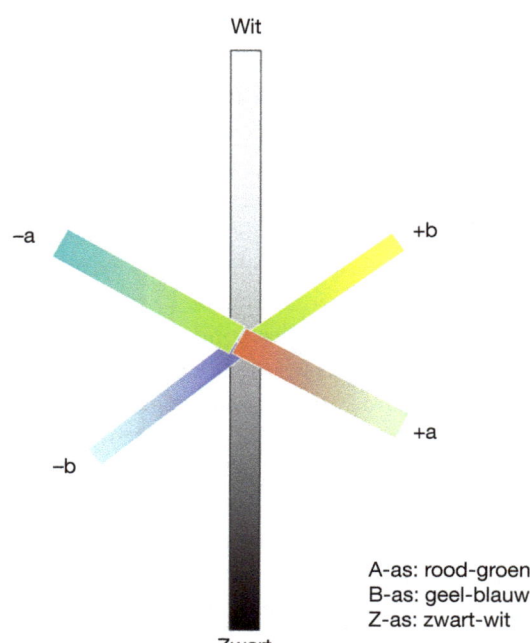

waarde op de a*-as van positief verandert in negatief. Deze nieuwe waarde (kleur) wil men natuurlijk vergelijken met de kleur die vóór de behandeling bestond. De kleurverandering wordt uitgedrukt als ΔE (Δ is de oud-Griekse hoofdletter delta, die het verschil tussen beide kleuren aanduidt).

ΔE is de kortste afstand in het L*a*b*-kleursysteem tussen de oude en de nieuwe kleur en wordt berekend met de formule:

$$\Delta E = [(L^*_1 - L^*_2)^2 + (a^*_1 - a^*_2)^2 + (b^*_1 - b^*_2)^2]^{1/2}$$

Deze formule kan ook worden weergegeven als:

$$\Delta E = [(\Delta L^*)^2 + (\Delta a^*)^2 + (\Delta b^*)^2]^{1/2}$$

Wanneer ΔE de waarde 1 heeft, zullen menselijke waarnemers de kleur van twee objecten die met elkaar vergeleken worden, in 50% van de gevallen als 'goed met elkaar overeenkomend' beoordelen. In de klinische tandheelkunde zijn ΔE-waarden tussen 2 en 3,7 nog acceptabel, omdat de kleurverschillen dan nog steeds erg klein zijn. Bij ΔE > 4 is het kleurverschil goed waar te nemen (Thrushkowsky, 2003).

De ShadeVision en de ShadeEye geven de waarden van ΔE, ΔL, Δa en Δb grafisch weer en het SpectroShade-systeem presenteert automatisch numerieke waarden.

Omdat de validiteit van 'witheid' afhangt van het type materiaal waarvoor die bepaald wordt, wordt tegenwoordig in de tandheelkunde in plaats van L* ook een nieuwe, aangepaste formule gebruikt om de mate van witheid te berekenen. Het voert te ver om hier de berekening ervan te presenteren.

3.3.1 ENKELE L*A*B*-PARAMETERS EN ΔE-WAARDEN

Er bestaat geen 'gouden standaard' voor tandkleurbepaling, waaraan de prestaties van de diverse alternatieve kleurbepalingsapparatuur kunnen worden afgemeten. In de praktijk wordt vooralsnog een kleurenset van voorbeeldtanden als zodanig gebruikt. De tandkleuren van de kleurring kunnen ook worden uitgedrukt in L*a*b*-waarden. Ter illustratie zijn deze waarden voor de vijf A-kleuren van de Vita Lumin Shade Guide gepresenteerd in tabel 3.1, ontleend aan het proefschrift van Đozić (2005).

Tabel 3.1	Colorimetrische waarden van de A-kleuren van Vita Lumin (Đozić, 2005).		
	L*	a*	b*
A1	79,6	-1,6	13,1
A2	76,0	-0,1	16,7
A3	75,4	1,4	19,6
A3,5	72,3	1,5	21,8
A4	68,6	1,6	21,0

Uit deze tabel blijkt dat:
- de kleuren gezien hun L*-waarden weinig naar zwart neigen, A4 nog het meeste;
- de a*-waarden voor zowel A1 als A2 net negatief zijn en dus een zweem groen bevatten, terwijl de drie andere voorbeeldtanden A3, A3,5 en A4 met hun positieve a*-waarden ietwat rood zijn;
- de b*-waarden aangeven dat geel overheerst, toenemend vanaf A1 naar A4.

De parameters voor de kleurverschillen tussen de A-kleuren van Vita Lumin staan vermeld in tabel 3.2 (Đozić 2005).
Daarna werden in een vergelijkend onderzoek successievelijk de Lumin Vacuum-elementen A1 tot en met A4 op de plaats van een centrale bovensnijtand in een fantoomkop geplaatst. Voor vijf in-

Tabel 3.2 De waarden van ΔE (= kleurverschillen) tussen de vijf A-kleuren van de Vita Lumin kleurenset (Đozić, 2005).

	A1	A2	A3	A3,5	A4
A1	0	5,3	8,3	11,8	13,9
A2	-	0	3,3	6,5	8,8
A3	-	-	0	3,8	6,9
A3,5	-	-	-	0	3,8
A4	-	-	-	-	0

strumenten werden zo *in vitro* de betrouwbaarheid en nauwkeurigheid van kleurbepalingen onderzocht. Hier (tabel 3.3) wordt volstaan met een zeer vereenvoudigde weergave van de resultaten voor de Vita Lumin-kleuren A1 tot A4 zoals die met de vijf meetinstrumenten werden verkregen. Uit de tabel komt naar voren dat de instrumentele kleurbepaling in een aantal gevallen foutief was, soms zelfs behoorlijk mis. Zo werd met de IndentaColor II de kleur A3,5 eenmaal voor B2 aangezien, driemaal voor B3 en zesmaal voor B3,5. De spectrofotometer (EasyShade), die nul fouten maakte, en twee CDD/digitale camera's (de ShadeScan en de Ikam) presteerden beter dan de twee colorimeters (ShadeEye en IndentaColor II). Het gemiddelde kleurverschil ΔE voor de vijf A-kleuren was voor de IndentaColor II 2,2 en voor de ShadeEye 1,9. Dit betekent dat voor ten minste 50% van de mensen de kleurreproductie met behulp van deze instrumenten zodanig foutief is dat zij een kleurverschil zien.

Tabel 3.3 Met vijf instrumenten werden tienmaal de Vita Lumin-kleuren A1-A4 gemeten. Per instrument wordt eerst weergegeven hoe vaak de kleurbepalingen correct waren. Op de lijn daaronder is het aantal malen dat een instrument een foutieve uitkomst opleverde (bijvoorbeeld in plaats van de kleur A2 de kleur A1,5) cursief (Đozic, 2005).

	A1	A2	A3	A3,5	A4
EasyShade (spectrofotometer)	10	10	10	10	10
Ikam (camera)	5	10	10	9	10
fout	*5*			*1*	
IndentaColor II (colorimeter)	5	0	0	0	0
fout	*5*	*10*	*10*	*10*	*10*
ShadeEye (camera)	5	8	10	10	0
fout	*5*	*2*			*10*
ShadeScan (colorimeter)	10	6	9	2	10
fout		*4*	*1*	*8*	

Vervolgens werd met deze instrumenten in *vivo* de kleur bepaald van de rechter bovenincisieven van 25 studenten. In *vivo* verloor de ShadeScan nog aan nauwkeurigheid (Đozić, 2005).
In een andere vergelijking van meetbepalingen aan de Vita-kleurenring met een digitale camera plus beeldanalyse en een spectrofotometer bleek de laatste systematisch de kleuren lichter weer te geven dan zij in werkelijkheid waren (Guan et al., 2005). In vergelijking met correcte kleurbepalingen in de industrie gebeurt die in de tandheelkunde onder een andere belichtingshoek en met diffuse belichting, wat in verband met de transparantie (en mate van pigmentering) van keramische voorbeeldtanden tot verschillende uitkomsten leidt voor de EasyShade, maar niet voor de SpectroShade en de ShadeEye (Treunert & Faber, 2004).

3.3.2 VOORBEELD VAN KLEURBEPALINGEN MET TANDKLEURENSET EN INSTRUMENTEN

Instrumentele kleurbepaling lijkt in geval van bleken minder elementair dan bij tandkleurreproductie ten behoeve van kronen, tenzij men in onderzoek nauwkeurig wil vastleggen hoeveel minder gekleurd het element door bleken is geworden. Toch is deze conclusie iets te snel getrokken, zoals in het volgende wordt toegelicht.
In een vergelijkend onderzoek van tandkleurverandering door verschillenden bleekmiddelen werden de resultaten vastgelegd met een colorimeter (ShadeVision) en met een set kleurvoorbeelden (Vitapan). Met de ShadeVision kan met één meting de kleur van het totale tandoppervlak worden geanalyseerd via een grote serie meetpunten. Dit wil zeggen dat op grond van het gemiddelde van de kleur van zowel het incisale als cervicale als middendeel van de kroon de best passende kleur wordt bepaald. Met andere woorden, de ShadeVision geeft dankzij deze eigenschap een betere benadering van de distributie van de kleuren van het element. Wordt daarentegen gewerkt met voorbeeldtanden, dan moet men schipperen, omdat men díe voorbeeldtand moet uitzoeken die gemiddeld het beste past, terwijl de kleurveranderingen van het cervicale, midden- en incisale deel niet even groot hoeven te zijn. Het verwondert daarom niet dat het gemiddelde bleekeffect bij 60 patiënten met de Vitapan vastgesteld wat lager bleek dan het effect gemeten via de ShadeVision (Cronin et al., 2005).
Dit wil niet zeggen dat in de tandartspraktijk voor bleekdoeleinden per se instrumenten voor kleurbepaling moeten worden aangeschaft. Met kleurensets is een minder nauwkeurige, maar toch nog wel acceptabele schatting van het bleekresultaat mogelijk. De kleuren van de voorbeeldtanden zijn echter niet gelijkmatig over het

kleurenspectrum verdeeld, een bezwaar dat niet geldt voor instrumentele kleurbepaling. Toch lijkt, klinisch bezien, een tandkleurenset het meest relevant.

4 Oorzaken van tandverkleuringen

In paragraaf 4.1 is de 'normale' tandkleur beschreven, in 4.2 zijn de gebitsverkleuringen naar aard in categorieën ingedeeld en in de daaropvolgende paragrafen zijn per categorie de oorzaken van de verkleuringen summier beschreven. Als een bepaalde verkleuring niet gebleekt kan worden, wordt dat vermeld.

Om vermelding van een groot aantal referenties te vermijden, wordt verwezen naar het boek *Gebitspathologie* (Schuurs, 1998) en een (te verschijnen) update daarvan.

4.1 Normale tandkleur

Men kan beter spreken over de 'meest voorkomende' tandkleuren dan over 'normale'.

Bij verreweg de meeste mensen weerkaatsen de gebitselementen bij wit (zon)licht de wit(gele) golflengtes en de bruine en rode enigszins (figuur 4.1), waardoor een 'ondertoon' van vooral roze, bruine en groene tinten kan worden waargenomen.

Erfelijkheid is oorzaak van individuele verschillen in tandkleur, maar bij het ouder worden verdonkeren de gebitselementen door voornamelijk omgevingsfactoren. Dan komt de tandkleur vaak overeen met bijvoorbeeld A3 en zelfs A4 of met B3/B4 van de Vita Classica-tandenset. Dat wordt fraai geïllustreerd door al lange tijd in de mond aanwezige (goud-)porselein kronen, die vlak na plaatsing qua kleur goed bij de natuurlijke elementen pasten, maar jaren later veel te wit blijken, omdat de natuurlijke elementen verdonkerden en het porselein niet. Hoewel het normaal is dat met het ouder worden de elementen donkerder worden en vergelen door de almaar voortschrijdende vorming van secundair dentine, is dat voor een aantal personen niet acceptabel.

Gebitselementen zijn zelden egaal van kleur (figuur 4.1). Ter toelichting: van licht dat op een 1 mm dik schijfje glazuur (dat hoofdzakelijk uit hydroxyapatiet bestaat) valt, wordt tot 70% doorgelaten, terwijl het armer aan apatiet zijnde dentine vooral door zijn dentinekanaaltjes veel meer opaak is en daardoor minder licht doorlaat. Als consequentie wijkt de kleur van het incisale deel van een element af van het middelste derde deel van de kroon en dat is weer anders van kleur dan het cervicale deel.

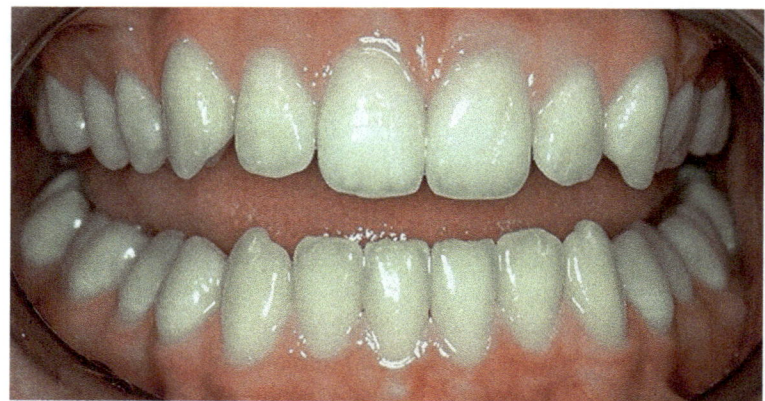

Figuur 4.1 *Een 'normaal' gekleurd gebit is tegenwoordig voor een aantal mensen niet meer acceptabel.*

Naarmate het semitransparante glazuur dunner is, wat vooral cervicaal het geval is, schemert het gelere tandbeen meer en meer door, terwijl onder het dunne snijrandgedeelte van de tand geen dentine aanwezig is, waardoor de donkerte van de mondholte door het incisale glazuur kan heenschemeren, zeker als het extra dun is door slijtage. Dat alles geeft een grote levendigheid aan de elementen, wat mede in de hand wordt gewerkt doordat tussen de diverse elementen bij een en hetzelfde individu kleurverschillen bestaan; zo blijken hoektanden vaak wat geler/bruiner dan de laterale snijtanden, die weer een wat afwijkende kleur hebben van die van de centrale incisieven. Wanneer het glazuur incisaal nog dunner geworden is door slijtage en/of erosie, krijgt het glazuur ter plaatse een welhaast glasachtig en donker aspect, omdat de donkerte van de mondholte door het tandweefsel heen schemert.

4.2 Afwijkende tandkleuren

Verkleuringen kunnen worden ingedeeld in verkleuringen van het glazuur versus die van het dentine. Een van 'normaal' afwijkende tandkleur ontstaat op verschillenden manieren.
1 Verkleurende stoffen kunnen in het element aanwezig zijn doordat die:
   a gedurende de dentogenese inclusief de pre-eruptieve rijping van het glazuur zijn ingebouwd of,

b na de dentogenese in het glazuur en/of dentine zijn binnengedrongen, dat wil zeggen geïnfiltreerd vanuit de mond (exogeen) of vanuit de pulpaholte (endogeen).

Ook kan gedurende de dentogenese het glazuur of dentine niet of gebrekkig zijn aangelegd, en primair (of secundair) verkleuren.

1 Verkleurende agentia kunnen buiten op het glazuur aanwezig zijn.
2 Glazuur en/of tandbeen kan door welke oorzaak dan ook postformatief verdwenen zijn of er kan na de doorbraak in de pulpaholte juist veel tandbeen wordt bijgevormd.

Gebaseerd op tabel 4.1, waarin het bovenstaande nader is uitgewerkt, wordt per groep een summiere beschrijving van de daarin thuishorende verkleuringen gepresenteerd – zonder daarbij de illusie te hebben compleet te zijn.

Tabel 4.1 Groepsindeling van de gebitsverkleuringen	
endogeen	
endogeen formatief	uit lichaam (inclusief pulpa) afkomstige agentia in dentine/glazuur ingebouwd; hiertoe worden ook gerekend hypocalcificaties en erfelijke structuurstoornissen van het glazuur en/of dentine
endogeen posteruptief	vorming van tertiair dentine in pulpa, pulpa-obliteratie (veroudering), pulpale bloeding
exogeen (posteruptief)	
exogene posteruptieve infiltratie	vanuit de mond in het glazuur/dentine geïnfiltreerd en uit caviteit/vulling/pulpavulling binnengedrongen
exogene posteruptieve pseudoverkleuring	aanslag op buitenzijde gebitselement
exogene posteruptieve afbraakverkleuring	dunner wordend/verdwenen glazuur en blootliggend tandbeen (dit laatste eventueel secundair verkleurd door infiltratie van agentia) doorschemerende pulpa na interne dentineresorptie

4.3 Endogene formatieve verkleuringen

De endogene formatieve verkleuringen ontstaan tijdens de dentogenese. De afwijkingen staan hieronder in alfabetische volgorde vermeld, maar welke kleurstoffen zijn ingebouwd is lang niet altijd duidelijk. Sommige van deze verkleuringen zijn zeldzaam, zo niet zó zeldzaam dat men ze alleen bij hoge uitzondering in de eigen praktijk zal tegenkomen. Deze worden in de volgende subparagrafen daarom nog minder uitgebreid beschreven dan de frequenter voorkomende verkleuringen, die summier worden besproken.

Tabel 4.2 Oorzaken van endogene formatieve verkleuringen

- aangeboren metabolismegebreken
  - fenylketonurie
  - galactosemie
  - hyperoxalurie en oxalosis
  - ochronose
- amelogenesis imperfecta
- biliaire anomalieën
- chemotherapie
- coeliakie
- congenitale lues
- congenitale porfyrie
- dentinedysplasie
- dentinogenesis imperfecta
- fluorose
- geboortegewicht/prematuriteit (hypoxie)
- hemolytische anemie
  - erythroblastosis fetalis (resusfactor)
  - thalassemie en sikkelcelanemie
  - moeder-foetus-ABO-incompatibiliteit
- hypofosfatemische vitamine-D-resistentie
- kaasmolaren, (molaar-incisiefhypocalcificatie)
- (pseudo)parahypothyreoïdie
- regionale odontodysplasie (en segmentale odontomaxillaire dysplasie)
- tetracyclines* en ciprofloxacine
- Turner-tanden (Turner-dysplasie)
- syndromen.

* Tetracyclines en minocycline: zie paragraaf 4.3 en 4.4.

Hier wordt geen aandacht besteed aan de vele oorzaken van opaciteiten, de voornamelijk witte (figuur 4.2), soms gelige vlekken in het glazuur als gevolg van formatieve hypocalcificatie of cariës.

Zulke witte vlekken kunnen worden gemaskeerd door het omringende glazuur te bleken; zij vallen daardoor minder of niet meer op. Tot de opaciteiten rekenen we hier ook de brede neonatale lijn in het glazuur (de groeilijn van Retzius die de geboorte markeert) bij kinderen van moeders met diabetes mellitus. De neonatale groeilijn die prenataal en postnataal verkalkt glazuur van haar kinderen scheidt, is hypoplastisch en gehypocalcificeerd, zelfs als de insulinemedicatie van de aanstaande moeder goed is ingesteld. De kinderen lijden aan hypoparathyreoïdie: de bijnier scheidt te weinig parathormoon uit, wat resulteert in een te lage calciumbloedspiegel met als consequentie dat het dan gevormde glazuur te veel organisch en te weinig anorganisch materaal bevat. Getroffen worden het melkgebit en de blijvende eerste molaren en snijtanden (figuur 4.3).

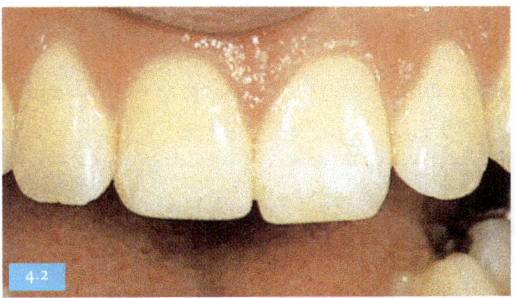 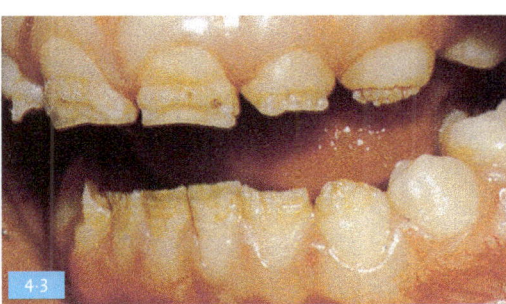

Opaciteiten door tekorten aan de vitaminen A, C en D en door infectieziekten zoals tuberculose en malaria blijven hier eveneens onbesproken; er kunnen behalve witte ook bruin verkleurde glazuurhypoplasieën ontstaan.

Figuur 4.2 Opaciteiten (pre-eruptieve hypocalcificaties).

Figuur 4.3 Als de bijschildklier te weinig parathormoon uitscheidt (hypoparathyreoïdie), bevat het glazuur te veel organisch materiaal en ontstaan hypoplasieën.

4.3.1 AANGEBOREN METABOLISCHE PROBLEMEN

Fenylketonurie wordt vergezeld door hypoplastisch en bruin verkleurd glazuur. De oorzaak is de erfelijke afwezigheid van het leverenzym fenylalaninehydroxylase (of van een co-enzym), waardoor het aminozuur fenylalanine niet wordt omgezet in tyrosine. Het fenylalanine is giftig voor de hersenen, met als gevolg mentale retardatie en convulsies.

Galactosemie is eveneens erfelijk. De afwezigheid van een enzym (galactose-1-fosfaat-uridyl-tranferase) verstoort al prenataal het metabolisme van galactose, maar ook van melksuiker (lactose). Indien ernstig, dan is het glazuur hypoplastisch en mogelijk verkleurd.

Hyperoxalurie en oxalosis. Eerstgenoemde is een aandoening van het glyoxalaatmetabolisme met nierfalen. Bij oxalose worden oxalaatkristallen in het lichaam afgezet, onder meer in het parodontale ligament, met als gevolg een vreemdlichaamreactie, die tot agressief voortschrijdende wortelresorptie leidt. De elementen kunnen grijs verkleuren.

Ochronose. Hierbij is eveneens de afbraak van het aminozuur fenylalanine (en tyrosine) verstoord. Het gevolg is dat homogentisine in het lichaam accumuleert, ook in de elementen, die daardoor blauw tot zwart zijn en glazuurhypoplasie kunnen vertonen.

4.3.2 AMELOGENESIS IMPERFECTA HEREDITARIA (AIH)

Er zijn vier groepen binnen deze erfelijke afwijking te onderscheiden, waarbij de glazuurafwijkingen zich als volgt manifesteren:
a hypoplastisch, over de hele linie of lokaal dunner dan normaal, al of niet ruw (figuur 4.4 en 4.5);
b gehypocalcificeerd;
c hypomaturatief (figuur 4.6 en 4.7);
d hypomaturatief-hypoplastisch.

De vier groepen worden weer onderverdeeld in subtypes, op basis van wijze van overerving én van hun voorkomen. Op grond van

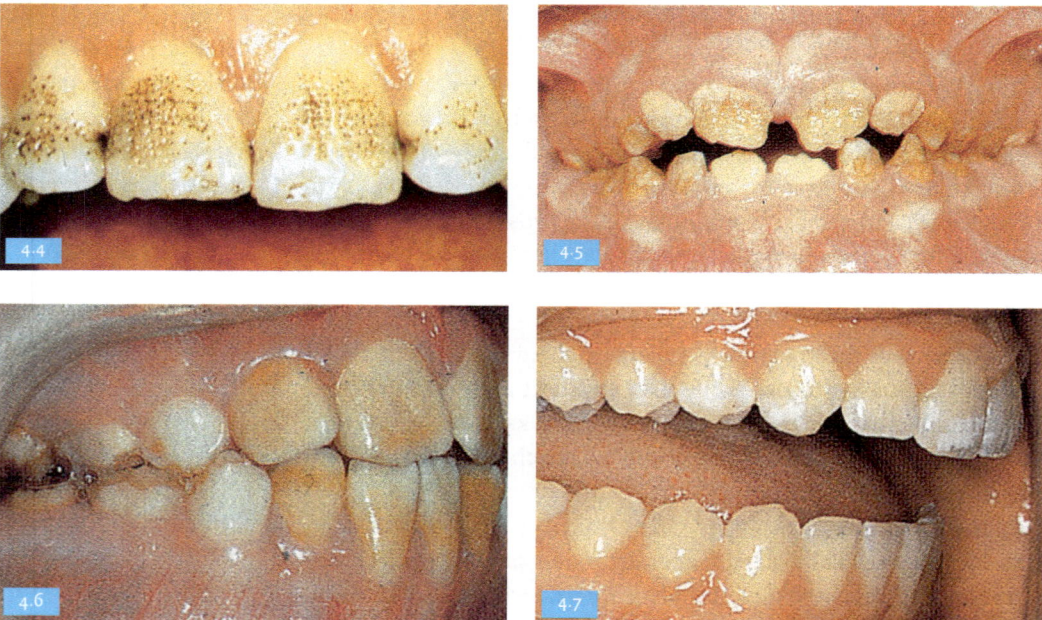

Figuur 4.4 Hypoplastische autosomaal-dominante amelogenesis imperfecta hereditaria met putjes.
Figuur 4.5 Een ernstiger vorm van hypoplastische amelogenesis imperfecta hereditaria; grote delen ontbrekend glazuur maken bleken onmogelijk.
Figuur 4.6 Hypomaturatieve amelogenesis imperfecta hereditaria.
Gewoonlijk kunnen de afwijkingen met zacht hypomaturatief glazuur niet worden gebleekt, maar in gevallen als deze is dat wat de frontelementen betreft het proberen waard.
Figuur 4.7 'Snowcapped' hypomaturatieve amelogenesis imperfecta hereditaria. Door het normaal gekleurde glazuur te bleken vallen de witte gebieden minder op.

stamboomonderzoek kan worden nagegaan of overerving via het X-chromosoom of via de niet-geslachtschromosomen, dominant of recessief, plaatsvond. Bij groep a bezit het glazuur een normale hardheid. Bij deze hypoplastische vorm komen afhankelijk van het subtype in meer of minder ernstige mate putjes en/of groeven voor, al dan niet in horizontale banden gerangschikt in het glazuuroppervlak. Maar bij één subcategorie kan het normaal harde glazuur ook over de hele linie bij mannen dun zijn, terwijl het bij vrouwen alternerend dunne en normaal dikke verticale banden toont. Daarnaast is bij weer andere subcategorieën het gehele glazuur korrelig. Zo er al verkleuringen aanwezig zijn, is dat op de bodem van de putjes of in de vorm van witbruine, geelbruine of bruine verkleuring, die dan al of niet korrelig is.

Bij de groepen b, c en d is het glazuur zachter tot veel zachter dan normaal, wat op röntgenfoto's tot uiting komt in een verminderde radiodensiteit. Daarom lijkt het niet mogelijk het zachte glazuur met gele, bruine, oranjegele (later zwarte) en andere verkleuringen bij groep b en zeker niet bij groepen c en d te bleken, wat ook geldt als bij groep a het glazuur afwezig is.

De kans dat men patiënten met AIH, van wie verreweg de meesten hypoplastisch glazuur hebben, in de praktijk krijgt, is klein omdat de frequentie van voorkomen laag is, maar vanwege het familiale karakter zullen meerdere AIH-patiënten een beperkt aantal praktijken bezoeken.

4.3.3 BILIAIRE ANOMALIEËN

Door congenitale defecten van de galbuis of afwezigheid daarvan, allebei zeldzame stoornissen, kleuren galpigmenten de tijdelijke en blijvende elementen (inclusief de wortel) diepgroen tot geelbruin. Levertransplantatie doet de letaliteit van de aandoening teniet; tandbeen dat daarna gevormd wordt is normaal van kleur. Over bleken van zulke elementen is niet bericht.

4.3.4 CHEMOTHERAPIE

Chemotherapie heeft effect op de dentogenese (glazuurhypoplasie, korte wortels) maar kan, zoals recent werd gemeld, ook de elementen verkleuren, naar wordt aangenomen bruin.

4.3.5 COELIAKIE

Coeliakie is een tekort aan nutriënten ondanks een voldoende en goede voeding. Door een erfelijke permanente intolerantie voor gluten (proteïnen in granen) atrofieert het slijmvlies van de dunne darm (preciezer: de villi van het proximale einde van de dunne

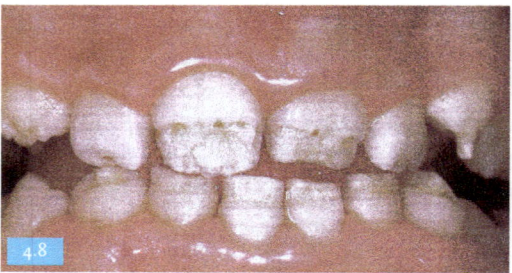
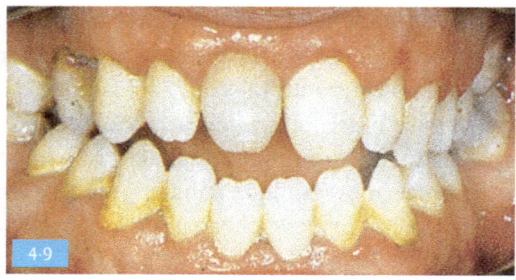

Figuur 4.8 *Bruine verkleuring plus hypoplasie bij coeliakie.*

Figuur 4.9 *Tonvormige snijtanden bij congenitale lues. De (hier niet afgebeelde) 'mulberry molars' tonen tussen de knobbels verkleurd glazuur.*

darm). Het gaat om een allergie door een selectief gebrekkige T-celtolerantie. Door glutenconsumptie wordt derhalve de absorptie van andere stoffen in het maag-darmkanaal verstoord. Feitelijk bestaat daardoor een tekort aan voeding en bouwstenen voor lichaam en gebit. In Nederland zou het om ten minste 16 op 100.000 mensen gaan, een lage schatting, want in het Verenigd Koninkrijk is 1% van de bevolking getroffen.

De patiënten tonen symmetrische, meer of minder ernstige vormen van glazuurhypoplasie en, minder vaak, bruine verkleuringen, in elk kwadrant chronologisch gedistribueerd (figuur 4.8).

4.3.6 CONGENITALE LUES

Intra-uteriene besmetting met *Treponema pallidum*, die het ongeboren kind pas na de vierde (of vijfde) maand kunnen bereiken, is oorzaak van tonvormige permanente snijtanden de 'screwdriver teeth' (figuur 4.9), die vuilgrijs kunnen zijn.

De eerste blijvende molaren tellen een groot aantal kleine knobbels op het soms gepigmenteerde occlusale vlak ('mulberry molars').

Syfilis is weer bezig aan een opmars, maar lijkt vooral homoseksuelen te treffen.

4.3.7 CONGENITALE PORFYRIEËN

Bij deze zeldzame aangeboren en verworven groep ziektes zijn alle harde tandweefsels, maar het dentine van het melkgebit in het bijzonder, diep geelbruin, roodbruin en purperbruin door een verhoogd porfyrinegehalte (erytrodontie). Onder ultraviolet licht bestaat een rode fluorescentie van de tanden. Porfyrine is nodig voor de vorming van hemoglobine, maar een al dan niet erfelijke enzymstoornis kan de aanmaak van een voorloper ervan, haem (= ferroprotoporfyrine), verhinderen. Sporen van porfyrine komen bij iedereen voor, maar wanneer de biosynthese ervan door een tekort aan het enzym wordt verstoord, is het porfyrineniveau verhoogd in de feces, urine en verkalkte weefsels, ook in de dentale. Idiopathische wortelresorptie is gerapporteerd. De orale mucosa is kwetsbaar voor zelfs een mild trauma. UV-licht kan blaren en littekenweefsel op de huid veroorzaken; licht van operatielampen kan hiertoe al voldoende zijn.

4.3.8 DENTINEDYSPLASIE (DD)

In deze erfelijke, zeldzame dentineaandoening worden twee typen onderscheiden. In type I, het radiculaire type, zijn de kronen normaal van vorm, maar de wortels kort, conisch of stomp, soms vrijwel afwezig, en oblitereren de pulpaholtes. Bij het coronale type, type II, zijn de kronen bol en de wortels min of meer normaal van vorm. Het dentine heeft een ongewone structuur.

Bij het radiculaire type (DD type I) zijn de kronen incidenteel lichtbruin of opaak wit.

Bij het coronaire type (DD type II) zijn de bolle kronen van de *temporaire* elementen translucent en amberkleurig. De pulpakamers oblitereren, het glazuur is vaak weggesleten en het blootliggende tandbeen wordt dan bruin. De kleur van de soms bolle kronen van *permanente* elementen bij DD type II kan grijs of bruin zijn. De aanvankelijk wijde pulpaholte in de frontelementen gaat door obliteratie lijken op een 'ballon aan een touwtje', waarbij het pulpakanaal het 'touwtje' verbeeldt; in de premolaren neemt de pulpaholte af in grootte.

4.3.9 DENTINOGENESIS IMPERFECTA (DI)

In de erfelijke en zeldzame afwijking DI worden drie typen onderscheiden. Type I komt voor bij patiënten met osteogenesis imperfecta, Type II is wat de tandbeenafwijkingen betreft identiek aan type I, maar komt voor zonder botafwijkingen (figuur 4.10 t/m 4.12).

Van type III wordt hier, vanwege zijn grote zeldzaamheid (alleen voorkomend in een kleine gemeenschap in de VS), niet meer gezegd dan dat de elementen uiterlijk op type I/II lijken en dat de melkelementen dun glazuur en dentine bezitten (*shell teeth*).

Zoals de naam al zegt, toont het dentine structuurafwijkingen, met onder andere brede, maar weinig tubuli die onregelmatig verlopen. De pulpaholte oblitereert. Het glazuur dat soms hypoplastisch of gehypocalcificeerd is, kan afbrokkelen (*chipping enamel*). De wortels zijn in het algemeen dun, stomp en kort.

Kenmerkend is dat ten gevolge van verkleurd dentine de kronen diverse kleuren tonen: een translucente zachtbruine kleur of een opaalkleur. Vlak na de doorbraak is de verkleuring minimaal, maar mettertijd verdonkeren de kronen doordat verschillende mineralen in het tandbeen worden afgezet.

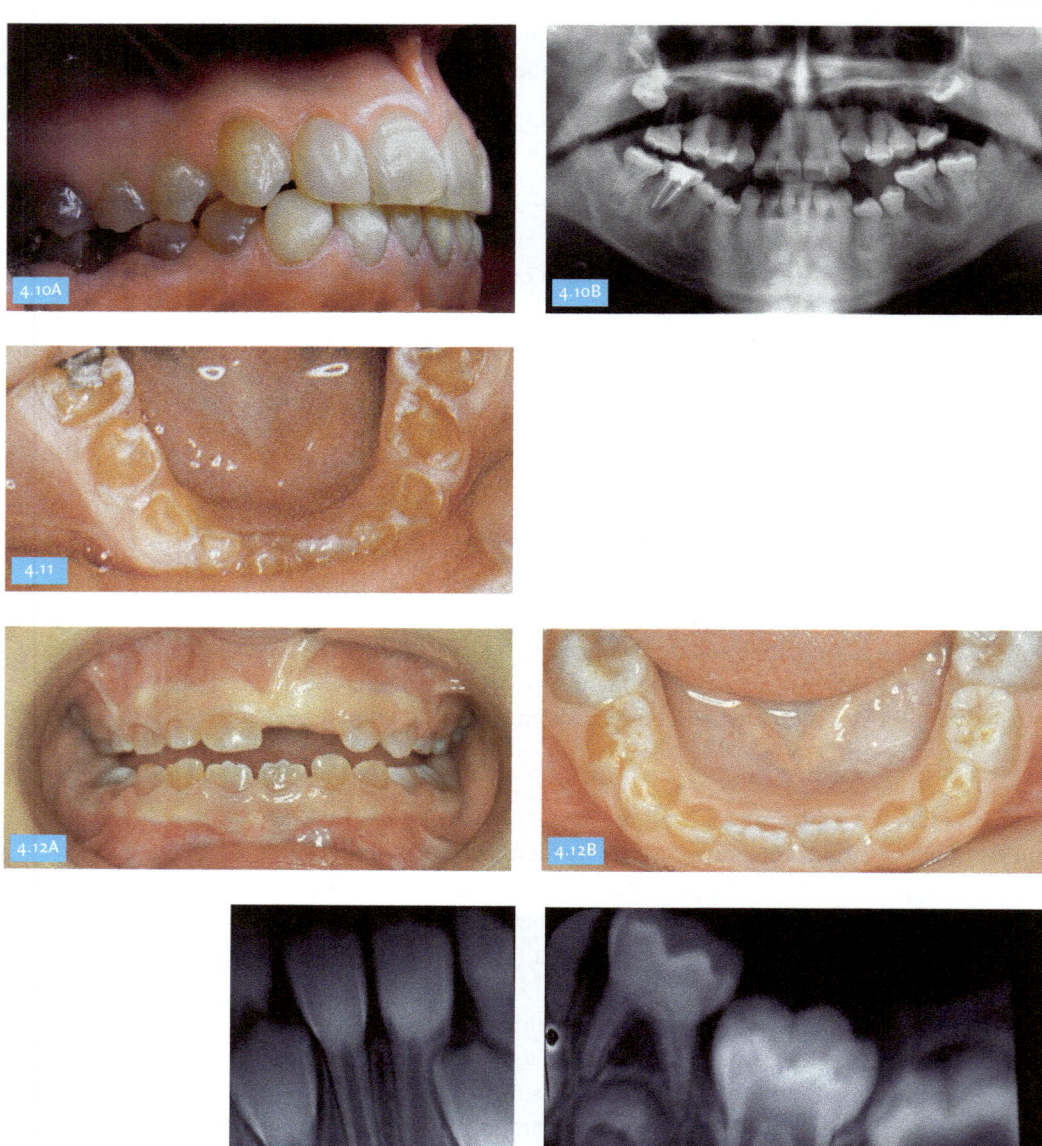

Figuur 4.10 A en B Dentinogenesis imperfecta en een röntgenopname van het gebit, dat korte en dunne wortels toont (de endodontisch behandelde M_1 inferior is 16 mm lang).

Figuur 4.11 Omdat het glazuur kan wegbrokkelen bij dentinogenesis imperfecta slijt het dentine snel weg; let op de typerende kleur.

Figuur 4.12 A en B Dentinogenesis imperfecta. Het glazuur blijft boven het verkleurde dentine aanwezig.

Figuur 4.12 C en D Nogmaals dentinogenesis imperfecta. De röntgenfoto's laten zien dat al tijdens de doorbraak (incisieven en eerste melkmolaar) de kroonpulpa fors geoblitereerd is.

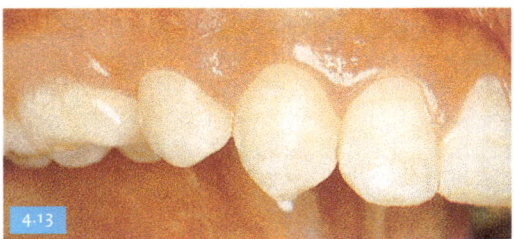
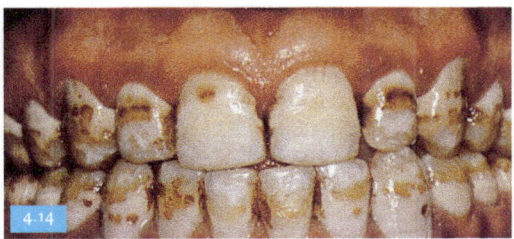

4.3.10 FLUOROSE

Wanneer pre-eruptief het systemische fluorideaanbod te groot is, ontstaan witte en in samenhang met een nog groter aanbod secundaire lichtbruine, bruine en bruinzwarte verkleuringen, eventueel ook lokaal hypoplasieën, doordat de glazuurmatrixvorming, de gedeeltelijke resorptie van die matrijs en/of verkalking ervan is verstoord. De meestal bilateraal symmetrische witte vlekken zijn niet circumscript, maar wazig: ter plekke van de groeilijnen in het glazuur zijn fijne witte lijntjes zichtbaar die centraal met elkaar vervloeid kunnen zijn. Vaak zijn de knobbeltoppen van de (pre)molaren en cuspidaten en de incisale randen egaal wit; dit wordt aangeduid als 'snowcapped'. Gedacht wordt dat de bruine verkleuringen secundair ontstaan, doordat in de zeer poreuze en daarom aanvankelijk witte of opake vlekken kleurstoffen uit het dieet worden opgenomen. Ook de hypoplasieën, vaak pits en soms erger, ontstaan posteruptief, door slijtage van poreus en veel organische matrix bevattend glazuur. In het melkgebit vallen de opaciteiten weinig op (figuur 4.13 en 4.14).

Uit de anamnese moet blijken dat daadwerkelijk te veel fluoride de oorzaak is, maar wanneer dat komt doordat kinderen veel en vaak fluoridetandpasta inslikten, en dat gebeurt heel vaak, dan is dat soms nauwelijks na te gaan. Dat ligt anders als fluoridetabletten niet gespreid over de dag werden toegediend, eventueel in combinatie met andere fluoridebronnen, zoals klassikaal spoelen met een fluorideoplossing en/of lokale applicatie met een fluoridegel.

Voor onderzoeksdoeleinden zijn enkele indices beschikbaar om de mate van ernst van de fluorose vast te stellen. Hoewel voor bleken die indices niet elementair zijn, is het schatten van de ernst van de aandoening van enig belang, omdat de te verkiezen bleekmethode, zoals nog zal blijken, mede daardoor wordt bepaald. Een adequate en gemakkelijk te hanteren index (tabel 4.3) is van Dean (1934); een uitgebreidere index, van Thylstrup en Fejerskov (1979), wordt veelvuldig in onderzoek gebruikt.

Bij een voortdurend teveel aan fluoride zijn de premolaren het meest aangetast, vervolgens de tweede bovenmolaren, dan pas de maxil-

Figuur 4.13 Milde fluorose. De witte vlekken vallen in het melkgebit niet erg op, in het blijvende wel.

Figuur 4.14 Ernstige fluorose: bruine verkleuringen en kleine hypoplasieën.

Tabel 4.3	Fluorose-index van Dean
score	symptomen
0	geen
0,5	?
1	witte vlekken < 0,25 van labiale oppervlak
2	witte vlekken < 0,5 van labiale oppervlak
3	bruine verkleurinkjes
4	bruine verkleuringen en hypoplasieën (pits)

laire frontelementen en eerste bovenmolaren en het minst de mandibulaire snijtanden. Dit hangt samen met verschillen in de pre-eruptieve verblijfsduur in de kaken. Bestaat het pre-eruptieve overaanbod aan fluoride tijdelijk, dan blijken die elementdelen getroffen die tijdens die periode gevormd werden, verkalkten en pre-eruptief rijpten. Individuele gevoeligheid bepaalt naast de mate en duur van het overaanbod de ernst van de aandoening.

4.3.11 GEBOORTEGEWICHT/PREMATURITEIT

Een laag geboortegewicht, vooral bij te vroeg geboren kinderen, resulteert soms in een horizontale gele band, door bilirubineafzetting in de melkelementen. Overigens komt in melk- en blijvend gebit glazuurhypoplasie voor, wat bovendien door orotracheale intubatie in geval van hypoxie (zuurstoftekort) unilateraal ontstaat. Een zeer vroegtijdige geboorte met daarmee samenhangende onrijpheid van de longen vraagt om langdurige intubatie, wat druk op de kaak en elementen in wording uitoefent. De melkelementen kunnen hierdoor geelbruin verkleurd zijn.

4.3.12 HEMOLYTISCHE ANEMIE

Hemolytische anemieën berusten op een verkorte levensduur van de rode bloedlichaampjes. De erytrocyten worden afgebroken in de milt of in de bloedbaan. Daardoor bestaat een verhoogd gehalte aan ongeconjugeerd bilirubine.

Erythroblastosis fetalis (resusfactor)
Deze ziekte ontstaat wanneer een eiwit, de resusfactor, van het moederlijke en die van het foetale bloedcelmembraam incompatibel zijn. Als een resusnegatieve (Rh−) vrouw (kans 15%) in verwachting is van een resuspositieve (Rh+) man (kans 85%), dan heeft de foetus Rh+-bloed, op voorwaarde dat de man homozygoot is. Antigenen

zullen (niet altijd) tegen het einde van de zwangerschap en geboorte naar de moeder lekken, die als reactie daarop (wederom niet altijd) antilichamen ontwikkelt. Krijgt het paar vervolgens een tweede kind, dan komen via de placenta antilichamen van de moeder in contact met het ongeboren kind, dat daardoor een hemolytische anemie met hyperbilirubinemie ontwikkelt. De grote hoeveelheid bilirubine afkomstig uit de erytrocyten kan niet door de (nog onrijpe) lever worden verwerkt. Het ongeconjugeerde bilirubine en zijn oxidatieproduct biliverdine worden onder meer in de huid (geelzucht) en de temporaire elementen afgezet, die daardoor blauwgrijs of (geel)bruin zijn. Ook een groene tint komt voor, ten onrechte 'chlorodontie' genoemd. De verkleuringen verdwijnen na enkele jaren spontaan. Tegenwoordig wordt de geelzucht bestreden door de kinderen onder een groene lamp te leggen.
Overigens zullen veel ouders bleken van de temporaire elementen onnodig vinden, maar het is wel mogelijk.

Moeder-foetus-ABO-incompatibiliteit
Tijdens de zwangerschap kan de aanstaande moeder geïmmuniseerd worden tegen de bloedgroepantigenen A, B of AB die op de erytrocyten van het kind aanwezig zijn. De vervolgens door de moeder geproduceerde immunoglobulinen anti-A en anti-B kunnen de placenta passeren, met onder andere een ernstige hemolytische anemie van de neonatus tot gevolg. Voor de frequentie van voorkomen worden uiteenlopende percentages gemeld. De tanden zijn groen, maar ook zwarte en grijze tinten komen voor.
Bij transfusiereactiehemolyse verkleurt hemosiderine de elementen grijs.

Thalassemie/sikkelcelanemie
Sikkelcelanemie is een groep erfelijke ziekten (vooral voorkomend ten zuiden en oosten van de Middellandse Zee) waarbij de vorming van hemoglobine is verstoord. Haem is gekoppeld aan alfa-, bèta-, gamma- of deltaglobulinen (eiwitachtige stoffen); bij sikkelcelanemie in het bètaglobuline afwijkend terwijl bij thalassemie onvoldoende bètaglobuline wordt gevormd. De erytrocyten tonen de vorm van een sikkel. Sommige patiënten hebben bloedtransfusies nodig, wat tot een overaanbod aan ijzer leidt. De kronen, die hypocalcificatie tonen, staan op korte wortels en zijn verkleurd door bilirubine en biliverdine, mogelijk ook door het ijzer.

4.3.13 HYPOFOSFATEMISCHE VITAMINE-D-RESISTENTIES

Zoals de naam zegt, is bij deze erfelijke ziekten de fosfaatspiegel te laag en zijn er symptomen van een tekort aan vitamine D, hoewel het aanbod daarvan voldoende groot is: het metabolisme van vitamine D is verstoord. Door toediening van een metabool tussenproduct van de vitamine (bijvoorbeeld vitamine D_3) bij de X-gebonden afwijking of langdurige fosfaatsuppletie bij het autosomale type, worden de tandheelkundige symptomen bestreden. Het door hypocalciëmie hypoplastische, dunne glazuur kan geel zijn en incidenteel bruin, hoewel het primair gaat om een ziekte van het bot en dentine, dat dun is en atypisch van structuur. Kronen aanbrengen lijkt in plaats van bleken de therapie.

4.3.14 KAASMOLAREN (MOLAAR-INCISIEFHYPOCALCIFICATIE)

Meer of minder grote delen van het glazuur van het occlusale vlak en/of de aangrenzende tandvlakken van de eerste blijvende molaren zijn geel tot bruin verkleurd en gehypocalcificeerd, waardoor deze vlakken het aanzicht hebben van oude kaas (figuur 4.15).

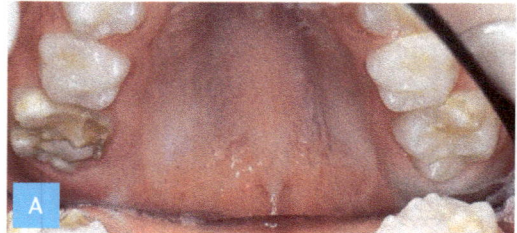
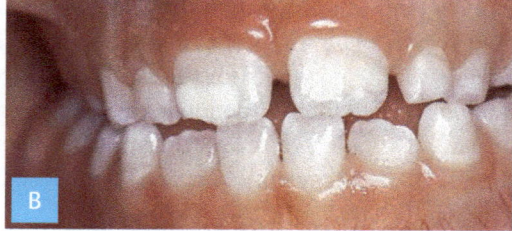

Figuur 4.15 A en B Molaar-incisiefhypocalcificatie; de snijtanden (soms ook andere elementen) tonen een vuilwitte, soms gelere vlek.

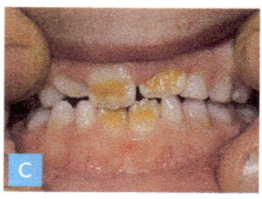

Figuur 4.15 C Geelbruine vlekken door malaria.

Het (zeer) gevoelige poreuze glazuur slijt snel weg of brokkelt af. Ook de snijtanden kunnen lokaal verkleurd en gehypomineraliseerd zijn. Soms blijkt dat tevens de cuspides van de hoektanden, de tweede molaren en de tweede melkmolaren getroffen zijn. Het lijkt erop dat de ameloblasten al in een vroeg stadium irreversibel aangedaan zijn, maar daarna nog deels hun functie uitoefenen.

Een groot aantal oorzaken kan tot ontstaan van kaasmolaren leiden: hoge koorts (met uitdroging), zuurstoftekort en ademhalingsproblemen rond de geboorte, nierinsufficiëntie, hypoparathyreoïdie, diarree, malabsorptie van voedsel en andere oorzaken, waarbij onder meer aan malaria, congenitale allergieën en otitis media kan worden gedacht. Zo'n 10% van de kinderen zou tegenwoordig meer of minder ernstige 'kaasmolaren' bezitten. Intolerantie voor koemelk (tegenwoordig 'non-allergische hypersensitiviteit voor koemelk' genoemd) met als gevolg uitdroging (hospitalisatie!) werd door de auteurs van dit boek als oorzaak gediagnosticeerd. Vroeger werden al deze oorzaken afzonderlijk vermeld als reden voor het ontstaan van hypocalcificatie en verkleuring; in deze zin lijkt de term 'kaasmolaren' een nieuwe zak voor oude wijn.

Kaasmolaren kunnen niet worden gebleekt en moeten restauratief worden behandeld. In ernstige gevallen dient men, om een restauratiecyclus te vermijden, extractie gevolgd door orthodontie te overwegen.

Overigens moet nog worden vermeld dat recidiverende hoge koorts, zoals bij malaria (figuur 4.15c), bruingele vlekken in het zich tijdens de ziekte vormende glazuur veroorzaakt.

4.3.15 (PSEUDO)HYPOPARATHYREOÏDIE

Door parathormoon, vitamine D en calcitonine wordt het niveau van calcium en fosfaat in het serum accuraat gereguleerd, ook als het aanbod ervan onregelmatig is. Parathormoon wordt afgescheiden door de bijschildkliertjes en regelt de resorptie van calcium uit bot, en de terugresorptie in de nier van calcium en fosfaat. Het gebit is geelbruin verkleurd (zie figuur 4.3).

Patiënten met de zeldzame erfelijke of idiopathische pseudohypoparathyreoïdie hebben geen verlaagd parathormoon en reageren niet op suppletie van parathormoon, wat bij hypoparathyreoïdie wel het geval is. In de hypodonte gebitten met vertraagde eruptie is het glazuur hypoplastisch dun en geel.

4.3.16 REGIONALE ODONTODYSPLASIE (EN SEGMENTALE ODONTOMAXILLAIRE DYSPLASIE)

Bij deze ook al zeldzame aandoening van onbekende oorsprong zijn het dunne glazuur, dunne dentine en het cement van één of enkele elementen zeer slecht verkalkt; op röntgenfoto's ziet men spookachtige structuren, de 'ghost teeth' (figuur 4.16).

Als zij al doorbreken, blijkt de kleur van hun kronen geel tot bruin. Ondanks necrose van de pulpa zonder duidelijke oorzaak en ondanks hun zwakke wortels wordt tegenwoordig geprobeerd de elementen te kronen in plaats van de elementen te extraheren of chirurgisch te verwijderen. Voor bleken komen zij niet in aanmerking. De aandoening moet niet worden verward met *segmentale odontomaxillaire dysplasie*, waarbij in een unilateraal vergrote kaak hypoplastische en verkleurde elementen staan.

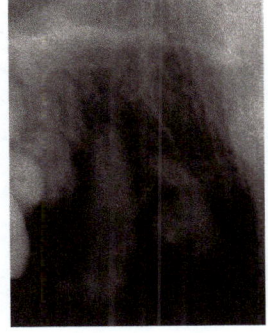

Figuur 4.16 Regionale odontodysplasie treft alle harde tandweefsels. Indien de elementen niet doorbreken, tonen röntgenfoto's spookachtige beelden ('ghost teeth'); wanneer ze wel doorgebroken zijn is het glazuur bruin en onregelmatig.

4.3.17 TETRACYCLINES EN CIPROFLOXACINE

Al snel na de introductie van deze breedspectrumantibiotica (die ook de placenta passeren) werd bekend dat zij in bot en in glazuur, tandbeen en wortelcement werden opgeslagen, deze verkleurden, en bovendien tot glazuurhypoplasieën leidden. De kleur was afhankelijk van het type medicament en sterker naarmate de toediening langer plaatsvond (figuur 4.17).

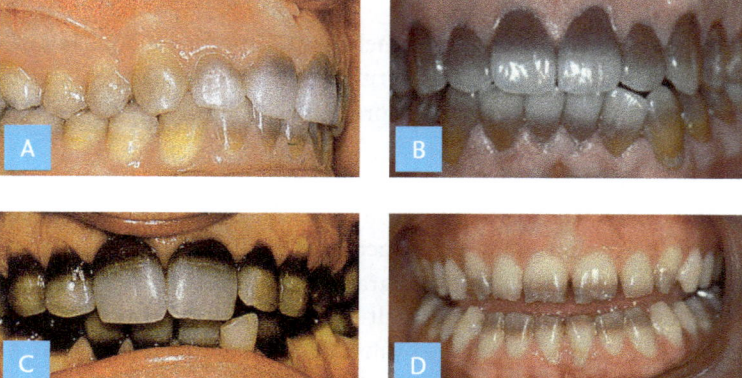

Figuur 4.17 A t/m D Vier door verschillende (of op verschillende leeftijd toegediende) tetracyclines verkleurde gebitten.

Soms waren de elementen redelijk egaal verkleurd, soms meer (en ernstig) cervicaal, soms ook incisaal, dit alles afhankelijk van de leeftijd waarop de medicamenten werden gebruikt. Naar ernst worden drie klassen onderscheiden: 1) een gele of grijze kleur, uniform verdeeld over het gehele element, 2) donkerder grijs of geler, eveneens uniform over het element verdeeld en 3) donkergrijs tot blauw met cervicaal verkleurde band(en). Sommigen voegen een vierde categorie toe: verkleuringen die te donker zijn om gebleekt te kunnen worden.

Tetracycline verkleurt de tanden geel, maar onder invloed van zonlicht verbruint de kleur. Chloortetracycline geeft een grijsbruine tot groenachtig bruine verkleuring en oxytetracycline verkleurt direct bruin.

Tetracyclines werden onder andere toegediend aan prematuur geboren kinderen en veel en langdurig aan kinderen leidend aan cystische fibrose (de autosomaal-recessieve 'taaislijmziekte'): een progressieve luchtweginfectie met chronische interstitiële longaantasting, fibrose en cystevorming, en daarnaast andere afwijkingen, waaronder pancreasinsufficiëntie en natriumrijk zweet. Door verbeterde therapie sterven deze kinderen tegenwoordig pas op volwassen leeftijd.

De tetracyclines worden in de harde tandweefsel opgeslagen ofwel 1) door chelatie wordt het medicament gebonden aan calciumorthofosfaat op het kristaloppervlak, of 2) door binding aan calcium en de organische matrix.

De nieuwere tetracyclines verkleuren het gebit nauwelijks; wanneer ze langdurig aan een zwangere vrouw worden toegediend, worden ze via de placenta overgedragen en verkleuren dan het melkgebit. Tetracyclines kunnen overigens ook verkleuring op het tandoppervlak geven (zie paragraaf 4.6).

Ciprofloxacine is een antibioticum dat intraveneus wordt toegediend om longontsteking door *Klebsiella pneumoniae* bij kinderen te bestrijden; dit verkleurt de gebitselementen groen.

Hier moet worden opgemerkt dat tetracyclineverkleuringen uitwendig kunnen worden gebleekt, maar dat gaat langzaam, afhankelijk van hun manifestatie soms uitermate traag, en de elementen worden wel lichter maar niet witter.

4.3.18 TURNER-TANDEN (TURNER-DYSPLASIE)

Pulpanecrose van temporaire elementen leidend tot periapicale infectie van frontelementen en intraradiculaire infectie van de melkmolaren tast, bepaald door de duur van de aanval, circa een kwart van de zich dan vormende opvolgende elementen aan. Gezien de positie van die opvolgers, gaat het om de labiale vlakken van de frontelementen en, vaker, om de occlusale en aanpalende vlakken van de premolaren. Goed afgegrensde opaciteiten en bruine verkleuring en/of hypoplasie van het glazuur komen voor (figuur 4.18). Door *acute maxillitis neonatalis* treden misvorming en verkleuring van de elementen en bovenkaakdeformatie op.

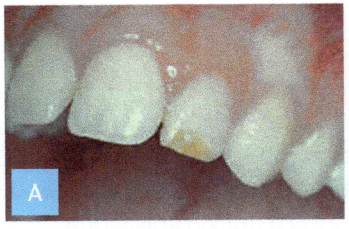
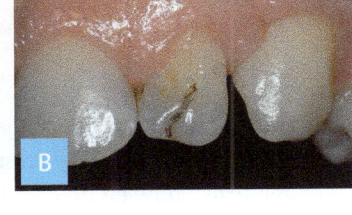
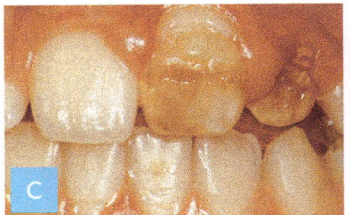
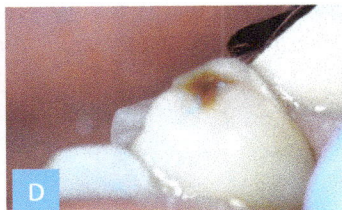

Figuur 4.18 A t/m D Milde tot matige vormen van Turner-tanden (verkleuringen en/of hypoplasie) door een trauma en wat de premolaar betreft is het kleine bruine gebied het gevolg van een interradiculaire ontsteking van de voorgaande M_2 door caries profunda.

Vanzelfsprekend kan een trauma van de melkelementen de zich dan vormende blijvende opvolgers beïnvloeden, direct (mechanisch) of door consequente pulpadood; dat zijn vaak de maxillaire centrale snijtanden. De leeftijd waarop het trauma plaatsvindt en de ernst ervan zijn bepalend voor de gevolgen: witte, geelbruine en bruine verkleuringen zijn mogelijk.

Soms worden nog niet geërupteerde melksnijtanden door een trauma getroffen, uitmondend in hypoplasie of bruine verkleuring.

4.3.19 SYNDROMEN

Bij epidermolysis bullosa komt een gele verkleuring voor en andere syndromen gaan gepaard met verschijnselen die lijken op amelogenesis imperfecta hereditaria. Een ander voorbeeld is tubereuze sclerose, waarbij huid en elementen zijn aangedaan (figuur 4.19).

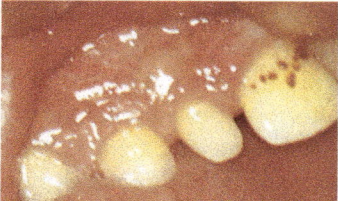

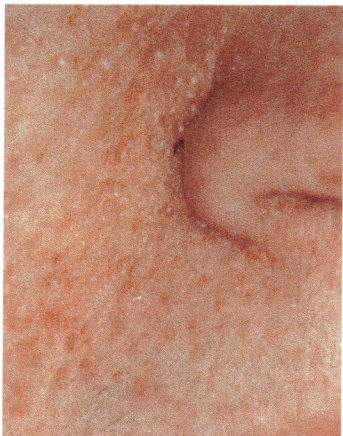

Figuur 4.19 *De afwijking is het gevolg van tubereuze sclerose.*

4.4 Endogene posteruptieve verkleuringen

4.4.1 CAPILLAIRE PULPABLOEDING

Een zichtbare zachtrode verkleuring in een permanent element met wijd open apex door interne bloeding als gevolg van trauma, die na enkele dagen grijsblauw en na enkele weken donkergrijs wordt, kan geheel verdwijnen als de pulpa geneest en de bloedproducten geresorbeerd worden. Het gehele proces neemt twee tot drie maanden in beslag.

Tabel 4.4 Oorzaken van verkleuringen die na de doorbraak van binnenuit ontstaan
– capillaire pulpabloeding
– interne resorptie
– pulpanecrose
– pulpaobliteratie en veroudering
– tetracyclines (minocycline)
– lepromateuze lepra
– tyfus en cholera
– verdrinking/verstikking

Een grijze verkleuring geassocieerd met tijdelijke apicale botresorptie of externe resorptie van geluxeerde elementen die vitaal reageren op testen, kan al dan niet na jaren spontaan verdwijnen. Ongeveer 15% van de getraumatiseerde temporaire elementen is tijdelijk en bijna 20% permanent verkleurd; de pulpa bleek ofwel necrotisch te zijn of geoblitereerd. Als de pulpa necrotisch is, kan de verkleuring natuurlijk niet verdwijnen, wat ook geldt als de bloedafbraakproducten de tubuli zijn binnengedrongen. Overigens functioneerde de meerderheid van de tanden tot hun normale exfoliatie. Recent bleek dat getraumatiseerde temporaire elementen aanvankelijk een variëteit aan donkere tinten toonden, maar in de helft van de gevallen langzaam lichter van kleur werden, wat met obliteratie (en dus een vitale pulpa) gepaard ging, en dat soms de verkleuring geheel verdween. De andere helft toonde klinische tekenen van infectie.

4.4.2 INTERNE RESORPTIE (ZIE OOK PARAGRAAF 7.3)

Interne resorptie van het coronaire tandbeen uitgaande van de pulpale zijde in de kroon kan zoveel dentine doen verdwijnen (figuur 4.20), dat het bloedvatrijke pulpaweefsel rood door het glazuur heen schemert: dit is de zogenoemde *pink spot* (van Mummery). Niet bleken, maar endodontisch behandelen is hier aangewezen.

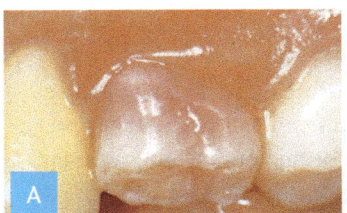
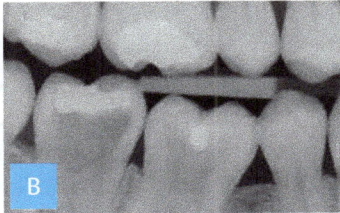

Figuur 4.20 A en B
Interne resorptie wordt zichtbaar als het dentine is afgebroken en het zeer goed doorbloede proces door het glazuur heen schemert.

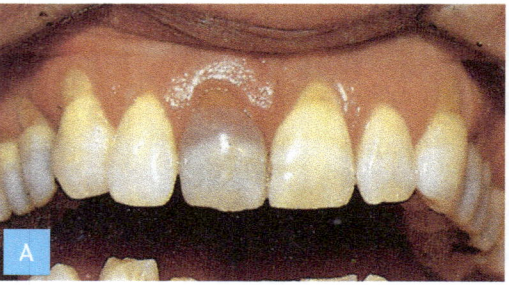
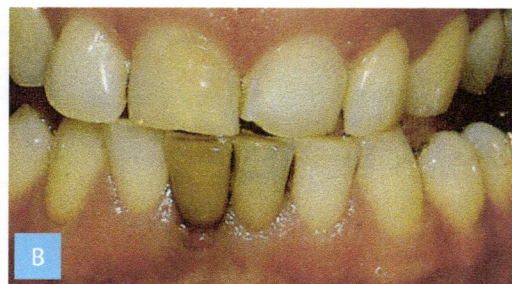

Figuur 4.21 A en B
Avitale pulpae tonen zich doordat verkleurd tandbeen door het normaal gekleurde glazuur zichtbaar is.

4.4.3 PULPANECROSE

Elementen met een dode pulpa verkleuren allengs meer, van grijsblauw tot blauwzwart, maar er zijn ook andere kleuren te zien (figuur 4.21).

Trauma
Door een trauma dringen afbraakproducten van hemoglobine, uit de erytrocyten afkomstig, in de dentinekanalen binnen. In de loop der tijd worden deze producten door degradatie geelbruin tot blauwzwart en het vrijkomende ijzer verbindt zich tot het zwarte ijzersulfide, dat door bacterieel waterstofsulfide met ijzer ontstaat.

Endodontische behandeling
Endodontische behandeling van een vitaal element heeft hetzelfde effect als een trauma, wanneer de pulpaholte, inclusief de pulpahoorns, niet goed gereinigd werd.

Carieuze pulpadood
Als de pulpa door cariës necrotisch wordt, zou bloed afwezig zijn. De grijsbruine verkleuring wordt verklaard door degradatie van eiwitten. Wanneer de pulpaholte in geval van een avitaal element onvoldoende wordt gereinigd, ontstaat ook deze verkleuring.

4.4.4 PULPAOBLITERATIE EN VEROUDERING (ZIE OOK PARAGRAAF 4.5)

Voortgaande dentinogenese na de doorbraak, in de vorm van secundair en eventueel ook tertiair dentine en van pulpastenen, vergeelt en verbruint de kronen met een oranje ondertoon, waaraan sclerosering (dentinetubuliverkalking) en het dunner worden van het glazuur door slijtage bijdragen (figuur 4.22). De totale lengte van de pulpaholte is bij 50-jarigen door posteruptieve dentinevorming tot 7 mm korter dan bij jongeren.
Na (sub)luxatie van temporaire elementen kan de pulpa gedeeltelijk

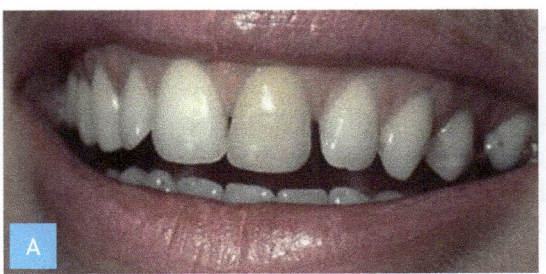 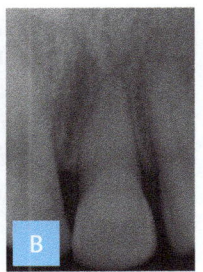

Figuur 4.22 A en B Lichtelijk verkleurd element door pulpaobliteratie met bijbehorende röntgenfoto.

of geheel oblitereren, wat zich verraadt in een mild gele verkleuring en incidenteel in een groenachtige tint.

'Tunneling' resorptie van melkelementen na een trauma houdt in dat als het ware een tweede wortelkanaal naast het normale kanaal ontstaat, maar uiteindelijk oblitereert het gehele element.

4.4.5 TETRACYCLINES (MINOCYCLINE) EN ANDERE ANTIBIOTICA

Er is nog sprake van enige posteruptieve verkleuring, zelfs bij volwassenen, door tetracyclinetoediening gedurende langere perioden: het medicament dat dan in secundair tandbeen aanwezig is, is purperrood van kleur en dat schemert enigszins door.

Bij doorbraak normaal gekleurde tanden kunnen door minocycline, een tweede generatie tetracyclinederivaat, alsnog verkleuren, ernstiger en sneller dan door de andere tetracyclines, zo die dat al doen. Dat gebeurt bij sommige patiënten na maandenlang het geneesmiddel te hebben geslikt, maar incidenteel ook al vroeger, na één maand en zelfs na een week. Minocycline wordt aangewend tegen onder andere acne. Het bot (alveolair en palatinaal) verkleurt zwartblauw, wat door de mucosa heen te zien is. De lippen worden bruin, de tong toont lokaal blauwzwarte macula en moedermelk wordt zwart. Andere symptomen zijn cutane verkleuringen: blauwzwarte vlekken (reversibel?), grijs of modderbruin. Wortels van getroffen elementen zijn donkergroen en die van geëxtraheerde elementen die tijdens hun vorming werden blootgesteld zwart. De kronen verdonkeren en tonen een blauwgrijze tint; merkwaardig is dat het cervicale deel niet verkleurt. Hoe de verkleuring tot stand komt, is onderwerp van discussie, omdat mogelijk andere factoren daarin een rol spelen, zoals excessieve secundaire dentinevorming. De verkleuring zou ontstaan door ofwel oxidatie van het medicament, of door chelatie van ijzer door hemosiderine (een degradatieproduct van minocycline) waardoor een melanineachtig product ontstaat. Minocyclinepigment bevat, net als de andere tetracyclines,

quinonachtige structuren (benzeenring). Vitamine C zou de ringvorming kunnen tegengaan en daarmee de pigmentatie.
Andere antibiotica, amoxicilline en linezolid, die oraal worden ingenomen, kunnen een gele tot bruine verkleuring op het glazuuroppervlak veroorzaken. Na gebruik van amoxicilline/clavulaanzuur is een gele tot grijsbruine oppervlakteverkleuring en, weliswaar uiterst zelden, een zwarte tong waargenomen.

4.4.6 LEPROMATEUZE LEPRA

In lepra, een chronische infectieziekte, worden het tuberculoïde en het lepromateuze type onderscheiden. In het laatstgenoemde type is *Mycobacterium leprae* in grote mate aanwezig. Een aantal van deze lepromateuze patiënten (9 tot mogelijk 33%) heeft om onbekende reden roodachtige elementen. De pulpae zijn vaak necrotisch. Door skeletale aandoening, waaronder premaxillaire botrecessie, gaan de frontelementen verloren.

4.4.7 TYFUS EN CHOLERA

Een roze verkleuring komt incidenteel bij deze patiënten voor.

4.4.8 VERDRINKING/VERSTIKKING

Omwille van compleetheid wordt vermeld dat na verdrinking of verstikking de elementen rozerood verkleuren op voorwaarde dat het lijk met het hoofd naar beneden ligt. Onder invloed van zonlicht wordt de rode kleur binnen enkele dagen bruin.

4.5 Exogene posteruptief infiltratieve verkleuringen

Deze verkleuringen berusten op het binnendringen van pigmenten van buitenaf. Zoals uit tabel 4.5 blijkt, wordt het woord 'buiten' hier breed opgevat: niet alleen de mond maar ook een vulling in een caviteit en pulpaholte worden hier beschouwd als buiten het gebitselement gelegen.

4.5.1 AMALGAAM EN ANDERE VULMATERIALEN

Corrosieproducten (metaalionen) afkomstig van amalgaam dringen het tandbeen (figuur 4.23b) en, in mindere mate, het glazuur binnen, op röntgenfoto's te zien als witte (opake) vlekken, die met de tijd groter worden. De verkleuring is zwart, soms groenblauw en verder van de restauratie vandaan groenbruin. Tinionen en koperionen en misschien ook kwikionen zijn ter plekke aanwezig. Ongevulde bondings van composiet verkleuren na enige tijd bruin (net als met name de chemisch hardende composieten).

Tabel 4.5 Oorzaken exogene posteruptief-infiltratieve verkleuringen	
amalgaam en andere vulmaterialen	
dieet	
endodontische vulmaterialen	
– AH26 (zilvervrij), Duopercha	matig grijs
– Cavit	matig geelgroen
– Diaket, Guttapercha	mild-roze
– Grossman's cement, N2, Tubli Seal, endomethason	matig oranjerood
– Jodoform-pasta	bruingeel
– ledermix (met o.a. chloortetracycline)	donkergrijs-bruin
– Riebler-pasta	roze, later donkerrood
– zilverstiften	grijszwart
– zinkoxide eugenol cement	geelbruin
industriële verkleuringen	
– zilver, ijzer, mangaan	zwart
– kwik, lood	grijs
– koper, nikkel	(blauw)grijs, rood, oranje
– chroomzuurdamp	oranje
– cadmium	helgeel
– para-aminosalicylzuurkoper	geel
zilvernitraat en zilverdiaminefluoride	geel, later zwart

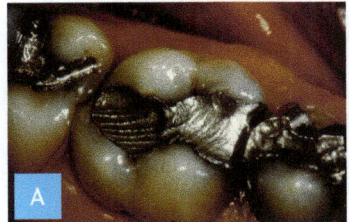 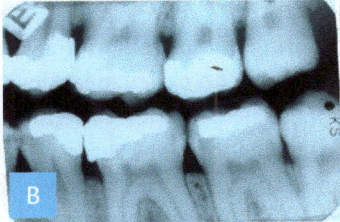

Figuur 4.23 A en B Uit corroderend amalgaam (A) komen metaalionen vrij die in onderliggend weefsel binnendringen en op een röntgenfoto een witte vlek geven, zoals bij M_1 inferior aan de mesiale kant te zien is.

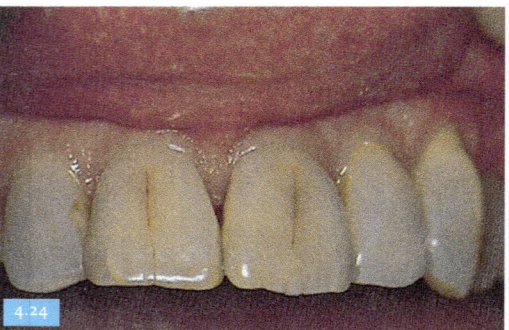
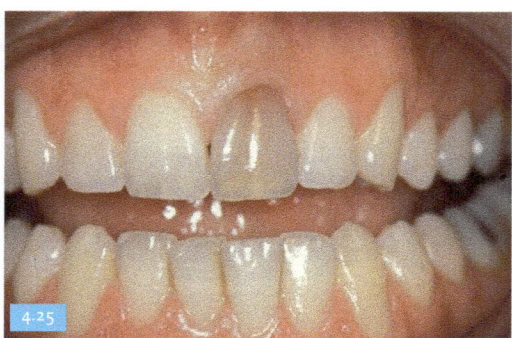

Figuur 4.24 *Penetratie van pigmenten uit het dieet in lamellen (en barsten) in het glazuur.*

Figuur 4.25 *Verkleuring door het endodontische vulmateriaal Rieblerpasta.*

4.5.2 DIEET (ZIE OOK PSEUDOVERKLEURING DOOR DIEET)

Penetratie van pigmenten uit voedsel en drank in lamellen (figuur 4.24), cracks (scheuren) en poreus glazuur (hypocalcificaties en de carieuze 'white spot') en in geëxposeerd dentine geeft een permanente, meestal bruine verkleuring.

4.5.3 ENDODONTISCHE VULMATERIALEN

Diverse vroeger en tegenwoordig gebruikte materialen en cementen (figuur 4.25) om wortelkanaal en pulpkamer te vullen veroorzaken verschillende verkleurende tinten (tabel 4.5).

4.5.4 INDUSTRIËLE VERKLEURINGEN

In lucht zwevende metaal en non-metaal partikels kunnen in glazuur en blootliggend tandbeen binnendringen en veroorzaken soms karakteristieke kleurveranderingen (tabel 4.5).

4.5.5 ZILVERDIAMINEFLUORIDE EN ZILVERNITRAAT

Door jaarlijkse applicatie van 38% zilverdiaminefluoride (44800 ppm fluoride) op carieuze laesies (in China) ontstaat een harde, impermeabele en cariësresistente laag van geel zilverfosfaat, dat onder invloed van zonlicht zwart wordt. Cariës komt hierdoor tot stilstand, maar bezorgdheid over toxiciteit is op zijn plaats.
Als curiositeit wordt nog vermeld dat om cariës (in het melkgebit) tot stilstand te brengen vroeger zilvernitraat ($AgNO_3$) gereduceerd in eugenol op de aangetaste ('geslicete' approximale) vlakken werd aangebracht; deze verkleurden intens zwart.
Geen van beide verkleuringen kan worden gebleekt.

4.6 Exogene posteruptieve pseudoverkleuringen

Bij deze categorie van verkleuringen, de meest voorkomende, is weliswaar sprake van een afwijkende tandkleur, maar dat is voornamelijk te wijten aan een aanslag, een coating, op het tandoppervlak, namelijk al dan niet chemisch veranderde agentia in de pellicle en plaque (zie Nathoo's classificatie, hoofdstuk 2). Factoren die hierbij bevorderend werken zijn een slechte mondhygiëne en ruw glazuur: microscopisch kleine putjes, fissuurtjes en andere defecten. De gepigmenteerde agentia zijn afkomstig uit het dieet, tabak en dergelijke, of zijn geassocieerd met kationische antiseptica en metaalzouten die met chromogenen uit het dieet interacteren en op het tandoppervlak precipiteren. De *direct* verkleurende chromogenen tonen eenmaal opgenomen door óf aangehecht aan de pellicle hun natuurlijke kleur, de *indirecte* zijn óf aanvankelijk kleurloos of tonen een andere dan hun natuurlijke kleur.

In principe kunnen de verkleuringen door polijsten worden verwijderd, maar als ze het gebitselement infiltreren, behoren ze tot de exogene infiltratieve verkleuringen en is wegpolijsten of bleken aangewezen.

De oorzaken van pseudoverkleuringen zijn vermeld in tabel 4.6. Daarbij is geen aandacht meer gegeven aan de traditionele zwarte kleuring van tanden zoals dat nog steeds bij sommige stammen gebeurt, omdat die al voldoende zijn beschreven in hoofdstuk 1.

Tabel 4.6 Oorzaken van exogene posteruptieve pseudoverkleuringen

- betel kauwen, qat kauwen, tabak pruimen;
- chloorhexidine/tandpasta/andere mondspoelvloeistoffen;
- chromogene bacteriën, bruinzwarte, groene, oranje verkleuringen;
- ijzerdranken en andere medicamenten waaronder tetracycline;
- pellicle, plaque;
- tandsteen;
- teer door roken tabak, marihuana;
- thee en wijn;
- tijdelijke diëtaire verkleuringen;
- tinfluoride;
- zwemmen.

4.6.1 BETEL KAUWEN, QAT KAUWEN, TABAK PRUIMEN

Zoals al in hoofdstuk 1 is gemeld, leidt het kauwen op de *betel*, een oranjerode en vermalen arecanoot vermengd met kalk en gewikkeld in een vers of gefermenteerd betelblad, tot zwarte en geabradeerde elementen. De betel heeft een zwak euforische werking en maakt vrolijk en ontspannen. De lippen, tong en orale mucosa kleuren roodbruin (mahonie). De rode kleur ontstaat door oxidatie van polifenolen (tannines en gallotannines) in een alkalisch milieu. De zwarte tandkleur ontstaat secundair, door precipitatie van complexe polimere eindproducten op de elementen. De soms dikke zwarte laag heeft en tandsteenachtige structuur.

Kauwen op qat, een middel dat amfetamineachtige stoffen (psychostimulatief) bevat, gebeurt op het Arabische schiereiland en in Oost-Afrika. Betel geeft een geelbruine tandkleur (figuur 4.26). Tabak pruimen abradeert de elementen door de silica in de bladeren en verkleurt de elementen bruinzwart door een coating bestaande uit teer.

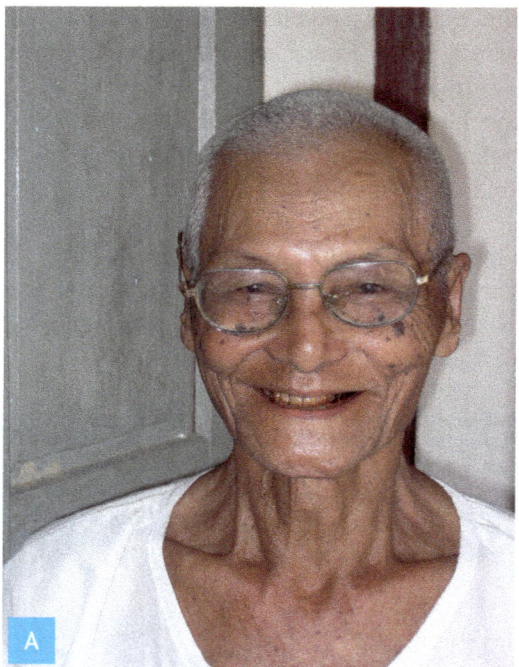
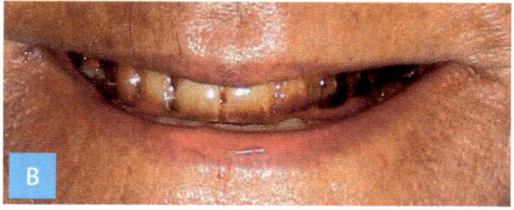

Figuur 4.26 A en B Mild verkleurd gebit door betel kauwen.

4.6.2 CHLOORHEXIDINE/TANDPASTA/ANDERE MONDSPOELVLOEISTOFFEN (ZIE OOK 6.7)

Chloorhexidine, een bisbiguanide antibacterieel spoelmiddel, veroorzaakt een bruine verkleuring (figuur 4.27).

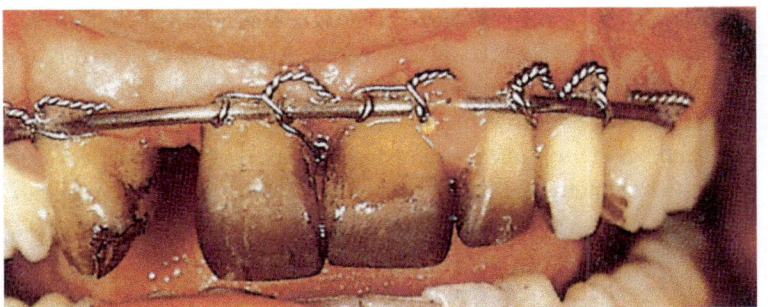

Figuur 4.27 Spoelen met chloorhexidine geeft een bruine verkleuring. Onder andere theedrinken draagt hieraan aanmerkelijk bij.

Tandpasta met chloorhexidine kleurt de elementen ook bruin, maar minder wanneer zink is toegevoegd. Ook tinfluoride zou door een redoxreactie de verkleuring tegengaan, net als oxiderende agentia (hiervoor is 1% peroximonofosfaat jaren geleden eenmaal gemeld). Spoelen met Bocasan (natriumperboraat-monohydraat) gedurende één minuut voorafgaande aan het spoelen met chloorhexidine deed de elementen minder verbruinen. Veel tandpasta's bevatten natriumlaurylsulfaat (schuimmiddel), wat chloorhexidine ineffectief maakte maar tevens gebitsverkleuring tegenging.

Onbekend is waarom de intensiteit van de verkleuring individueel verschilt. Het lijkt waarschijnlijk dat chloorhexidine de gekleurde aanslag bevordert door een interactie met chromogenen uit het dieet (thee, koffie, wijn, polifenolen, enzovoort). Dat effect lijkt versterkt te worden als niet of onvoldoende wordt gepoetst met een (abraderende) tandpasta. Mogelijk ook denatureert chloorhexidine eiwitten die dan met ijzer (uit het dieet of bloed?) een verbinding aangaan; ijzersulfide slaat dan neer. De retentietijd van chloorhexidine in monden van 'stainers' blijkt bovendien langer dan die van 'niet-stainers' (hun pellicle was hetzelfde).

Cetylpyridiniumchloride, een toxische quaternaire ammoniumverbinding, is in veel mondspoelvloeistoffen aanwezig; het verbruint de tanden, net als benzalkoniumchloride.

Een andere spoelvloeistof, die koperionen bevat tegen cariës en plaque, zou minder verkleuren, maar een vloeistof met het koperzout $CuSO_4$ veroorzaakte een groene aanslag. Een kaliumpermanganaat-mondspoelmiddel induceerde een violetzwarte verkleuring.

Benzethoniumchloride (een quaternair ammonium in tandpasta) verkleurt de plaque bruin.

4.6.3 CHROMOGENE BACTERIËN: (BRUIN)ZWARTE, GROENE, ORANJE VERKLEURINGEN

Van 11-12-jarige kinderen met een 'normale' mondhygiëne toonde 20% cervicaal een bruin(zwarte) en 10% een groene verkleuring en van degenen met een slechte hygiëne hadden enkele procenten een zwarte of oranje verkleuring.

Een fijne bruine tot antracietzwarte lijn of band komt meer voor op de frontelementen dan op de posterieure. Een cervicale plaque van bruine en zwarte punten, die kunnen samenvloeien tot zogenoemde 'mesenterische lijnen', volgt meestal de contour van de gingiva, daarvan gescheiden door een smalle ongekleurde zone.

De plaque van de kinderen (onder wie ook veel lijders aan cystische fibrose) is gekarakteriseerd door een zeer hoog percentage grampositieve staafjes, waaronder diverse actinomyceten. Het zwarte pigment bestaat uit een onoplosbaar ijzerzout, dat ontstaat uit waterstofsulfide (door bacteriën gevormd) en ijzer (uit het speeksel) en voorts calcium, magnesium, lood, fosfor, zilver, natrium en andere. De bruine aanslag is gemakkelijker verwijderbaar dan de zwarte, maar beide hebben de neiging om terug te komen.

De relatief dikke groene (grijsgroen tot bruingroen) verkleuring (figuur 4.28) is vooral op de vestibulaire vlakken van de (temporaire) elementen aanwezig, vaker bij jongens dan meisjes.

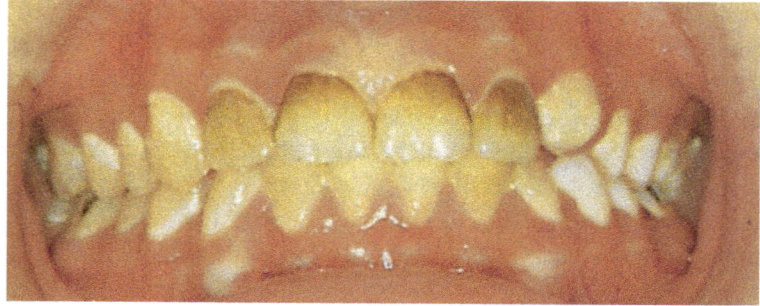

Figuur 4.28 *Chromogene bacteriën veroorzaken bruine(zwarte), oranje en zoals hier groene verkleuringen in gebitten van jeugdigen.*

De plaque van de kinderen bevat onder andere *Bacillus pyocyaneus*, die een typerende knoflookgeur geeft, en fungi, zoals *Aspergillus* en *Penicillium glaucum*. De fungi hebben voor hun groei licht nodig, waardoor de 'stain' tot vestibulair beperkt is. Het pigment bevat aluminium, barium, borium, kalium, nikkel, koper, titanium en strontium, en bovendien de scheikundige elementen die al genoemd zijn bij de bruine aanslag.

De groene verkleuring is moeilijk weg te polijsten en het blootkomende glazuur is ruw en gedemineraliseerd.

De oranje tot helrode aanslag is aanwezig op het midden- en gingivale deel van de vestibulaire en linguale vlakken van alle elementen. Over de bacteriologie van de verkleuring is weinig bekend. De 'stain' is goed verwijderbaar, maar neigt tot recidive.

4.6.4 IJZERDRANKEN EN ANDERE MEDICAMENTEN WAARONDER TETRACYCLINE

IJzerdranken (tegen anemie, maagirritatie) veroorzaken een zwarte aanslag na binding aan de pellicle of penetratie van het glazuur. Zwavelbevattende medicamenten geven een zwarte en groene verkleuring. Ook kaliumchloraat en mangaanoxide verkleuren, waarschijnlijk omdat zij kernicterus (hersenkernen aangetast door bilirubine) veroorzaken.

Een van de bondings van composiet bevatte ijzerchloride. Vrijkomend Fe^{3+} en $Fe(OH)_2$ reageert met sulfide en vormt het geelgroene Fe_2S_3 en zwarte FeS_4, maar of deze verkleuring lokaal in de mond optreedt is niet duidelijk.

Tetracyclines kunnen extern op het element neerslaan of net doorgedrongen in het glazuur aanwezig zijn. Deze verkleuring bestaat uit gele kristallen die stevig vastzitten.

4.6.5 PELLICLE, PLAQUE, TANDSTEEN

Al snel na reiniging en polijsten van de gebitselementen ontstaat op het tandoppervlak een dunne laag van uit het speeksel afkomstige en in het algemeen negatief geladen glycoproteïnen, de pellicle, die zich aan de Ca^{++}-ionen van het oppervlak hecht en, via vrije Ca^{++}-ionen, aan de negatieve fosfaatgroepen. Vervolgens benaderen bacteriën uit het speeksel de pellicle en binden zich daaraan. Door diverse factoren, zoals extracellulaire polysachariden gevormd door bacteriën en elektrostatische krachten, groeien de aanvankelijke bacteriële kolonies uit en wordt de plaque dikker en complexer van samenstelling. De aangegroeide plaque is zichtbaar als een wit laagje (materia alba), maar zoals gezegd kan de pellicle/plaque gekleurde componenten uit het voedsel opnemen of bruin verkleuren door een Maillard-reactie; iets dergelijks is ook na enige tijd te zien bij een doormidden gesneden appel. Deze non-enzymatische verbruining is gebaseerd op een reactie tussen suikers en aminozuren.

Tandsteen bestaat uit een gemineraliseerde plaque, die als een matrijs functioneert waar bovenop calciumzouten worden afgezet.

Supragingivaal tandsteen is geelwit, maar kan bruin verkleuren door pigmenten uit het voedsel, roken, enzovoort. Het is vooral aanwezig bij de uitgangen van de speekselklieren. De vorming begint ter hoogte van de gingiva, maar breidt zich over het tandoppervlak uit. *Subgingivaal* tandsteen is bruin tot zwart vanwege hemoglobine uit bloed. Het is harder en is gelijkmatiger over het gebit gedistribueerd dan supragingivaal tandsteen en het zit stevig vast aan de elementen omdat het de pellicle is die mineraliseert en de kristallen houvast vinden in onregelmatigheden van het tandoppervlak.

Met de leeftijd stijgt het percentage mensen met tandsteen. Het is rijkelijk aanwezig bij dialysepatiënten door het telkens weer hoge ureumgehalte van hun speeksel.

4.6.6 TEER DOOR ROKEN TABAK, MARIHUANA

Roken, meer van pijp en sigaren dan sigaretten, laat een bruinzwarte coating van teer op het tandoppervlak achter, vooral aan de linguale zijde. Omdat teerproducten in speeksel oplossen en de pH verlagen, slaat het teer ook neer in fissuren, groeven en pits.

De kleurstof dringt tevens binnen in lamellen en porositeiten in het glazuur en in blootliggend tandbeen.

Het roken van *marihuana* zou cervicaal een scherp begrensde donkerbruine tot zwarte ringvormige aanslag veroorzaken, maar geeft natuurlijk ook de gebruikelijke teeraanslag van tabakroken.

4.6.7 THEE EN WIJN

(Zwarte) thee en wijn bevatten meer of minder tannines (polifenolen) die neerslaan op de elementen en een bruine tot zwarte tandkleur geven. De polifenolen worden onderscheiden in derivaten van favonolen en de belangrijkere groep van hydroliseerbare tannines (esters van suiker). De fenolen hechten direct aan het tandoppervlak door een ionbinding.

Tannines denatureren net als chloorhexidine de eiwitten van de pellicle, waardoor ijzer en tinfluoride gevormd zouden kunnen worden, maar onduidelijk is waar de benodigde hoeveelheden ijzer (uit bloed?) en tin vandaan komen. Daarom acht men het aannemelijker dat chromogene agentia onder invloed van antiseptica uit het dieet neerslaan. *In vivo* veroorzaakte spoelen met chloorhexidine en thee een bruine stain, en een ijzer-tonicmengsel een grijze tot zwarte cervicale verkleuring. Spoelen met alleen chloorhexidine, ijzerdrank of thee gaf geen verkleuring.

Wijnen, ook witte, bevatten tannines die de tanden van buiten kleuren (figuur 4.29). Een patiënt die dagelijks 1,5 liter witte wijn (pH 3,2; tannine 21,5 mg/L) consumeerde, had een fors geërodeerd gebit met zwart verkleurd, blootliggend tandbeen. Een aldus verkleurde tand bevatte 12 g tannine per 100 g tand, waarschijnlijk een complex van ijzer en chromogenen. Recent is ook een bruine verkleuring beschreven. Wijn verkleurt de elementen temeer als ook chloorhexidine wordt gebruikt.

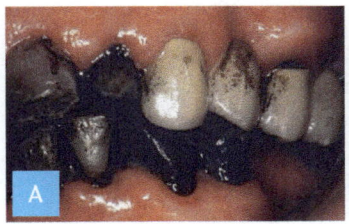
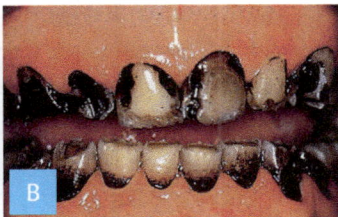
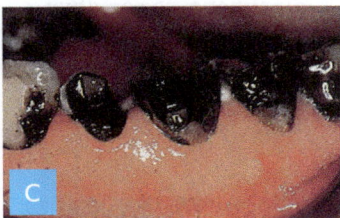

Figuur 4.29 A t/m C Verkleuring en erosie door tannine in zure wijn.

Het behoeft nauwelijks gezegd dat ook tannines kunnen binnendringen in glazuurlamellen, die bestaan uit organisch materiaal, en in scheuren (infracties). Dan is bleken mogelijk.

4.6.8 TIJDELIJKE DIËTAIRE VERKLEURINGEN

Sommige verkleuringen door het dieet zijn vaak alleen tijdelijk op de tand aanwezig, maar het komt voor dat zij imperfect glazuur penetreren. In tabel 4.7 zijn deze verkleuringen vermeld, maar allerlei kleverig voedsel (toffees, chocolade) doet dat ook voor kortere of langere tijd.

Tabel 4.7	Tijdelijke verkleuringsoorzaken
zwart, blauwzwart	kersen, frambozen, (exotische) bessen (zwarte, pihu, nashimandi)
rood, purper	frambozen, bieten
rode film	rode pepers
gele film	saffraan
zwart	liquorice (o.a. in drop)
mahonie	arecanoot

4.6.9 TINFLUORIDE

Lokale applicatie van SnF_2 (8%) veroorzaakte lichtbruine tot zwartbruine verkleuring bestaand uit tinsulfide, ook zichtbaar op röntgenfoto's. De zwavel zou afkomstig zijn van eiwitten, gedenatureerd door de lage pH, maar dit wordt zeer betwijfeld.

4.6.10 ZWEMMEN

Als meer dan zes uur per week wordt getraind, ontstaat een gele tot bruine aanslag op de elementen als het zwemwater gedesinfecteerd wordt met chloor bij een pH > 7.

4.7 Exogene posteruptieve afbraakverkleuringen

Door verlies van tandweefsel, al of niet kunstmatig, is een afwijkende kleur te zien, maar het lijkt te ver te gaan deze als 'verkleuring' te beschouwen. Oorzaken staan vermeld in tabel 4.8; in slechts een enkel geval (zie paragraaf 7.4) is bleken mogelijk of aangewezen.

Tabel 4.8 Oorzaken van verkleuringen door exogene weefselafbraak
- amalgaam/andere vulmaterialen
- cariës
- cervicale resorptie
- slijtage/geëxponeerd dentine

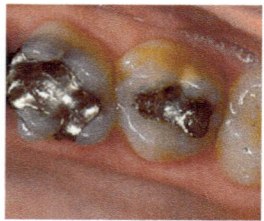

Figuur 4.30 Een amalgaamrestauratie schemert door het glazuur heen. Gebeurt dit bij een zichtbaar element aan de buccale zijde, dan ontstaat een storende verkleuring, die niet gebleekt kan worden, maar herhaalde restauratie met composiet eist.

4.7.1 AMALGAAM/ANDERE VULMATERIALEN

Een amalgaamrestauratie schemert donker tot zwart door (figuur 4.30) wanneer het vulmateriaal niet of nauwelijks door dentine van het glazuur gescheiden is. Dat geldt ook voor andere vulmaterialen als die een van het tandbeen afwijkende kleur hebben.
Soms is aan de randen van een wat oudere composietrestauratie een smalle bruine zone zichtbaar; bestaande uit een verkleurde (ongevulde) bonding of ten gevolge van randlekkage.

4.7.2 CARIËS

Cariës veroorzaakt een witte (*white spot*) en later een bruine (*brown spot*) vlek zonder dat het tot cavitatie hoeft te zijn gekomen. Relatief oppervlakkig blijvende caviteiten (*arrested caries*) zijn geel tot bruin tot zwart.
Een tot in het dentine reikend carieus proces, vooral in een approximaal vlak maar ook in een occlusaal vlak, kan aan gaaf daaroverheen liggend glazuur een afwijkende kleur geven, bijvoorbeeld

wit of bruin doorschemeren. Waarom dit dentine aan het interne front van de laesie bruin is, is niet bekend: een Maillard-reactie, maar ook de aanwezigheid van melanine, lipofuchsine en aanwezigheid van dieetkleurstoffen zijn als mogelijkheden geopperd.

4.7.3 CERVICALE RESORPTIE

De endogene posteruptieve pink spot, het doorschemeren van de pulpa als gevolg van interne resorptie binnen de kroon, vindt zijn pendant in de pink spot die veroorzaakt wordt door cervicale resorptie die van buitenaf ontstaat, maar zich onder het kroonglazuur uitbreidt (figuur 4.31). Deze wordt mogelijk incorrect als een exogene verkleuring beschouwd, want de doorbloeding van het afbraakproces geschiedt vanuit het parodontium. De rode kleur ontstaat doordat het zeer bloedvatrijke granulatieachtige weefsel door het glazuur heen zichtbaar is als voldoende tandbeen is geresorbeerd.

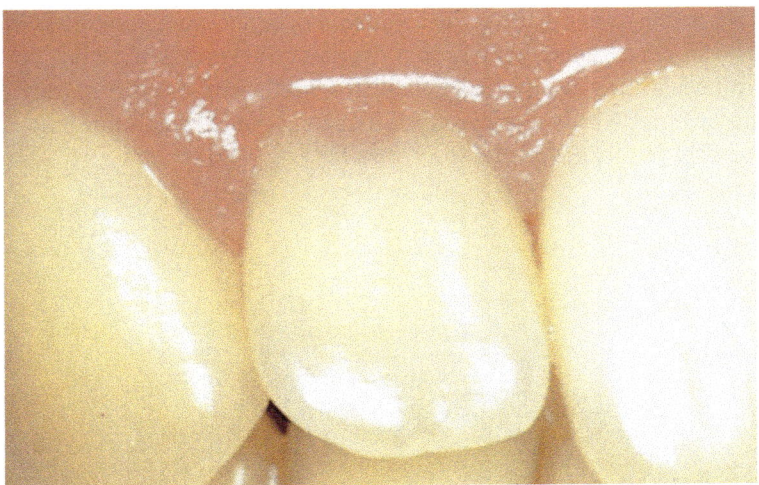

Figuur 4.31 Voorbeeld van cervicale resorptie.

4.7.4 SLIJTAGE/GEËXPONEERD DENTINE

Door erosie en door slijtage (abrasie/attritie) van het glazuur, neemt de invloed van het dentine op de tandkleur toe; die draagt bij aan verdonkering. Als het glazuur geheel verdwijnt, komt het gelere dentine bloot (figuur 4.32), dat weer secundair door dieetbestanddelen kan verkleuren. Uitspraken doen over de gemiddelde 'normale' slijtage is niet goed mogelijk, omdat culturele, regionale en individuele factoren de correlatie met de leeftijd minder duidelijk maken, maar slijtage kan wel degelijk als een verouderingsverschijnsel worden beschouwd. Mede omdat het glazuur bij ouderen

Figuur 4.32
Weefselafbraak door A en B erosie en C en D slijtage.

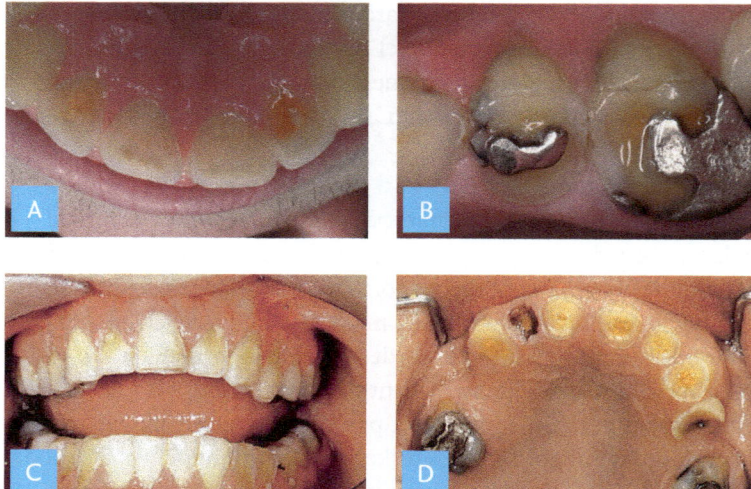

tevens donkerder wordt door het binnendringen van kleurstoffen, is bleken zinvol, temeer omdat het dentine ook wordt gebleekt. Tandweefselverlies wordt gewoonlijk geweten aan abrasie en attritie, maar er worden nog andere oorzaken vermeld waardoor tandweefsel verdwijnt (tabel 4.9).

Tabel 4.9 Oorzaken van afbraakprocessen van tandweefsel

aandoening	aard proces	oorzaak	gevolg
abfractie	mechanisch	buiging kroon op wortel door malocclusie	smal V-vormig defect aan cervicale zijde
abrasie	mechanisch	'vreemd lichaam' (non-food)	occlusale/incisale slijtage
– kauwen	mechanisch	voedsel	occlusale/incisale slijtage*
– poetsen	mechanisch	tandpasta/borstel	cervicaal U-vormig defect
– gewoontes	mechanisch	tabak kauwen/andere** tandenstokers	occlusale/incisale slijtage* approximocervicaal
attritie	mechanisch	tand/tandcontacten	
– fysiologisch	mechanisch	tand/tandcontacten	– occlusale afvlakking – approximale contacten – approximale afvlakking
– pathologisch	mechanisch	malocclusie	– occlusale afvlakking – extreme, ongebruikelijke slijtvlakken
	mechanisch	bruxisme	extreme occlusale afvlakking**
demasticatie	mechanisch	voedsel, bruxisme, vreemd lichaam	occlusale afvlakking en wegbrokkelen dun occlusaal glazuur
erosie	chemisch + mechanisch	zuren + abrasie/attritie en lip/tongcontact	glazuur verdwijnt waar zuur komt

* Ook vestibulaire/linguale slijtage omdat het voedsel met kracht tegen deze vlakken wordt gedrukt.

** Ook door gewoontes zoals draad afbijten (naaisters), zonnebloempitten kraken, spijkers tussen tanden klemmen (timmerlieden), tabak kauwen, enzovoort.

Bleekmaterialen, hun werking en hulpmiddelen

5

Er bestaan vele bleekmiddelen, maar die zijn lang niet allemaal bruikbaar in de tandheelkunde.
Dankzij het gegeven dat het glazuur en dentine poreus zijn (Ernst et al., 1996), kunnen de blekende bestanddelen het element inclusief de pulpa binnendringen en wordt niet alleen het glazuur maar ook het tandbeen gebleekt. Beweerd is dat kleurverandering alleen in het glazuur plaatsvindt, waardoor het onveranderde verkleurde dentine slechts gemaskeerd zou worden (Chiapinelli et al., 1992), terwijl volgens anderen alleen het dentine van kleur zou veranderen (Ten Bosch et al., 1995). Tegenwoordig houdt men het op kleurverandering van zowel glazuur als tandbeen. Geëxtraheerde gebitselementen waarvan het dentine van binnenuit met thee verkleurd was, werden door extern bleken tot een uniforme diepte in het tandbeen witter maar niet over de gehele dikte (Sulieman et al., 2005E). Wiegand et al. (2005) concluderen op grond van hun bevindingen dat de kleurverandering van het oppervlakkige tandbeen het meeste bijdraagt aan het bleekeffect, maar extern bleken heeft een groter effect op het glazuur dan op het onderliggende tandbeen (Kugel et al., 2007). Haywood (2007) vermeldt dat het glazuur zich als een semipermeabel membraan gedraagt, dat het vooral het dentine is dat gebleekt wordt, en dat het bleekmiddel in 5 tot 15 minuten de pulpa bereikt.

5.1 Belangrijkste tandheelkundige bleekmiddelen

Vele agentia bleken, maar vanwege onacceptabele nevenwerkingen zijn ze lang niet allemaal in de tandheelkunde bruikbaar. Zo werden in het verleden bij het inwendig bleken chloor (uit azijnzuur met calciumhydrochloriet, bekend onder de naam Labaraques' oplossing) oxaalzuur (A.D. 1877), chloorkalk, aluminiumchloraat, pyrozone (het effectieve etherperoxide), natriumhypofosfaat, zwavelzuur, natriumhypochloriet, kaliumcyanide en andere stoffen gebruikt (Attin et al., 2003; Asfora et al., 2005; Sulieman, 2004A). Die blekende middelen waren ingedeeld naar de oorzaak van de verkleuring: tegen ijzer werd oxaalzuur gebruikt, tegen zilver en koper chloor en voor de bestrijding van jodideverkleuring ammonia (Haywood, 1992). Overigens werden tegelijkertijd deze middelen, en wat later peroxide, ook al uitwendig toegepast.

Op dit moment worden voor uitwendig bleken van (alle) verkleuringen waterstofperoxide en carbamideperoxide en voor inwendig bleken natriumperboraat ingezet, in verschillende concentraties. Recent is hier chloordioxide bijgekomen.

5.1.1 WATERSTOFPEROXIDE: H_2O_2

Het iets bittere waterstofperoxide is in verschillende concentraties verkrijgbaar, maar het vervalt tenzij het een gestabiliseerde waterige oplossing betreft (superoxol). Voor het in de praktijk bleken wordt 30-35% H_2O_2 gebruikt, maar er bestaan ook siliciumdioxide-gels (SiO_2-gels) die 35% H_2O_2 bevatten. Tegenwoordig zijn zelfs 50% H_2O_2-gelen voor in de praktijk bleken beschikbaar. De gels worden vervaardigd met een 'dikmiddel', waartoe stoffen als polyethyleenglycol of propyleenglycol kunnen dienen, en waarvoor ook glycerine wordt gebruikt. Maar toevoeging van een gel aan H_2O_2 verlaagt de concentratie daarvan met bijna een derde. Enkele gels (Hi-Lite® van Shofu en het hier onbekende Apollo Secret® van DMDS en Power Gel® van Welch Allyn Dental Products) bevatten een kleurindicator die aangeeft wanneer het bleekproduct zijn werkzaamheid heeft verloren (Sun, 2000). Momenteel staan lager geconcentreerde H_2O_2-gels ter beschikking, onder andere aanwezig in de zogenoemde bleekstrips, die voor het bleken in zowel de praktijk als door de patiënt thuis zijn bestemd. In een paint-on 8,75% H_2O_2-bleekmiddel (Colgate Simply Night White®, Colgate-Palmolive) zit een siliconenpolymeer.

H_2O_2 in lage concentratie is basisch, in een hogere concentratie zwak zuur (pH ± 4). Zo was de pH van Opalescence Xtra 3,57 en van Rembrandt Quick Start 6,48 (Price et al., 2000). Voor de goede orde: Opalescence Xtra Boost heeft een pH van 7,0. Toevoeging van natronloog (NaOH) of fosfaat verhoogt de pH, wat weer invloed heeft op de bleekactie (zie 5.3.1).

5.1.2 CARBAMIDEPEROXIDE (= UREUMPEROXIDE): $H_2NCONH_2.H_2O_2$

Het blekende carbamideperoxide zit in een instabiele gel die gewoonlijk bestaat uit glycerine- of propyleenglycol en die voorts tinzout, fosfor- of citroenzuur en smaakstoffen bevat. Vaak is ook als dikmiddel het polyacrylzuur carbopol (carboxypolyethyleen) aanwezig, een in water oplosbaar polyacrylzuurpolymeer. Het carbopol verdikt het bleekmiddel, zorgt dat het aan de elementen blijft 'hangen' en minder voor het speeksel bereikbaar is, verlengt het vrijkomen van de actieve zuurstof (met factor 2,5) en daardoor de duur van de bleekwerking, en verlengt het 'shelf life' van het middel (Fasarano, 1992; Glockner et al., 1997; Haywood et al., 1991; Haywood et al., 1994). Voor het laatste is de pH van de gels in de orde van 5 tot 7.

In contact met vocht, water en speeksel komt uit het carbamideperoxide gemakkelijk waterstofperoxide vrij, zij het trager dan uit H_2O_2 en wel in een concentratie van circa een derde van de carbamideperoxideconcentratie. Uit 10% carbamideperoxide komt dat neer op ongeveer 3,5% H_2O_2, uit 15% is dat $\pm$ 5%. Gedurende het eerste uur na het aanbrengen in de mond komt het bleekmiddel het snelste vrij, maar na 10 uur is nog steeds 10% van de actieve blekende stof aanwezig (Matis et al., 1999). Carbamideperoxide valt trager uiteen dan H_2O_2. Het carbopol verlengt de duur van de afgifte van actieve zuurstof aanzienlijk en maakt dat de gel langer houdbaar is. Momenteel zijn hogere concentraties verkrijgbaar. Uit 10% carbamideperoxide komt bovendien $\pm$ 6,55% ureum (urinezuur) vrij, dat verder afbreekt tot ammonia en koolstofdioxide. Het ureum dat het blekende bestanddeel stabiliseert en bovendien de pH verhoogt tot circa 8 (Haywood, 2007), zal ook het gebitselement binnendringen.

Carbamideperoxide is verkrijgbaar in verschillende concentraties, voor thuisgebruik veelal in de orde van sterkte van 10%, 12%, 15-16% of 20% en voor gebruik in de praktijk in concentraties in de orde van 35%.

Eind jaren zestig ontdekte Klusmier bij toeval het blekende effect van carbamideperoxide. Hij gebruikte het materiaal in een lepel (Nightguard), met de bedoeling de gingivale gezondheid te verbeteren, maar pas in 1989 werd dit als bleekmethode geïntroduceerd door Haywood en Heymann.

5.1.3 NATRIUMPERBORAAT: $NA_2[B_2(O_2)_2(OH)_4]$

Waterstofperoxide en carbamideperoxide worden gebruikt voor extern bleken van (vitale) tanden, en het alkalische natriumperboraat voornamelijk voor intern bleken, uiteraard van avitale elementen. Uit natriumperboraat in poedervorm komt na bevochtiging eveneens actieve zuurstof vrij, maar wel langzaam, zodat het bleekmiddel dagenlang werkzaam is door uiteen te vallen in natriummetaboraat ($NaBO_3$), waterstofperoxide en waterstof in wordingsvorm. 95% natriumperboraat bevat bijna 10% zuurstof. Er bestaan drie chemische vormen: monohydraat, trihydraat en tetrahydraat; hun chemische formules zijn ietwat verschillend. Voor de volledigheid:

2 × $NaBO_2.(OH)_2$ (monohydraat)

2 × $[NaBO_2)(OH)_2].4H_2O$ (trihydraat)

2 × $[NaBO_2(OH)_2.6H_2O$ (tetrahydraat).

Afhankelijk van zijn chemische vorm kan het materiaal 2:1 gemengd worden met 30% H_2O_2 waarbij de pH vrijwel neutraal blijft (pH 7 tot 7,8). Wordt met een grotere hoeveelheid H_2O_2 gemengd, dan wordt de pH lager dan 7 (Attin et al., 2003). Als het zure H_2O_2 uit de pulpaholte door het worteldentine heen tot op het worteloppervlak doordringt, dan bestaat kans op cervicale wortelresorptie (zie hoofdstuk 7).

Het op hydrocarbonoxoboraat gebaseerde Vitint White Gel® is bedoeld voor het extern thuis bleken door de patiënt en voor intern bleken.

5.1.4 CHLOORDIOXIDE (CLO_2)

Dit onstabiele bleekmiddel, sinds kort verkrijgbaar in gelvorm, wordt na menging van twee componenten (citroenzuur en een waterig metaalchloriet) geappliceerd en eventueel met een LED-lamp of een plasmalamp verder geactiveerd (zie paragraaf 5.4.3). Informatie over het bleekmiddel is schaars. Per gewichtseenheid behoort het middel tot de beste oxidatoren (blekers), maar over de concentratie ervan valt niets te zeggen. In het patent over het bleekmiddel wordt gezegd dat uit $NaClO_2$ door aanzuring het oxiderende ClO_2 ontstaat. De pH ligt tussen 3 en 5. Het middel moet ook zuur zijn, want anders is het niet actief, maar daar staat tegenover dat het maar korte tijd geappliceerd wordt. Overigens wordt door de wijze van fabricage de pH van het middel neutraler.

5.2   Toevoegingen

Aan de genoemde bleekmiddelen worden om verschillende redenen stoffen toegevoegd.

Natriumfluoride

Natriumfluoride in het blekende middel zou het glazuur beschermen tegen ontkalking tijdens het bleken en latere erosie, de bleektijd verkorten en tandpijn bestrijden (hoofdstuk 7). In geval van pijn wordt soms neutraal natriumfluoride (2%) in een bleeklepel (20 minuten) geappliceerd (figuur 5.1).

Figuur 5.1 *Aan sommige bleekmiddelen worden tegen pijn kaliumnitraat en fluoride toegevoegd, het laatste ook voor remineralisatie.* NB: *Het feit dat hier en later bepaalde merken bleekmiddel worden getoond, houdt geen specifieke voorkeur van de auteurs in.*

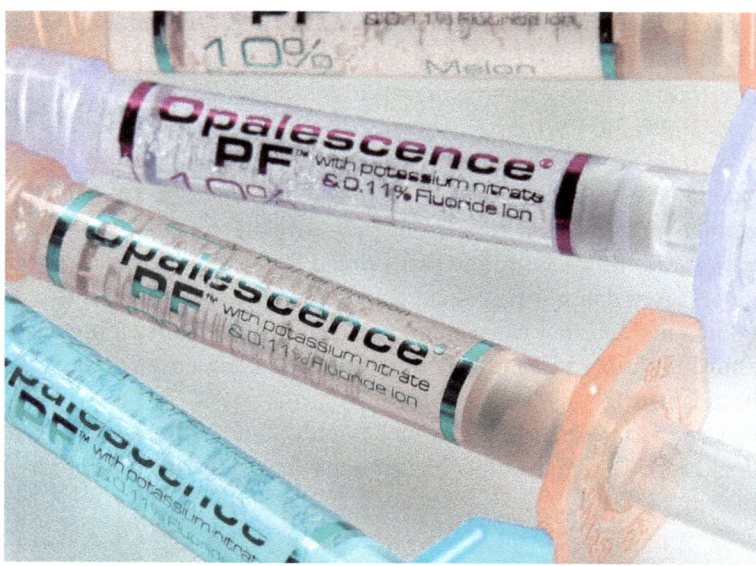

Kaliumnitraat

Dit is soms toegevoegd aan laaggeconcentreerde carbamideperoxide, bijvoorbeeld aan Colgate Platinum Gentle Plus® (Colgate) en Opalescence® 10% (Ultradent) ter bestrijding van tandpijn (hoofdstuk 7). Gebleken is dat 3% KNO_3 (+ 0,11% NaF) effectief was. Ook wordt wel na afloop van het bleken 3% kaliumnitraat gedurende 20 minuten in de bleeklepel geappliceerd.

IJzer

Door de 'foto-Fenton-reactie' van Fe^{2+} en H_2O_2 ontstaan de blekende radicalen (zie paragraaf 5.3.1). Tussen haakjes, de term 'Fenton' verwijst naar de uitvinder, die deze katalyserende werking van metalen ontdekte. In ZOOM 2® is ijzer en tevens amorf calciumfosfaat (ACP) aanwezig om tandpijn die tijdens het bleken kan optreden (hoofdstuk 7) tegen te gaan. Bijvoorbeeld Nite White® bevat ook ACP.

Water

Water (20%) toegevoegd aan hooggeconcentreerde en tegenwoordig ook minder hooggeconcentreerde bleekmiddelen (bijv. 20% water aan 10% carbamideperoxide, Opalescence®) gaat het uitdrogen van het glazuur tegen. In uitgedroogde toestand is het glazuur na bleken met een hoge concentratie witter dan een week later, waardoor pas dan de effectiviteit van de behandeling vast te stellen is. Tevens zou het pijn tijdens het bleken tegengaan.

5.3 Chemische bleekactie

Wat alle tandheelkundige bleekmiddelen met elkaar gemeen hebben, is dat zij actieve zuurstof afscheiden. Dat houdt in dat zij alle bleken.

5.3.1 RADICALEN

Waterstofperoxide valt snel uiteen wanneer het in contact komt met een materiaal waarmee het kan reageren. De blekende werking berust op het vermogen van de blekende middelen om dan vrije radicalen met ongepaarde elektronen en ionen af te scheiden, die dankzij een laag moleculair gewicht gemakkelijk door het glazuur heen het dentine binnendringen. In beide weefsels treedt de hierna te beschrijven bleekreactie op. De radicalen komen ook in de pulpa terecht en kunnen oorzaak zijn van tandpijn (hoofdstuk 7).
De vrije radicalen zijn H·, O·, OH· en ·HO_2. De laatstgenoemde, krachtigst werkende radicaal (perhydroxyl) komt vooral in een basisch milieu uit H_2O_2 vrij. O· ontstaat vooral in een zuur milieu. H_2O_2 wordt daarom gebufferd (bijvoorbeeld met fosfaat) tot een pH van 9,5 tot 10,8. De ionen die vrijkomen zijn OH^- en OOH^-.
Het is eigenlijk wonderbaarlijk dat zoveel verschillende kleurstoffen met dezelfde middelen kunnen worden gebleekt. In wezen komt bleken erop neer dat het oxiderende bleekmiddel gereduceerd wordt door de afgifte van de vrije radicalen met hun ongepaarde elektronen. De vrije radicalen zijn instabiel en zoeken een geschikt doel om mee te reageren. De te reduceren substantie, de verkleurende organische stof, neemt de elektronen op en wordt daardoor geoxideerd. Als eerste worden daardoor de koolstofringen, die zeer gepigmenteerd zijn, en cyclische, geconjugeerde chemische stoffen afgebroken tot lange ketens. De bivalente verbindingen (-C=C-C=C-) van de gekleurde, meestal gele of (donker)bruine lange ketens van organische moleculen worden vervolgens verbroken. Er ontstaan dan enkelvoudige koolstofbindingen, bijvoorbeeld door binding van OH aan C (in plaats van C=C), waardoor de kleur verdwijnt. Goldstein en Garber (1995) geven als voorbeeld de oxidatie van het rode bètacaroteen dat door oxidatie in twee moleculen kleurloos vitamine A uiteenvalt.
Als de na het bleken ontstane verbindingen, waaronder alcoholen en carboxylzuren, instabiel zijn, zal herkleuring optreden.
Gaat men door met bleken wanneer alleen nog kleurloze geoxi-

deerde structuren in het element aanwezig zijn, dan begint afbraak van koolstof van de organische component, de glazuurmatrix van het glazuur, totdat uiteindelijk koolstofdioxide en water resteren. Aan het glazuuroppervlak, waar het bleekmiddel en de vrije radicalen in de hoogste concentratie aanwezig zijn, zou al afbraak van de organische glazuurcomponent kunnen plaatsvinden. Er bestaan aanwijzingen dat zoiets ook daadwerkelijk gebeurt (hoofdstuk 7). De radicalen tasten ook, maar lang niet alle, metaaloxides aan. De metaaloxides zijn bijvoorbeeld afkomstig van restauraties, endodontische vulmaterialen en ijzer uit bloed. Tandweefsels die verkleurd zijn door metaaloxides kunnen cosmetisch worden verbeterd, omdat de vrije radicalen hen reduceren: bijvoorbeeld het donkere Fe_2O_3 (Fe^{3+}) wordt tot het kleurloze FeO (Fe^{2+}), maar gekleurde metaalionen worden niet ontkleurd.

Als tijdens het bleken warmte wordt toegevoerd, meestal via lampen of lasers, dan vergroot dat het vrijkomen van de actieve zuurstof, waardoor de blekende werking toeneemt. Men kan niet ongelimiteerd de warmtetoevoer vergroten, vanwege de kans op pulpaschade. Opvallend is dat eenzelfde verhoging van de temperatuur bij het ene merk bleekmiddel de pulpa meer verhit dan bij een ander merk. De vraag of de pulpa daardoor geschaad wordt, wordt in hoofdstuk 7 beantwoord.

5.3.2 SNELHEID VAN HET BLEEKPROCES

Bleken lukt met zowel hoger als lager geconcentreerde bleekmiddelen, maar meestal geldt dat een lager geconcentreerd middel meer tijd vergt dan het hoger geconcentreerde om een identiek resultaat te behalen. Toch kan een laaggeconcentreerd bleekmiddel soms sneller werken dan een middel met een hogere concentratie, als gevolg van verschillen in samenstelling, bijvoorbeeld door toevoeging van een middel dat de vorming van vrije radicalen bevordert. Hoe meer actieve zuurstof vrijkomt, hoe sneller het bleken zal verlopen. Maar ook andere factoren zijn van invloed. Zoals al eerder vermeld is, bevordert warmtetoevoer het vrijkomen van de radicalen en daarmee de blekende actie. Algemeen gesteld verdubbelt een temperatuurstijging van 10 °C de chemische reactie (Goldstein et al., 1995).

5.4 Hulpmiddelen

Behalve de bleekmiddelen zelf zijn bij de diverse bleekmethoden één of enkele van de volgende hulpmiddelen nodig: lepels, lampen, rubberdam of soortgelijke producten, en tijdelijke vulmaterialen.

5.4.1 PROFESSIONELE LEPELS

Voor thuis en in de wachtkamer bleken moeten individuele lepels worden vervaardigd, evenals voor sommige in de praktijkruimte te gebruiken technieken. De reden hiervoor is dat de gingiva tegen sterkere bleekmiddelen, ook tegen die in gelvorm, moet worden beschermd en het bleekmiddel op de elementen aanwezig moet blijven. Terzijde afscherming van de gingiva met rubberdam bij in de praktijk bleken is dan ook nodig. Nadat met alginaat of een soortgelijk materiaal een afdruk is gemaakt, wordt op het in gips uitgegoten model een circa 0,9 mm dikke lepel van bijvoorbeeld zacht ethylvinylacetaat (zoals van Ultradent) of van acryl (Biostar System®) vacuüm getrokken. In deze lepel kunnen al of niet reservoirs worden uitgespaard, door vooraf een minstens 0,5 mm dikke laag polymeriserend materiaal (zoals LC Block-out®, Ultradent) op de labiale/buccale vlakken aan te brengen of driemaal een even dikke laag nagellak. Reservoirs hebben als voordeel dat er méér visceus bleekmiddel in de lepel kan worden aangebracht. Een bleekmiddel werkt door aanwezigheid van reservoirs niet beter, maar wel langduriger, wat vooral belangrijk is voor bleken tijdens het slapen (figuur 5.2).

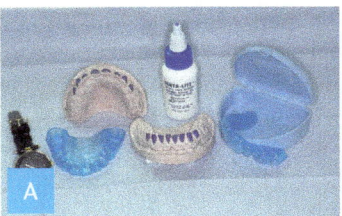
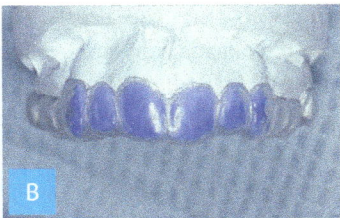
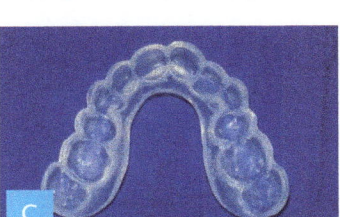

Figuur 5.2 A t/m C Gebitsmodellen met A block-out op de labiale vlakken aangebracht, B het bovenmodel met op het model vacuüm getrokken lepel en C de gebruiksklare lepel.

De lepels zijn vaak aan de cervicale zijden door trimmen zodanig geschulpt, dat zij de overgang tussen gingiva en cervicale begrenzing volgen, daardoor het zachte weefsel niet raken en derhalve niet irriteren. Hierbij is een nauwe aansluiting van de reservoirs tegen de gebitselementen van belang om het wegspoelen van het bleekmiddel door speeksel te verhinderen.

Om volledig te zijn wordt nog vermeld dat in de VS wel lepels worden gebruikt die in een rechte lijn ongeveer 2 mm boven de cervicale begrenzing van het glazuur eindigen. Dit zou gemakkelijker zijn voor gebruik door de patiënt, irritatie van de gingiva voorkomen en verhinderen dat het worteldentine wordt gebleekt. Een nadeel is natuurlijk wel dat het cervicale glazuur niet wordt behandeld.

5.4.2 ALTERNATIEVEN VOOR PROFESSIONELE LEPELS

Bij *commerciële* systemen voor thuisgebruik bestaan alternatieven voor de professionele lepel die op een gebitsmodel wordt vervaardigd.

'Boil-and-form'-lepels bestaan uit een materiaal dat door verwarming plastisch wordt, dan over de elementen heen wordt gedrukt en stolt bij afkoeling. Voor gebruik van het al genoemde Vitint® dient de patiënt zelf op deze manier een lepel te maken. Van dit type lepel is gezegd dat hij slecht past, en dus kan lekken, maar bovendien in ongunstige gevallen de gingiva mechanisch kan beschadigen en zelfs orthodontische krachten zou kunnen uitoefenen (Kugel, 2003).

In de VS bestaan alternatieven voor dit type lepel. De patiënt maakt thuis met een putty een afdruk, die naar een laboratorium wordt gezonden, waar dan de lepel wordt vervaardigd. Daarnaast bestaan er wegwerplepels die door de fabrikant (Ultradent Products Inc.) met 9% H_2O_2 zijn gevuld; deze fabriekslepels kunnen aan de tandboog worden aangepast.

Het Duitse WHITEsmile® verkoopt een lepel met een zachte 'binnenlepel' en een buitenlepel die in warm water vervormbaar is en aan het gebit wordt aangebracht.

'Whitening strips' (Crest®), een professioneel commercieel systeem, in het jaar 2000 geïntroduceerd, bestaan uit een dunne, smalle, vervormbare strook polyethyleen, die om de gebitselementen heen wordt aangedrukt.

Er bestaat ook een prefab-lepel, waarin met een pincet een laag schuimrubber (Metatray®) wordt aangebracht die een goed contact tand-bleekmiddel waarborgt, en die geactiveerd wordt door een druk op de knop van een apparaat dat met een kabel verbonden is met de lepel.

Opalescence® (Ultradent) is van mening dat op maat gemaakte lepels de 'gouden standaard' vormen, maar brengt desondanks dunne flexibele prefab-lepeltjes met bleekmiddel op de markt onder de naam 'Trèswhite'.

Lepels zijn onnodig bij de paint-on-bleekproducten. Het eerste

kwam Colgate Simply White® op de markt. Het bevat een lak met 18% carbamideperoxide. Het middel wordt tweemaal daags op de te bleken elementen 'geverfd' en 30 minuten in situ gelaten. Later kwam de fabrikant met Colgate Simply Night White® dat uit 6,6% H_2O_2 bestaat; het wordt voor het slapen gaan aangebracht.
Crest Night Effects® is een 19% natriumpercarbonaatperoxide, dat gelijkwaardig is aan 5,3% H_2O_2. Ook dit wordt voor het slapen gaan op de tanden geschilderd. De vraag is hoe lang de lakken blijven zitten.

5.4.3 'SNELBLEKEN' ('POWER BLEACHING') EN LAMPEN

De effectiviteit van peroxide bevattende middelen neemt toe door warmte of katalysatoren. Al tientallen jaren werd 35% H_2O_2-vloeistof via een gaas of watten op de tanden aangebracht en daarna verhit met verwarmde instrumenten (omslachtig) of (gemakkelijker) met warmte afgevende lampen. Het laatste werd al in 1918 door Abbot gedaan (Zach & Cohen, 1965).
Chemische activatoren worden nogal eens aan bleekmiddelen die in de praktijk worden toegepast toegevoegd. Dat kan bijvoorbeeld de toevoeging van een katalyserend poeder aan een vloeibaar bleekmiddel zijn waardoor een gel ontstaat, of door twee vloeistoffen met elkaar te mengen. Deze bleekmiddelen worden voor gebruik in de praktijk aangeleverd als twee componenten, die vlak voor gebruik moeten worden gemengd. Behalve door die katalysatoren wordt de blekende werking versterkt met activerende lampen of lasers. Er bestaan tegenwoordig verschillende typen lampen die geschikt zijn om in de praktijk een bleekgel te activeren (Sulieman, 2005C). Het extra effect dat daarmee wordt gerealiseerd is de reden dat gesproken wordt van 'power bleaching', een term die in het Nederlands misschien het beste kan worden weergegeven als 'snelbleken'. Voor enkele bleekmiddelen kan elke willekeurige lamp worden gebruikt, maar andere lampen zijn merkgebonden.
Speciaal voor bleken ontwikkelde lampen (figuur 5.3) zijn duur en kosten al gauw duizenden euro's, en lasers tienduizenden. Bovendien kunnen vraagtekens worden geplaatst bij het bleekbevorderende effect van lampen, althans dat zou onvoldoende bestudeerd zijn (Clinical Research Associates, 1997). Deze groep Amerikaanse tandartsen meldde in 2003 dat de fabrikanten niet onderzochten of agressieve warmte en licht tot betere resultaten leidden dan gebruik van alleen het bleekmiddel. Dat ging voor BriteSmile inderdaad wel op (Christensen, 2003) en inmiddels lijkt het er duidelijk op dat de foto-initiërende kleurstof in het bleekmiddel het vrijkomen van ac-

Figuur 5.3 A t/m C
Enkele bleeklampen (met
dank aan H. de Kloet).

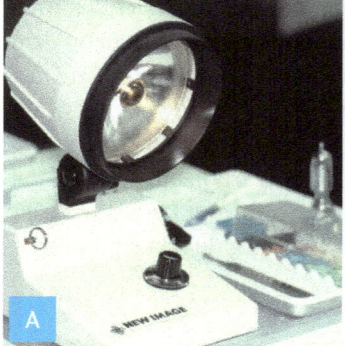
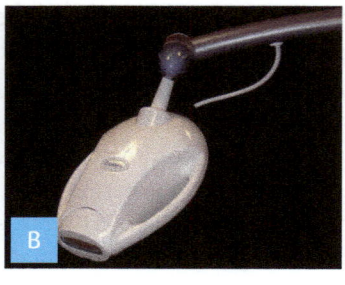
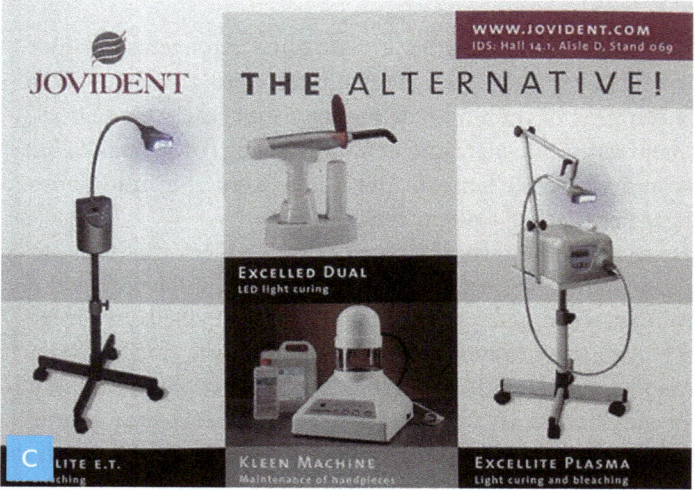

tieve zuurstof bevordert (Baik et al., 2001). Maar ook onlangs nog werd gemeld dat 35% H2O2 niet beter bleekte als daarbij een lamp (halogeen, LED, laser) werd gebruikt (Marson et al., 2008). Hier staat tegenover dat H2O2 (15%) met lamp (BriteSmile, een plasmalamp) beter bleekte dan het H2O2 alleen; zelfs belichting zonder bleekmiddel maakte de elementen lichter: niet voor niets mogen in musea schilderijen niet met flitslicht worden gefotografeerd (Tavares et al., 2003). In het volgende hoofdstuk komt dit onderwerp terug. Een goedkoop alternatief voor de specifieke bleeklampen is de warmte-afgevende Infrafil-lamp (figuur 5.4).

Of en in hoeverre door de warmte van de lampen pulpaschade ontstaat, wordt in hoofdstuk 7 besproken. Verschillende lampen en een aantal specifieke bleekproducten (figuur 5.5) worden hierna in willekeurige volgorde besproken. In tabel 5.1 staan zij samengevat.

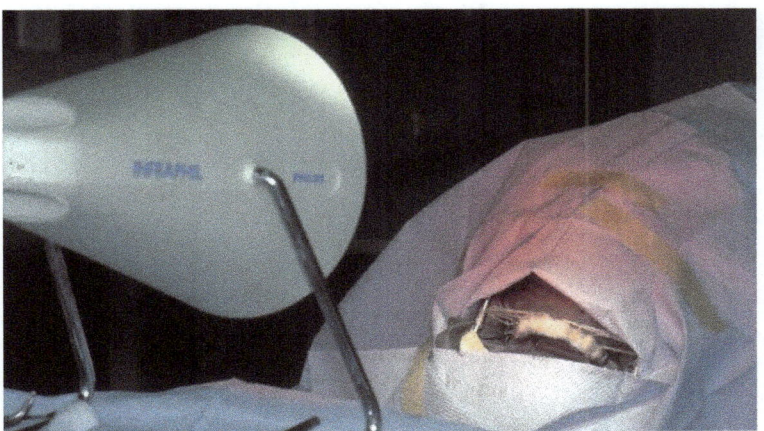

Figuur 5.4 De rood licht en dus warmtegevende Infrafil-lamp. Hier wordt gebleekt met 35% H_2O_2, dat via een gaas telkens opnieuw op de elementen wordt aangebracht. De patiënt is in dit geval wel erg overdreven beschermd.

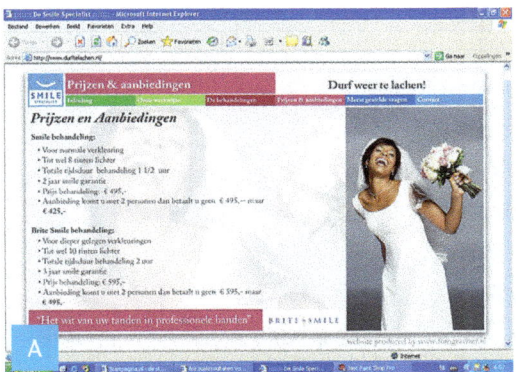
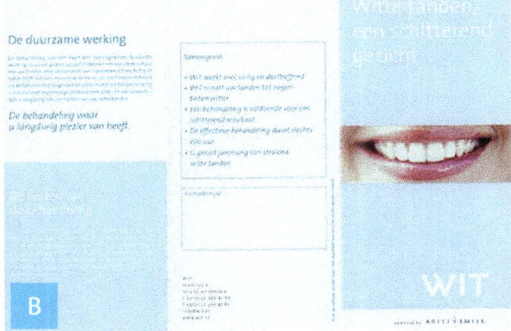
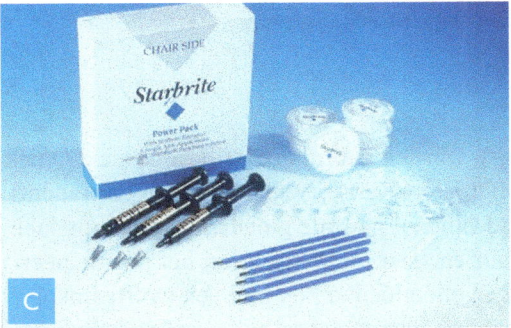

Figuur 5.5 A t/m C Enkele productadvertenties voor snelbleken ('power blecching').

Tabel 5.1 Enkele lampen en bijbehorende bleekproducten	
lamp	bleekmiddel
halogeen	Quick White
	Polar Office
	Opalescence Xtra
- xenonhalogeen	Luma Arch
plasma (boog)	
- Rembrandt Sapphire	Rembrandt Whitening Plus
- Plasma	BriteSmile
- RemeCure Plasma Whitening Light	Remewhite
kwik-halide	ZOOM, White Speed In-Office Fast
lasers*	
- diodelaser	LaserSmile
- argonlaser	QuickWhite (effectief?)
polymerisatielampen	Hi Lite
	Niveous (lamp facultatief)
	Opalescence Xtra Boost (lamp facultatief)**
LED	Brite Smile
- Luma-lite	LumaCool
- Contrast BT cool	Contrast AM (en andere lampen)
Infrafil	H_2O_2

* De CO_2-laser kan worden toegepast met bleekmiddelen die geen foto-initiator bevatten.
** Wordt chemisch geactiveerd.

Halogeenlampen

Halogeenlampen kunnen worden gebruikt voor bijvoorbeeld Quick White® (DMDS), Polar Office® (Kerr) en Opalescence® (Ultradent). De wolfraam gloeidraad van een gewone gloeilamp verdampt snel bij een hoge temperatuur en slaat op het glas van het peertje neer. Halogeenlampen zijn gewone gloeilampen met een wolfraamspiraal, maar aan het gas in het peertje is een halogeen, vaak jodium, toegevoegd, waardoor een hogere brandtemperatuur en dus een hogere intensiteit dan van gewone gloeilampen mogelijk is. Het jodium reageert namelijk met van de wolfraamdraad afkomstige atomen, waardoor wolfraamjodide wordt gevormd, dat in contact met de hete gloeidraad weer uiteenvalt. Hierdoor slaat wolfraam op de gloeidraad neer, wat doorbranden van de gloeidaad voorkomt. Het spectrum van de halogeenlampen is continu, maar heeft vooral in het infrarood een hoge intensiteit; deze golflengte kan maar gedeeltelijk worden weggefilterd en daardoor warmt de lamp het gebitselement op. Overigens neemt in de loop der tijd de intensiteit van de lampen geleidelijk af. Met de lamp, in de bleekmodus gezet, worden de op de tanden aangebrachte genoemde bleekproducten 10 seconden belicht en daarna 10 minuten in situ gelaten. Deze procedure wordt driemaal herhaald.

Opalescence Xtra® bestaat uit een vooraf te mengen 35% H_2O_2-gel die caroteen bevat. Het caroteen zet de lichtenergie om in warmte, waardoor het H_2O_2 geactiveerd wordt en meer vrije radicalen afscheidt.

Met de xenonhalogeentechnologie (Luma Arch®, DMDS) wordt de lamp (405-580 nm, blauwgroen licht) gedurende 10 minuten gelijktijdig op een paar centimeter afstand van het boven- en onderfront geplaatst, waarop 35% H_2O_2 (pH 5,5) is aangebracht, dat verkregen wordt door twee componenten van Luma Arch® met elkaar te mixen. Een paint-on-rubberdam (figuur 5.6) wordt door de fabrikant meegeleverd. De behandeling bestaat uit drie fasen, elk van circa 8 minuten. $HClO_2$ wordt met deze lampen 10 minuten belicht.

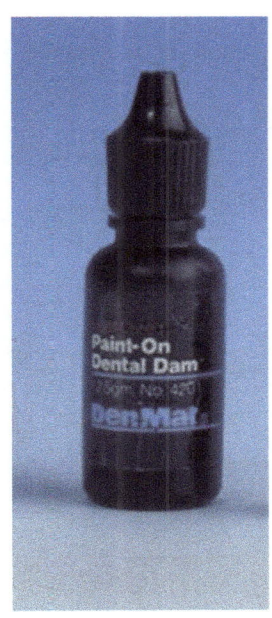

Figuur 5.6 Paint-on-dam. Deze rubberdam vervangende bescherming wordt op de gingiva aangebracht en gepolymeriseerd. Bij de endodontologie is een echte rubberdam nodig om contaminatie van de pulpaholte met speeksel met zijn bacteriën tegen te gaan. Bij bleken in de praktijk ('power bleaching') volstaat bescherming van de gingiva tegen het bleekproduct, maar een rubberdam heeft de voorkeur vanwege knoeien op de tong en dergelijke.

Plasmabooglampen

Met plasmabooglampen wordt binnen 10 minuten het bleekmiddel op elk element tweemaal gedurende 3 seconden belicht. Plasmalampen zijn gasontladingslampen. In de tandheelkunde wordt de zogenoemde short-arc-xenonlamp gebruikt. Over de twee elektroden die in de lamp naar elkaar toe wijzen en enkele millimeters van elkaar verwijderd zijn, wordt een spanning aangelegd om het xenongas te ioniseren, ofwel om het in de zogeheten plasmatoestand te brengen, waarbij temperaturen van 900 °C en meer ontstaan. De lamp straalt wit licht uit.

De Rembrandt Sapphire® is een plasmalamp (groenblauw, 400-525 nm) die voor beide kaken tegelijk kan worden toegepast. Een infraroodfilter is ingebouwd. De lamp wordt gebruikt in combinatie met Rembrandt Whitening Plus® (van Rembrandt Oral Care Products), een 35% H_2O_2-gel (pH 7-8) die vlak voor de behandeling gemaakt wordt door twee componenten met elkaar te mengen. Een paint-on-rubberdam behoort tot de uitrusting. De gel wordt 60 minuten in situ gelaten.

BriteSmile Inc. levert een bleeksysteem waarbij een gasplasmalamp (groenblauw licht, 400-500- nm) wordt gebruikt (voorheen werd een argonlaser gebruikt). De lamp is niet te koop, maar blijft eigendom van BriteSmile. De lamp dient om de foto-initiator van

BriteSmile te activeren. Het bleekmiddel is een 15% H_2O_2-gel. Een paint-on-rubberdam wordt meegeleverd. Als tijdens de behandelsessie het materiaal voor de tweede en derde maal wordt aangebracht, moet een 'versneller' (accelerator) aan de gel worden toegevoegd. Elke behandelfase neemt 20 minuten in beslag.

Een tot nu toe onbekend systeem, dat op dit moment in Nederland wordt aangeboden, het RemeCure Plasma Whitening Light®, (bruikbaar voor composietpolymerisatie) activeert Remewhite®. Rhemewhite® bestaat uit 38% H_2O_2 in poedervorm, waarvan door menging een gel wordt gemaakt. Het middel bevat een 'Continuous Release Matrix', waardoor langdurig en continu vrije radicalen ontstaan. Onder- en bovenelementen worden tegelijkertijd gebleekt en de gingiva zou geen bescherming behoeven. Tijdens een sessie van een uur wordt het materiaal driemaal aangebracht.

Kwik-halidelamp

Een kwik-halidelamp (350-400 nm) (ZOOM Light®, Discus Dental) wordt gebruikt bij het Zoom! Chairside Whitening System®, dat bestaat uit twee componenten, namelijk een 32% H_2O_2-gel waaraan een activator wordt toegevoegd. Dat levert een 25% werkbaar waterstofperoxide op, dat met een kwiklamp (350-400 nm) met infrarood filter wordt belicht. Dit gebeurt driemaal 20 minuten, gelijktijdig bij de onder- en boventanden. Bij ZOOM wordt een paint-on-rubberdam gebruikt en na afloop wordt een bijgeleverde neutrale 1,1% NaF-gel aangebracht en 5% kaliumnitraat. White Speed In-Office Fast Pak® bevat 22% carbamideperoxide én 18% H_2O_2, wat overeenkomt met 35% carbamideperoxide.

Zoom! Take-Home Whitening System®, met een niet nader aangeduide 'activatiematrix', kan daarna door de patiënt thuis gebruikt worden om verder te bleken. De gel is effectief (Maggio et al., 2003), maar vergelijkende studies zijn nodig.

Diodelasers

Diodelasers (Light Amplification by Stimulated Emission of Radiation, 830 en 980 nm) worden gebruikt met een gel waarin 30-35% H_2O_2 met een poeder bestaande uit silica en een blauwe kleurstof is gemengd. De blauwe kleurstof absorbeert de lasergolflengte, waardoor de 2-3 mm dikke laag gel op de elementen verhit wordt en perhydroxyl vrijkomt. 'Belicht' wordt gedurende 30 seconden, waarna de gel wederom 10 minuten op zijn plaats wordt gelaten: de procedure wordt daarna nog tweemaal herhaald. De output van de laser mag niet te hoog zijn (< 2 W/cm²) vanwege het risico van een te hoge pulpale temperatuur (zie hoofdstuk 7).

LaserSmile® is een 35% H_2O_2-gel (pH ± 4) die met een diodelaser (Biolase Technology®) wordt geactiveerd. Het welhaast infrarode licht (798-815 nm) wordt gedurende 15 seconden op enkele elementen gericht. De gehele bleeksessie neemt minder dan een half uur in beslag en is onderverdeeld in drie fasen (= applicaties) van 8 minuten.

Argonlaser

Met een argonlaser (blauwe golflengtes van 350-514 nm) en QuickWhite® bleekgel, gebruikt volgens voorschrift van de fabrikant, werd geen resultaat bereikt, maar mogelijk moest langer worden gebleekt (Jones et al., 1999). De argonlaser exciteert de toch al instabiele waterstofperoxidemoleculen; de energie wordt vervolgens geabsorbeerd in de intra- en intermoleculaire verbindingen en veroorzaakt trillingen, waardoor het materiaal uiteenvalt in radicalen. De argonlaser eist oogbescherming (oranjekleurige glazen, ook voor de patiënt). Reyto (1988) gebruikt eerst de argonlaser met 50% H_2O_2, die een voor blauw licht gevoelige katalysator bevat. Omdat enigszins gebleekt glazuur het argonlicht weerkaatst, past hij daarna een CO_2-laser toe met H_2O_2 waarin een andere katalysator aanwezig is. De combinatie van de argonlaser met de CO_2-laser is geïntroduceerd door Yarborough. Deze tandarts, die BriteSmile Inc. oprichtte, gebruikte de argonlaser voor bleken en daarna de CO_2-laser om het glazuur te mineraliseren (Sun, 2000).

Conventionele halogeenpolymerisatielampen

Met conventionele halogeenpolymerisatielampen kan Hi Lite® (Shofu) worden geactiveerd. Hi Lite® bestaat uit een blauwe 35% H_2O_2-gel, die chemisch met ijzer- en mangaansulfaat en met licht 7-9 minuten lang wordt geactiveerd. Na twee minuten belichten slaat de

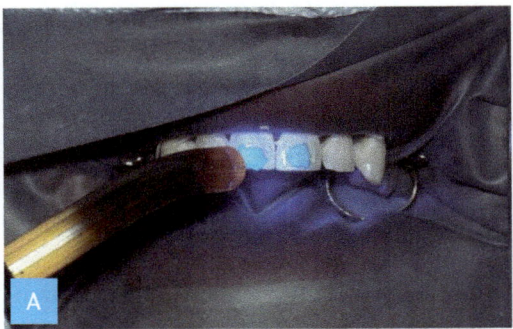 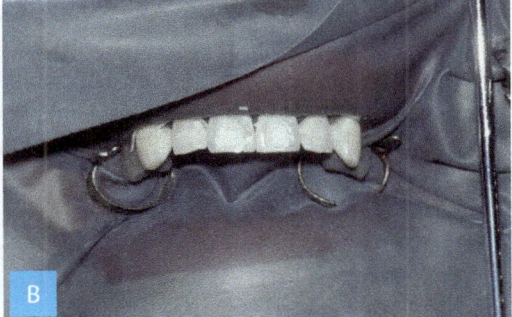

Figuur 5.7 A en B Hi Lite® (Shofu) is bij het begin van de activatie (met een gewone polymerisatielamp) blauw en wordt na enkele minuten belichten wit, ten teken dat het product is uitgewerkt.

blauwe kleur van de gel om in een groene, om daarna crèmekleurig te worden en uiteindelijk kalkachtig wit (figuur 5.7).

Een in Nederland niet gangbaar, maar wel verkrijgbaar merk, Niveous® (Shofu), bestaat uit een 27% H_2O_2-gel (pH 5,5) die via een geïmpregneerde borstel chemisch wordt geactiveerd. Daarna kan met een gewone polymerisatielamp tand voor tand worden belicht, maar dat is volgens de fabrikant optioneel. De gel wordt driemaal, om de 15 minuten aangebracht.

Ook WHITEsmile Snelbleken Plus®, dat niet gemengd hoeft te worden, kan met een polymerisatielamp worden geactiveerd. Vooraf moet een lichthardende beschermlaag van dit merk op de gingiva worden aangebracht

Infrafil-lamp

Naast genoemde voorbeelden zijn andere lampen en lasers in gebruik. Genoemd worden de Infrafil-lamp, die met 30-35% H_2O_2 werd en wordt toegepast, en de carbondioxidelaser. De Infrafil-lamp is goedkoop en minstens zo effectief als de andere lampen, tenzij het bleekmiddel een specifieke golflengte nodig heeft, die niet in het spectrum van de Infrafil-lamp aanwezig is.

LED-lampen

LED-lampen (Light Emitting Diodes van halfgeleiders) geven licht doordat een elektrische stroom elektronen in een hogere energetische toestand brengt, waarna de elektronen terugvallen, waarbij fotonen worden uitgezonden. De aanvankelijk zwakke lampjes hebben tegenwoordig een forse intensiteit, zenden meer dan alleen de blauwe golflengtes uit en produceren meestal veel warmte. De nieuwste ontwikkeling op dit technologiegebied gaat in de richting van de koude OLED (Organic Light Emitting Diode), die wit licht geeft, opgebouwd uit blauwe, groene en rode golflengtes.

Een voorbeeld van een LED-lamp speciaal voor bleken is de Lumalite® die hoort bij het LumaCool Whitening System® (LumaLite Inc.). De lamp kan overigens ook voor polymerisatie van composiet dienen. Tegelijkertijd wordt de boven- en onderkaak behandeld, wat driemaal 8 minuten kost.

Contrast AM is een 22% H_2O_2-gel, die zowel met als zonder lamp kan worden toegepast. Deze fabrikant levert de Contrast BT cool® bleeklamp, een LED, maar stelt dat activatie met vrijwel elke bleekklamp lukt. Na het bleken in de praktijk van tegelijkertijd de boven- en onderkaak (wat tweemaal 15 minuten kost tenzij de verkleuring ernstig is, want dan moet driemaal 20 minuten worden gebleekt), kan de patiënt met Contrast PM 10% en 15% carbamideperoxide in een lepel 's nachts bleken of met 20% gedurende 1-2 uur 's avonds/overdag.

De lichtintensiteit van de genoemde typen lampen loopt uiteen. Die van de LED-lampen varieert van 550 mW/cm² (Ultra-Lume LED 2®) tot 1300 mW/cm² (I. E. Demetron I®). Tussen deze uitersten zitten van laag tot hoog LED-lampen als de SmartLite iQ®, Hilux Led 5®, Coltolux LED®, Elipar Free Light 2® en Bluephase®. De intensiteit van plasmalampen kan zelfs oplopen tot 1700 mW/cm² (Power-PAC®). De halogeenlamp Optilux 401® heeft een intensiteit van 680 mW/cm² en de 'fast halogen' Optilux 501® haalt 1000 mW/cm². De maximale intensiteit van argonlasers is 1000 mW/cm².

De temperatuur van de gebitselementen kan door belichting met sommige lampen hoog oplopen(> 90 °C). Om te voorkomen dat dit gebeurt, wordt veelal de straling boven 500 nm, die voornamelijk uit warmte bestaat, weggefilterd, net zoals dat gebeurt met de schadelijke ultraviolette stralen (golflengte kleiner dan 400 nm).

In het algemeen geldt dat langere golflengtes van het licht meer warmte geven dan korte en dat de laatste golflengtes een hogere fotonenergie hebben. Daarom mag bijvoorbeeld met de argonlaser 30 seconden per element worden belicht en met een plasmalamp 10 seconden (Sun, 2000).

5.4.4 ALTERNATIEVEN VOOR LAMPEN

Er bestaan alternatieven voor het activeren met bleeklampen. Opalescence Xtra Boost® wordt chemisch geactiveerd door menging van de inhoud van een spuitje 38% H_2O_2 met die van een tweede spuit, de activator. Hierdoor wordt de pH 7. Desgewenst kan ook nog belicht worden met een gewone polymerisatielamp, 30 seconden per gebitselement. Als dit gebeurd is, volgt viermaal, om de 15 minuten, een herhaling. Opalescence heeft diverse mogelijkheden om de patiënt daarna thuis te laten bleken. Bij dit bleeksysteem wordt een paint-on-rubberdam meegeleverd.

Mogelijk wordt de bleekactie van het al eerder genoemde Opalescence Xtra® bevorderd door de vrijkomende ionen het glazuur in te persen. Dat houdt in dat de lepel labiaal en linguaal met een lichthardende hars hermetisch wordt afgesloten ('gesealed'), waarna activatie volgt met een halogeen- of plasmalamp. Het materiaal wordt 30 minuten in situ gelaten. In een volgende zitting wordt de procedure herhaald, terwijl de patiënt inmiddels ook thuis bleekt. Het voor thuisgebruik bestemde Nite White® (10, 16 en 22% carbamideperoxide met amorf calciumfosfaat) bestaat ook uit twee te mengen componenten. Het wordt geleverd in een dubbel reservoir met een zelfmengende spuittip.

Een 35% carbamideperoxide, Opalescence Quick®, is bestemd voor bleken in de wachtkamer; dit wordt in het volgende hoofdstuk besproken, maar hier moet al worden vermeld dat het spuitje (in de koelkast te bewaren om voortijdige decompositie te voorkomen) voor een goede werking enkele minuten onder *warm water* moet worden gehouden. In twee uur moeten goede resultaten worden bereikt. WHITEsmile heeft voor bleken in de wachtkamer eveneens 35% carbamideperoxide, in individuele lepels aan te brengen. Deze fabrikant levert ook lager geconcentreerde carbamideperoxides (10, 16 en 22%) voor thuis bleken.

Frontier Pharmaceuticals Inc. produceert het bleekmiddel (Dioxicare System®) met gestabiliseerd ClO_2 voor praktijkgebruik en een tandpasta met ClO_2 (DioxiBrite®). Geclaimd wordt dat de concentratie ClO_2 substantieel lager is dan bij de op peroxide gebaseerde producten. De behandeling vergt 45 minuten en geschiedt na menging van twee ingrediënten met de gel in een lepel.

Een ultrasone techniek (SoniWhite Whitening System®, DMDS) is de jongste loot aan de almaar uitbreidende stam van bleekmethoden. Hierbij wordt 5% H_2O_2 in lepels gedurende tweemaal 5-6 minuten geappliceerd en dan ultrasoon geactiveerd. Volgens de fabrikant wordt eenzelfde resultaat als met 50% H_2O_2 bereikt. Ontwikkeling van warmte zou achterwege blijven.

Voor de goede orde wordt nog opgemerkt dat er ook commerciële over-the-counter bleekmethoden met lampen bestaan, bijvoorbeeld het White Light Tooth Whitening System® waarbij een carbamideperoxidegel met een (onder- en boven)lepel in de mond wordt aangebracht, waarna een lamp met wit licht in de mond wordt genomen. De verkoopsite van dit product plaatste commentaren van tevreden gebruikers, maar belangrijke informatie ontbreekt.

5.4.5 RUBBERDAM

Omdat waterstofperoxide in hogere concentratie, 35% H_2O_2 en hoger, etsend (brandend) werkt, moeten de orale weefsels, de lippen en het gezicht van de patiënt beschermd worden (figuur 5.8). Rubberdam is daarom nodig, en het is op zijn minst aanbevelenswaardig om met gewaste dental floss lekkage naar de gingiva te voorkomen. Mocht desondanks een hoger geconcentreerd bleekmiddel op de gingiva worden gemorst, dan kan een antioxidant (bijv. vloeibare vitamine E) worden geappliceerd (Sun, 2000). Wordt tegelijkertijd boven en onder gebleekt, dan is het eveneens mogelijk om rubberdam te gebruiken (figuur 5.9). Een alternatief is

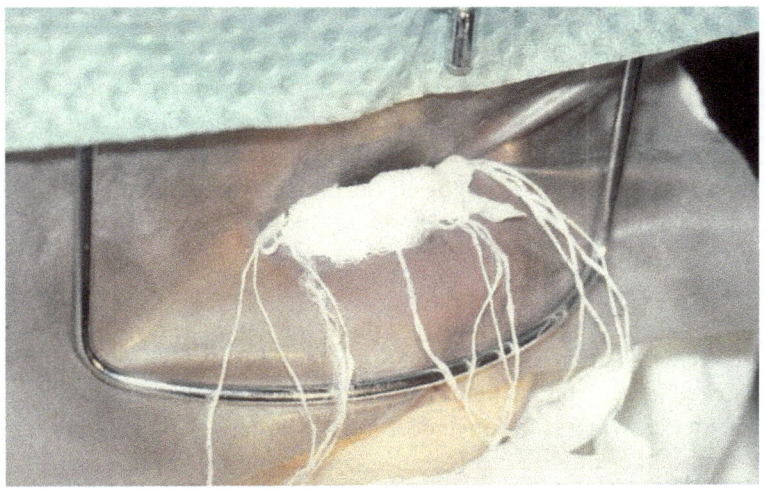

Figuur 5.8 Bescherming met rubberdam. De flossdraden waarmee de rubberdam is vastgezet hebben contact met de huid, waarlangs het bleekmiddel naar de kin lekt (zie figuren in hoofdstuk 7 voor gevolgen).

de paint-on-dam, zoals Opal Dam® (Ultradent), een met lampen te polymeriseren harsbarrière, die ruim rondom de elementen, en daartussenin, wordt aangebracht. Opal Dam® en dergelijke moeten in combinatie met lipretractoren (met vaseline ingesmeerd) worden gebruikt. Wattenrollen houden de wangen weg. Het gelaat kan worden afgedekt met een geplastificeerd servet.

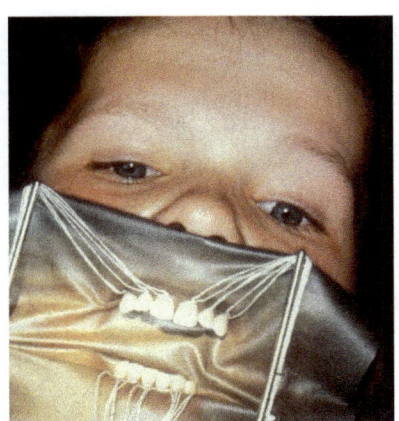

Figuur 5.9 Rubberdam voor gelijktijdig bleken van de boven- en ondertanden.

5.5 Tijdelijke vulmaterialen

Carieuze laesies in te bleken elementen moeten voorafgaand aan bleken worden behandeld. Hoewel bleekeffecten voorspelbaar zijn, is de exacte tandkleur na bleken onbekend, reden om nog niet te gaan restaureren met composiet. Als tijdelijk vulmateriaal is bijvoorbeeld een glasionomeercement een goede keuze.

5.6 Conclusie

De veelheid aan bleekproducten (die voor thuis bleken zijn nog nauwelijks aan bod gekomen) en bleeklampen maakt een keuze niet eenvoudig. Wat wel geconcludeerd mag worden, is dat volgens het vele onderzoek dat in de afgelopen jaren is uitgevoerd de meeste producten een blekende werking hebben. Daarbij is voor intern bleken natriumperboraat het aangewezen middel. Voor extern bleken in de praktijkruimte zijn relatief hoge concentraties waterstofperoxide geïndiceerd. De H_2O_2 wordt geappliceerd als vloeistof, maar tegenwoordig veel vaker als gel. Daarbij kan de werkzaamheid van het peroxide worden bevorderd door een energiebron te gebruiken, waardoor door warmteontwikkeling of misschien ook door excitatie van moleculen (maar hoogstwaarschijnlijk niet door het licht, zie hoofdstuk 6) de afgifte van vrije radicalen wordt gestimuleerd. Er zijn aanwijzingen dat de (dure) lampen bleken effectiever maken, maar niet dat dure lampen of lasers beter zijn dan goedkopere lampen; daarbij is het, zoals in hoofdstuk 6 duidelijk wordt, wel belangrijk dat de juiste lamp met het juiste merk bleekmiddel wordt gecombineerd. Voor thuis bleken is het gebruik van een 10% carbamideperoxide, het liefst neutraal of licht basisch, het meest aangewezen.

In het volgende hoofdstuk wordt aandacht besteed aan de verschillende bleekmethoden en wordt dieper ingegaan op de effectiviteit van de producten.

6 Methoden om te bleken

Het doel van bleken is de tanden minder donker en minder gekleurd te maken, met behoud van het translucente karakter van het glazuur (zie paragraaf 2.6) Perfecte resultaten zijn niet gegarandeerd. De patiënt zal dan genoegen moeten nemen met het maximaal haalbare, en eventueel aanvullende kosmetische behandelingen moeten ondergaan. Bleken zal het glazuur opaker maken, maar soms wordt dat juist translucenter: wanneer de donkerte door dun incisaal glazuur doorschemert, wordt dan door bleken de translucentie nog erger (Haywood, 2007). Te lang doorgaan met bleken zou overigens ook geen zin hebben, want er bestaat genetisch bepaald een zeker individueel maximaal 'witheidsniveau' dat klaarblijkelijk niet verder kan worden verbeterd (Haywood, 1992) zonder de natuurlijkheid van de elementen aan te tasten. Uit foto's in het bleekboek van Haywood (2007) ontstaat de indruk dat zulk een maximaal witheidsniveau zeker geldt voor pathologische verkleuringen. Door extreem ver 'door te bleken' ontstaat echter een hagelwit, opaak glazuuroppervlak dat vrijwel geen enkele kleurgolflengte absorbeert (figuur 6.1).

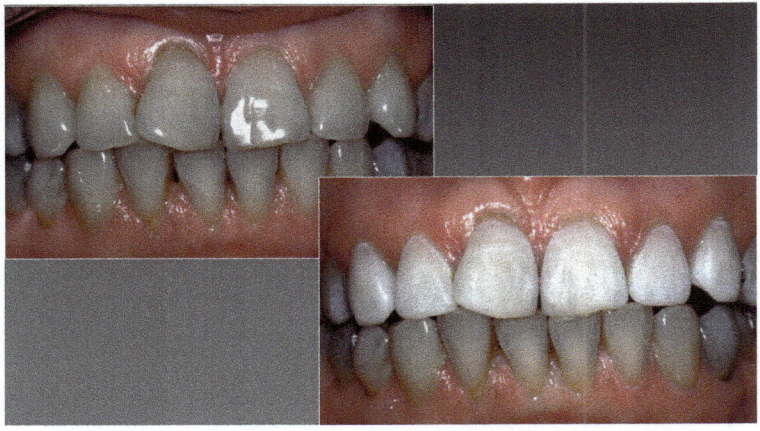

Figuur 6.1 Te lang doorgegaan met bleken: een glansloos, doods en onzes inziens lelijk resultaat.

In die gevallen, door snelbleken (*power bleaching*) maar ook door thuis bleken, is het niet mogelijk om de eindkleur van aanvankelijk te donkere tanden visueel te bepalen, omdat zelfs de lichtste tinten van kleurringen dan te donker zijn. Met apparatuur zijn natuurlijk wel de L*a*b*-systeemwaarden af te lezen. Ter herinnering, L* staat voor de hoeveelheid wit (zwart) van een kleur, a* is de groenrode dimensie en b* de geelblauwe (hoofdstuk 3). Voor fabrikanten is het (extreme) bleken reden om wittere composieten uit te brengen. Voorafgaand aan de bleekbehandeling worden cariës en lekkende vullingen behandeld, hoewel dat in verband met tijdens de procedure optredende tandpijn onnodig lijkt te zijn (zie hoofdstuk 7). Omdat het niet mogelijk is goed te voorspellen hoe de tandkleur er na het bleken uit zal zien – zij kan zelfs van de ene kleurfamilie naar een andere switchen – kan restauratie van caviteiten en lekkende vullingen voorafgaand aan het bleken daarom beter nog niet met composiet gebeuren. Het laatste noopt nog de volgende opmerking te maken. Patiënten weten meestal niet dat porselein en composiet niet gebleekt kunnen worden en moeten daarom worden ingelicht over eventuele vervanging daarvan na het bleken om cosmetische reden. Onlangs is gemeld dat bleken enige kleurverandering van composietrestauraties ($\Delta E < 3,3$) veroorzaakte en met één van de onderzochte bleekmiddelen (Whiteness HP) een duidelijk kleurverschil. De brekingsindex van sommige composietmerken veranderde (Hubbezoglu et al., 2008).

De tandkleur wordt bepaald met een tandkleurvoorbeeldenset of instrumenteel (hoofdstuk 3). Maak indien mogelijk een gebitsfoto samen met de uitgekozen voorbeeldtand. Noteer in ieder geval de aanvangskleur, om later het bleekeffect aan de patiënt te kunnen demonstreren. Voorafgaand aan het bleken wordt zo nodig verkleurende aanslag op het gebit via polijsten verwijderd.

In dit hoofdstuk wordt eerst enige aandacht besteed aan het voorkomen en verwijderen van op het glazuuroppervlak aanwezige 'stains' door de patiënt. Daarna worden polijsten en beslijpen beschreven. In de daaropvolgende paragrafen over het echte bleken worden meestal indicatiestelling, werkwijze, voor- en nadelen en effectiviteit van de verschillende methoden vermeld. Tot slot komen de keuze van een methode, duurzaamheid van de resultaten en contra-indicaties voor bleken aan de orde.

6.1 Tandenpoetsen en tandpasta

Om door tandenpoetsen te reinigen, moet een tandpasta een schuurmiddel bevatten. De meeste tandpasta's ontlenen hun reinigende werking aan abrasiva in combinatie met detergenten, chelatie en proteolytische actie om uitwendige verkleuring effectief van het tandoppervlak te verwijderen. Al binnen twee weken ontstaat een verkleurde aanslag op schoongepolijst glazuur als gepoetst wordt met een tandpasta zonder slijpmiddel. Toch is de abrasiviteit van een tandpasta niet direct gecorreleerd met het vermogen om 'stains' te verwijderen (American Dental Association, 1984; Addy & Goodfield, 1991; Sagnes, 1976); een hoge abrasiviteit, bijvoorbeeld door een forse partikelgrootte, -hardheid en een hoog percentage partikels (Bull et al., 1968; Camargo et al., 2001; Davis, 1980) garandeert geen betere reiniging, maar veroorzaakt wel gebitsslijtage (Sagnes, 1976). Bijvoorbeeld, een toename van de korrelgrootte van calciumcarbonaat van 0,1 tot 10 μm gaat gepaard met een snel stijgende abrasiviteit. Zijn de partikels nog groter, dan neemt de slijtage langzamer toe (Baxter et al., 1981). De correlatie tussen abrasie en het reinigend vermogen van een aantal Europese tandpasta's was matig (Wülknitz, 1997). Gelukkig volstaan de schuurmiddelen vermeld in tabel 6.1 goed: zij vormen een compromis tussen goede reiniging en gebitsschade. Andere, minder gebruikte abrasiva zijn bijvoorbeeld aluminiumtrihydraat, calciumcarbonaat, natrium(bi)carbonaat, dicalciumfosfaatdihydraat en calciumpyrofosfaat. Natriumbicarbonaat ('baking soda' ofwel zuiveringszout) beleeft momenteel een wederopbloei vanwege de smaak, die door velen positief wordt gewaardeerd (en daardoor uitnodigt tot langer poetsen?). Aan de natriumbicarbonaat bevattende tandpasta's die verkrijgbaar zijn in de vs is vaak peroxide toegevoegd (zie paragraaf 6.4.4).

Tabel 6.1 Abrasiviteit, reinigingsvermogen (de mate van verwijdering van stains) en de ratio reinigingsvermogen: dentineslijtage (de laatste bepaald door gemechaniseerd en gestandaardiseerd poetsen van dentine dat met thee verkleurd is) van een aantal abrasiva in tancpasta's (Wülknitz, 1997).

abrasivum	abrasiviteit		reinigingsvermogen	ratio
	op dentine	op glazuur		
gehydrateerd silica	35	11	92	2,6
aluminiumoxide 1%	20	80	26	1,3
aluminiumoxide 10%	38	197	60	1,6
silica + aluminiumoxide 1%	37	27	110*	3,0
dicalciumfosfaatdihydraat	49	4	76	1,6

* Ook siliciumdioxide heeft een goed reinigingsvermogen.

Wanneer tweemaal daags twee minuten gepoetst wordt met tandpasta's die abrasiva bevatten die gewoonlijk wat harder zijn dan het dentine (Forward, 1991), is bij de meerderheid van de patiënten minder dan 10% van de tandvlakken verkleurd (Davis, 1980). Veel patiënten zullen geen twee minuten per keer poetsen en zij reinigen vooral cervicaal onvoldoende. Maar zelfs als dat wel gebeurt, kunnen bijvoorbeeld neerslag van tandsteen en chloorhexidineverkleuring niet worden voorkomen. In hoofdstuk 4 is al gezegd dat chloorhexidine door een interactie met chromogenen uit het dieet (thee, koffie, wijn, polifenolen, enzovoort), in combinatie met een slechte mondhygiëne, het gebit zou verkleuren; andere verklaringen bestaan. Dit is reden om het gebruik van thee, wijn en dergelijke te ontraden als met chloorhexidine wordt gespoeld.

Speciale tandpasta's met hoge concentraties pyrofosfaat (en andere polyfosfaatzouten) reduceren de opbouw van tandsteen gedeeltelijk. Tandpasta's met natriumpyrofosfaat kunnen beter slechts eens in de twee tot drie dagen worden gebruikt, omdat zij nogal abrasief zijn. Andere abrasiva zijn onder meer zinkcitraat met triclosan (Mandel, 1998), natriummetidronaat (een difosfonaat), Gantrez® (een copolymeer van polivinylmethylether met appelzuur, aanwezig in Colgate Anti-Calculus® en Colgate Total®), NaF en andere (Loos, 1996). Voorbeelden van zulke tandpasta's zijn Aquafresh® en Prodent Anti-Calculus® (figuur 6.2).

Sommige zogenoemde 'whitening' tandpasta's (meestal zonder bleekmiddel; zie paragraaf 6.4.4), die oppervlakteverkleuring voorkomen en verwijderen, en antitandsteen-tandpasta's zijn niet abrasiever dan die welke op siliciumdioxide zijn gebaseerd (Pfarrer et al.,

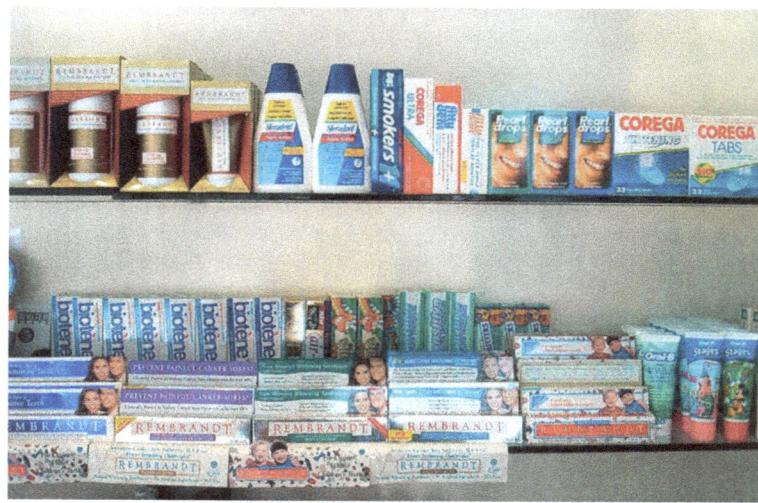

Figuur 6.2 Zogenoemde 'whitening' tandpasta's meestal zonder bleekmiddel; die echter alleen oppervlakkige, verkleurde aanslag verwijderen en niet bleken omdat zij geen actieve zuurstof bevatten. Overigens bestaan dergelijke tandpasta's wel (paragraaf 6.4.4), maar die zijn in ons land niet te koop. Met dank aan A.W.J. van Pelt.

2002). Subgingivaal tandsteen wordt er niet door verminderd. Al het vergelijkend onderzoek naar de verwijdering van externe stains met de gewone en de wittende tandpasta's (zonder bleekmiddel) kan hier niet aan bod komen. Het moet volstaan te vermelden dat zij soms effectiever lijken te zijn dan de reguliere tandpasta's (Singh et al., 2002; Sharif et al., 2000), maar ook dat de claim van de fabrikant gelogenstraft is: één tandpasta (Rembrandt Whitening®) werkte nauwelijks beter dan water. Aquafresh® had wel een (chemisch) effect (Pontefract et al., 2004).

6.2   Polijsten (professionele profylaxe)

Voor de meeste verkleuringen die ondanks tandenpoetsen uitwendig op het glazuur aanwezig zijn, de exogene pseudoverkleuringen, volstaat polijsten, waarbij de glazuurafname zo beperkt mogelijk moet worden gehouden.
Welhaast automatisch gaat men bij het polijsten selectief te werk, door slechts de verkleurde delen van een element te behandelen en de rest van het glazuur te ontzien. Dan nog zal in bijvoorbeeld pits, fissuren en barsten en op onbereikbare plaatsen kleurstof achterblijven.

Indicatie

In aanmerking komen de meeste exogene posteruptieve pseudoverkleuringen. De bruine/zwarte en oranje verkleuringen die bij kinderen ontstaan onder invloed van chromogene bacteriën zijn gemakkelijk te verwijderen. De groene weghalen is bewerkelijker. Het glazuuroppervlak onder de laatste is ruw en gedemineraliseerd (Eisenberg & Bernick, 1975), hoewel dit geen unanieme bevinding is (Leung, 1950). Na het instrumenteel verwijderen van tandsteen wordt eveneens gepolijst, gewoonlijk mede om laatste restanten ervan te verwijderen. Verder komen onder andere in aanmerking voor polijsten: teeraanslag door roken, tannineaanslag uit zwarte thee en wijn en verkleuringen door spoelmiddelen zoals chloorhexidine; de laatste verwijderen kost een grotere inspanning. In barsten en lamellen binnengedrongen pigmenten blijven verkleurd, maar kunnen desgewenst achteraf worden gebleekt.

Voor- en nadelen

Het voordeel van polijsten is de eenvoud van de behandeling, die meestal effectief is. Berekend worden de tarieven voor gebitsreiniging (M50 tot M59, het laatste eventueel nogmaals berekend voor een vervolgzitting).

Een nadeel is dat enig glazuur wordt weggenomen. Profylactische pasta's zijn tot 20 keer abrasiever dan tandpasta's. Om een indruk te geven van door polijsten veroorzaakte slijtage: het instrumentarium (de toerensnelheid, polijstmiddeleigenschappen zoals hardheid, korrelgrootte en vorm, en merk van de rubbercup), de uitgeoefende druk en de glazuurkwaliteit (hardheid) bepalen hoeveel glazuur (en dentine) verloren gaat. Bovendien wordt van glad glazuur onder gelijke omstandigheden minder weggepolijst dan van ruw glazuur (Lietha-Elmer & Kratky, 1979; Stookey, 1978). Door 30 seconden polijsten met een rubbercup bij 2.000 omwentelingen/minuut ontstaan met middelen zoals puimsteen geabradeerde gebiedjes met een diameter van circa 8 mm. Die diameter hangt af van de druk. Cervicaal veroorzaakte een abrasieve profylactische pasta toch nauwelijks slijtage: te zien was een ronde groeve van 2-4 µm en meer naar incisaal een van 1 µm diep. De groeven die overeenkomen met de rand van de rubbercup waren 150-180 µm breed (Biller et al., 1980). In tabel 6.2 staan enkele profylactische pasta's met hun abraderende werking vermeld. Omdat de schurende middelen het glazuur dus ruw maken, moet nagepolijst worden. Een pasta zoals Cleanic (met perlite) reinigt goed en neemt weinig van het glazuur en dentine weg, en heeft als bijkomend voordeel dat tijdens het gebruik door verandering van korrelgrootte en korrelscherpte de schurende eigenschap overgaat in een polijstende (Lutz et al., 1993).

Tabel 6.2 Partikelgrootte en mate van abrasiviteit voor glazuur en dentine van polijstpoeders.* Tussen haakjes rangordenummers naar de mate van abrasiviteit (Mellberg, 1979).

poeder (µm)	partikelgrootte	abrasiviteit voor glazuur	dentine
puimsteen, medium	38	2,68 (2)	56,6 (1)
siliciumcarbide	14,3	5,56 (1)	26,3 (4)
aluminiumoxide	13,8	1,86 (4)	24,8 (5)
puimsteen, fijn	12,8	1,00 (6)	30,6 (2)
veldspaat	12,2	1,50 (5)	28,8 (3)
silex, extra fijn	7,2	2,58 (2)	30,3 (2)
zirconiumsilicaat	7,1	2,45 (3)	22,6 (6)
ceriumoxide	4,4	0,78 (8)	14,4 (8)

* Als pasta minder abrasief dan als droog poeder.

6.3 Abrasie, slijpen/schuren

Kleurstoffen die in het oppervlakkige glazuur uit de mond zijn opgenomen, kunnen worden verwijderd door dat oppervlak te beslijpen met fijne diamantstenen of door te schuren met papier- of soflexschijven. Later in dit hoofdstuk, bij combinaties van bleektechnieken, worden enige voorbeelden hiervan getoond.

Indicatie
Vooral bruine fluoroseverkleuringen, die vaak beperkt zijn tot de buitenste 50 μm van het glazuur, komen in aanmerking. Daarnaast kan op deze manier ook de bruine verkleuring van een blijvend element dat een door trauma of periapicale ontsteking getroffen melkelement opvolgt, worden behandeld. Ook witte fluorotische snijranden en knobbeltoppen kunnen worden beslepen als de patiënt die als storend ervaart. Resteren dan nog witte (of bruine) vlekken, dan helpt extern bleken, waardoor de elementen lichter worden en de witte vlekken minder opvallen.

Voor- en nadelen
Het gaat hier om een invasieve behandeling die tot enig weefselverlies leidt, en dat van het meest fluoriderijke glazuur. Een tweede nadeel is dat vooraf niet goed kan worden ingeschat hoeveel glazuur moet worden verwijderd.
Een voordeel is de snelheid van de methode, die gekozen kan worden als het om enkele kleinere verkleurde vlekken gaat. Een nadeel is dat men een holte in het convexe labiale vlak kan slijpen of soms zelfs cervicaal het dentine blootlegt. Een composiet(fineer) of een labiale restauratie van porselein brengt dan uitkomst. Het is trouwens niet onmogelijk dat later, door slijtage van het gebit, het dunner geworden glazuur alsnog plaatselijk verdwijnt.

6.3.1 MICRO-EROSIEF-ABRASIEVE METHODE
Deze methode is gebaseerd op oppervlakkige glazuurverweking door zuur en abrasie met behulp van een rubbercup en puimsteen. Oppervlakkige verkleuringen, met name weer milde, bruine fluorose, kunnen worden verbeterd.

Werkwijze
Croll en Cavanaugh (1986A, 1986B) introduceerden de PREMA-methode (PRemier Enamel Micro-Abrasion) (figuur 6.3). Deze methode houdt het volgende in: Vooraf wordt gepolijst. Met 18% HCl en fijne siliciumcarbidepartikels wordt een slurrie gemaakt (Croll, 1998).

Cofferdam wordt aangebracht. De slurrie wordt met een rubberen applicatietip met laag toerental stevig over de te verwijderen verkleuring heen en weer gewreven, gedurende 30-60 seconden, wat vijf- tot tienmaal wordt herhaald. Daarna wordt gespoeld met water en de kleur beoordeeld.

Deze procedure wordt herhaald totdat de kleur goed is of het oppervlak hol wordt. Om tijd te besparen, wordt soms eerst met een fijne diamant de verkleurde plek een paar seconden beslepen. Ten slotte wordt een neutrale NaF-gel gedurende vier minuten geappliceerd. Neutrale NaF (1%) op de oppervlaktesmeerlaag ('abrasion effect' genoemd), maakte het glazuur *in vitro* bestand tegen cariës, terwijl ongefluorideerde vlakken soms wel carieus werden (Segura et al., 1997).

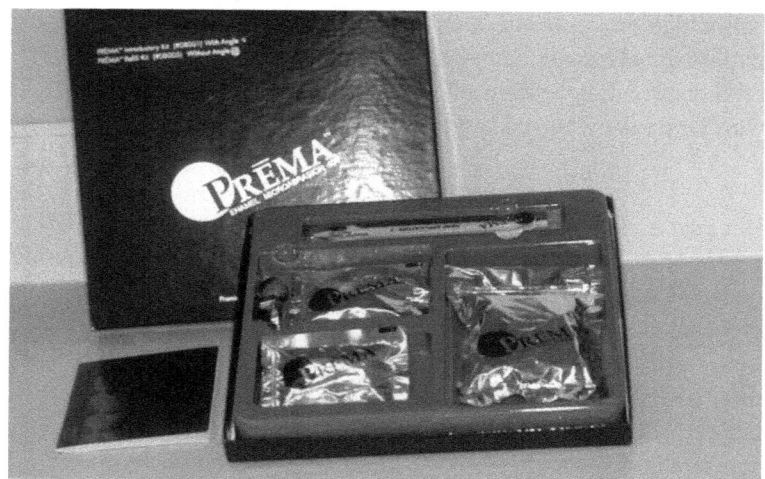

Figuur 6.3 Het PREMA-systeem.

Verschillende varianten van de techniek bestaan (Gerlach et al., 2002). In essentie komen alle neer op het aanbrengen van een zuur en daarna polijsten. Een (ongepubliceerd) alternatief voor PREMA ligt voor de hand. Bevochtig puimsteen met fosforzuur (bestemd voor de etsprocedure ten behoeve van de composietrestauratie) en polijst hiermee met een laag toerental in een rubbercup, eventueel met een brownie/greenie als de vlek klein is, waarbij gewaakt moet worden tegen het ontstaan van een (kleine) holte in het gladde labiale vlak. Langdurig zuur appliceren is ontraden (Kamp, 1997).

Indicatie

Het type verkleuringen dat onder slijpen/schuren is genoemd komt in aanmerking. Een voorbeeld wordt gegeven in figuur 6.4.

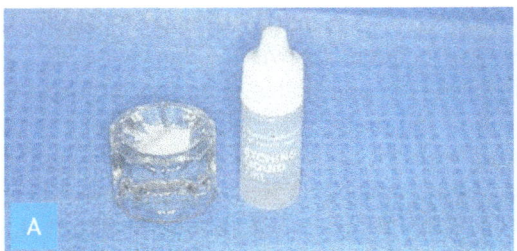
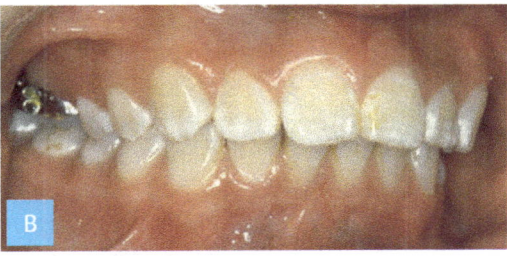
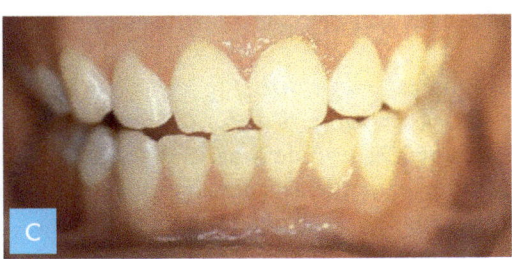

Figuur 6.4 A t/m C
Een alternatief voor het Pream-systeem om oppervlakkige, ondiepe verkleuringen weg te halen.
A Puimsteen plus fosforzuur.
B Vóór de behandeling van fluorose. C Na de behandeling.

Voor- en nadelen

Het PREMA-systeem is duur, vandaar het vermelde alternatief. Met de snelle methode wordt wat gerichter gewerkt, dat wil zeggen een kleiner oppervlak geraakt, dan met schuurschijven, zeker als een puntig rubber wordt gebezigd. Tijdens de procedure wordt het glazuur geëtst door de zure puimsteenslurrie. Het glazuuroppervlak ziet er met deze methode glanzend, glad uit en is, mits de slurrie alleen op de verkleuring wordt aangebracht, normaal van kleur. Als de slurrie niet alleen op de verkleuring wordt aangebracht, maar in aanraking komt met het gehele oppervlak, ontstaat een dofwitte kleur, die na verloop van tijd, meestal ongeveer één week, verdwijnt (Croll & Segura, 1996).

Ontraden wordt een alternatieve methode waarbij het glazuur met 18% HCl en met 35% fosforzuur wordt voorbewerkt en daarna met een hardstalen afwerkboor wordt bewerkt: van het glazuur wordt hiermee gemiddeld 165 µm weggenomen (Pourghadiri et al., 1998). Andere nadelen zijn al in de vorige paragraaf vermeld.

Effectiviteit

De resultaten zijn goed, tenzij de verkleuring diep reikt. De behandeling wordt beëindigd als:
- het natte glazuur de gewenste kleur heeft;

- het glazuur plaatselijk te veel wordt afgevlakt of bij selectief bewerken hol wordt, terwijl de verkleuring nog bestaat;
- het dentine bloot komt te liggen.

Behandeling van bruine, hypomaturatieve glazuurdefecten liet vier jaar later nog glanzende oppervlakken zien (Ashkenazi & Sarnat, 2000). Soms resteerden gele banden, afgewisseld door witte; de laatste vertegenwoordigen in feite opaciteiten. Hier was de methodiek niet geïndiceerd (Croll, 1997).

Als een gelige verkleuring resteert, zoals het geval zal zijn bij ernstige bruine fluorose en dieper reikende bruinverkleurde hypoplasie, is het alsnog mogelijk extern te bleken (Croll, 1996; Cvitko et al., 1992; Haywood, 1992; Killian, 1993; McEvoy, 1995), eventueel in combinatie met het aanbrengen van een composietfineer.

6.4 Extern bleken van vitale elementen

De Council on Dental Therapeutics (van de American Dental Association) heeft in 1994 richtlijnen voor te accepteren peroxide bevattende producten uitgevaardigd. Een eis is dat de elementen door bleken twee tinten van een kleurring lichter worden.

Voor extern bleken van vitale elementen bestaat de keuze tussen gebruik van een middel met een hoge concentratie en een met lagere concentratie actieve zuurstof. Beide blijken effectief, maar de benodigde tijdsinvestering loopt uiteen. Wat de effectiviteit betreft, moet worden aangetekend dat lang niet alle bleekmiddelen met elkaar vergeleken zijn. Dat hindert bij het doen van uitspraken over de te verkiezen methode/middelen, waarbij ook nog nadelen en nevenwerkingen (hoofdstuk 7) moeten worden meegewogen. Waar mogelijk, wordt onderzoek naar de werkzaamheid geciteerd.

Het thuis bleken door patiënten, onder supervisie van de tandarts, met een laaggeconcentreerd bleekmiddel, vaak carbamideperoxide en soms H_2O_2, heeft in de vs een enorme vlucht genomen. Snelbleken in de praktijk (en in bleekinstituten) met hooggeconcentreerde middelen lijkt echter terrein te winnen. De levensstijl van de patiënten én hun financiën bepalen in hoge mate of men thuis dan wel in de praktijk bleekt.

Ook het bleken met commerciële middelen die, anders dan vroeger, tegenwoordig vaak daadwerkelijk de elementen lichter maken, neemt in de vs toe. Het gaat bij dit alles om een miljardenmarkt. In ons land is uitsluitend van ineffectieve bleekmiddelen de vrije verkoop toegestaan: hieraan is in hoofdstuk 1 al aandacht besteed.

6.4.1 SNELBLEKEN ('POWER BLEACHING')

Met 'snelbleken' wordt bedoeld: het succesvol bleken tijdens één zitting in de praktijk; andere methoden (de micro-erosieve daargelaten) vragen aanmerkelijk meer tijd.

Voordat de techniek voor het thuis bleken bestond, werd in de praktijk extern gebleekt met 30-35% (en zelfs 50%) H_2O_2 en warmtetoevoer (nu maximaal 65 °C). Ter bevordering van het bleken werd wel fosforzuur geappliceerd, maar dat is verleden tijd.

Werkwijze

Voorheen werd, na aanbrengen van de rubberdam om de gingiva te beschermen, om de vier tot vijf minuten een gaasje of een dun uitgetrokken 'netwerk' van watten doordrenkt met 30% H_2O_2 uitgespreid over de te bleken tandvlakken en daarna verhit met een Infrafil-lamp of een verwarmd instrument. Vooraf werd wel eens eerst fosforzuur op het glazuur aangebracht om het bleken te bevorderen; na afloop moest dan worden gepolijst.

Tegenwoordig bestaat een ruime keuze aan hooggeconcentreerde bleekmiddelen, waterstofperoxide- en/of carbamideperoxide-gels, en bijbehorende specifieke lampen. Deze zijn al beschreven in hoofdstuk 5. In tabel 6.3 is dat alles nog eens samengevat en staan de benodigde bleektijden vermeld.

Wat de snelbleekmiddelen bijna alle gemeenschappelijk hebben, is dat het blekende agens als twee componenten wordt aangeleverd, die ter activatie moeten worden gemengd. Vaak stelt de fabrikant een gemakkelijk alternatief voor de verplichte rubberdam ter beschikking, een paint-on-dam die gepolymeriseerd moet worden. Sommige middelen kunnen met een gewone polymerisatielamp worden belicht, maar andere vergen productspecifieke lampen om versneld de vrije radicalen te laten ontstaan, terwijl in een enkel geval belichting niet nodig is. Het bleekmiddel wordt als gel op de elementen aangebracht en volgens voorschrift belicht, van seconden tot minuten. Na enige minuten 'rust' wordt de procedure herhaald. Hi-Lite, een SiO_2-gel met 30% H_2O_2, bevat een kleurindicator, die aangeeft wanneer het zijn werkzaamheid wat betreft peroxide na enkele minuten verloren heeft.

Indicatie

Het merendeel van de verkleuringen kan extern worden gebleekt, maar over het algemeen geldt wel de voorwaarde dat het pigment organisch is (of uit metaalzouten bestaat) en tot kleinere moleculen kan worden afgebroken. Verkleuringen die tot het glazuur beperkt zijn, zoals bij Turner-tanden en fluorose, zijn gemakkelijker be-

Tabel 6.3 Tijd benodigd voor snelbleken. Niet inbegrepen zijn het aanbrengen van rubberdam een dergelijke.		
lamp	bleekmiddel	benodigde tijd
halogeen	Quick White	3 × 110 minuten (30 sec. belichten)
	Polar Office	
	Opalescence Xtra	
– xenonhalogeen	Luma Arch	3 × 10 minuten
?	ClO_2	45 minuten
plasma (boog)		
– Rembrandt Sapphire	Rembrandt Whitening Plus	60 minuten
– Plasma	BriteSmile	3 × 20 minuten
– RemeCure Plasma		
Whitening Light	RemeWhite	3 applicaties in 60 minuten
kwik-halide	ZOOM	3 × 20 minuten
lasers*		
– diodelaser	LaserSmile	2 × 10 minuten (30 sec. belichten)
– argonlaser	QuickWhite (effectief?)	
polymerisatielampen	Hi-Lite	? × 7-9 minuten belichten
	Niveous**	3 × 15 minuten
	Opalescence Xtra Boost***	4 × 15 minuten (30 sec. belichten/tand)
LED	BriteSmile	
– Luma-lite	LumaCool	3 × 8 minuten
– Contrast BT cool	Contrast AM#	2 × 15 minuten (3 × 20 minuten)##
Infrafil	H_2O_2	tot men tevreden is

* De CO_2-laser kan worden toegepast met bleekmiddelen die geen foto-initiator bevatten.
** Facultatief: belichten met gewone polymerisatielamp.
*** Wordt chemisch geactiveerd. Facultatief: belichten met gewone polymerisatielamp.
\# Ook met andere lampen dan LED.
\#\# Als de verkleuring ernstig is.

reikbaar voor de vrije radicalen dan die in het dentine, en zullen dan ook sneller bleken.

Over de gehele linie lichtelijk verkleurde gebitten of relatief donkere elementen kunnen snel in de praktijk worden gebleekt. Ook voor het lichter maken van enkele gelokaliseerde vlekken met waterstofperoxide en warmte is deze methode een goede manier, eventueel na enige beslijping.

Voor- en nadelen

H$_2$O$_2$ op een gaasje/watten werd dikwijls verwarmd met verhitte instrumenten, wat omslachtig was omdat het instrument telkens weer boven een vlam moest worden verhit, waarbij de controle over de temperatuur op zijn best matig is. Alternatieve warmtebronnen zijn een gewone gloeilamp, de Infrafil-lamp en verwarming van het waterstofperoxide in een metalen bakje (figuur 6.5).

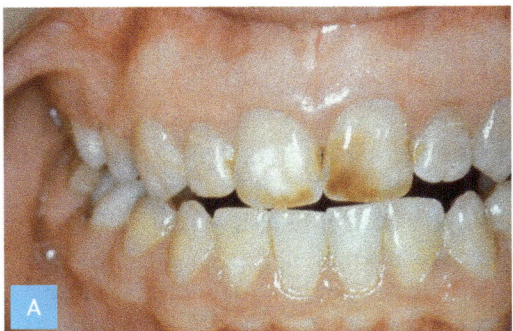
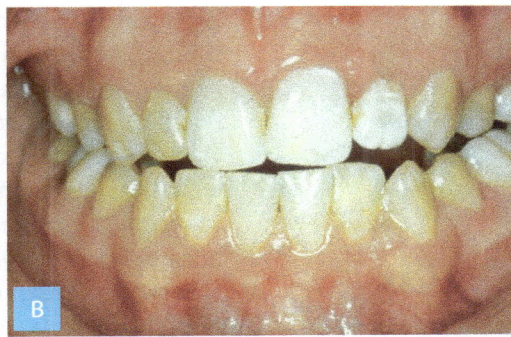

Het belangrijkste voordeel van het huidige snelbleken is dat binnen korte tijd, zeg één uur, goede resultaten kunnen worden bereikt (zie ook 'effectiviteit'). Het snelle resultaat motiveert de patiënten ook om, indien nodig, thuis verder te bleken. Niet onbelangrijk is dat de patiënt de verantwoordelijkheid in handen van de tandarts laat.
De nadelen zijn: snelbleken is duurder dan zelf thuis bleken en de gingiva en huid moeten worden beschermd tegen de bleekmiddelen. Uitdroging maakt de elementen tijdelijk lichter, waardoor pas een week later het werkelijke resultaat kan worden beoordeeld; al na 15 minuten isolatie met rubberdam werd de kleurverzadiging van de elementen minder en werden L*- en a*-waarden hoger, om na circa 30 minuten weer terug te keren tot hun oorspronkelijke waarden (Russell et al., 2000). Middelen die water bevatten (10-20%) voorkómen de voor de patiënten teleurstellende terugval in kleur (Sulieman, 2005C). Hier moet alvast worden opgemerkt dat volgens een kritische beoordeling van artikelen ook 10% cabamideperoxide tot uitdroging leidt, reden om pas na twee weken de bleekresultaten te evalueren; wordt het effectievere (?) 15% carbamideperoxide gebruikt, dan neemt de kleurstabilisatie een nog langere tijd in beslag (Browning, 2007).
Bij snelbleken kan pulpale pijn optreden, maar die verdwijnt binnen enkele uren tot dagen. In hoofdstuk 7 wordt op het onderwerp pijn en daarmee samenhangende factoren nader ingegaan.

Figuur 6.5 A en B Waterstofperoxide en warmte (Infrafil-lamp) geeft goede en snelle resultaten voor lokale verkleuringen.

Effectiviteit

Onderzoeken met bleekmiddel én lamp versus alleen met het bleekmiddel mondden in het niet zo verre verleden uit in de conclusie dat beide even goed werkten (Heymann et al., 1997; Haywood, 1998; Blankenau et al., 1999). De fabrikant van ZOOM 2® meldt dat met de lamp en bleekmiddel de elementen 7,7 tinten lichter werden en met bleekmiddel zonder de lamp 6,1 tinten, een statistisch significant verschil, maar wel een dat klinisch weinig imponerend lijkt. Volgens Ziemba et al. (2005) wordt het bleekresultaat door belichting van het bleekmiddel dat een Fenton-activator bevat, met de Zoom2 lamp met 25% verbeterd. Het Discus Dental Zoom! Chairside System® (25% H_2O_2) is vergeleken met het Opalescence Xtra Boost Kit® bleeksysteem (38% H_2O_2). Beide systemen werden driemaal geappliceerd. De tandkleur verbeterde met zes tot negen tinten van de Vita-kleurenring, maar het eerstgenoemde systeem kwam er twee tinten beter uit dan het Opalescence-systeem. Met instrumentele kleurbepaling werd dit bevestigd en werd duidelijk dat het verschil niet in parameter *a (groenrode as) zat (zie hoofdstuk 3), maar in grotere verbeteringen in de parameter *b (de blauwgele as) en *L (zwart-wit) (Gallagher et al., 2002). Een voorbeeld (figuur 6.6) laat uitstekende resultaten van 'power bleaching' zien, maar zie de opmerking in het figuurbijschrift.

Tabel 6.4 toont duidelijk dat de effectiviteit van de lamp uitdrukkelijk samenhangt met het merk bleekmiddel dat werd geappliceerd en het type lamp waarme belicht wordt (Luk et al., 2004)*

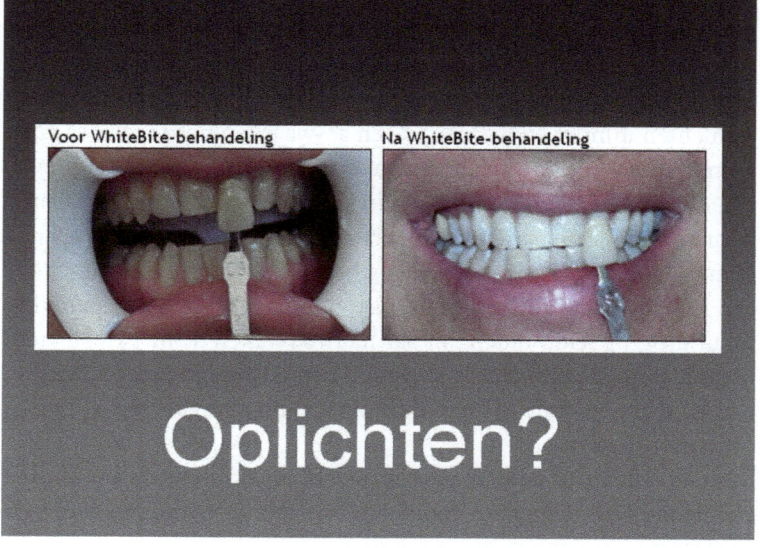

Figuur 6.6 *Goede resultaten worden behaald met snelbleken (met dank aan H.J. de Kloet). Zie echter ook paragraaf 6.6 voor commentaar op deze foto's.*

Tabel 6.4 Het bleekeffect van combinaties van vier lampen met vier bleekmiddelen en een placebogel (Luk et al., 2004)*

lichtbron	Opalescence Xtra	QuickWhite Laser Whitening System	StarBrite Power Pack	Nupro Gold Teeth Whitening Gel	placebo
	effect	effect	effect	effect	effect
halogeen	4	1	2	3	0
infrarood	2	4	4	1	0
argonlaser	0	3	3	1	0
CO_2-laser	1	3	2	1	0

* Het bleekeffect is uitgedrukt als het gemiddelde aantal 'tinten' (van de voorbeeldtanden van Vita Lumin Shade Guide) dat de elementen na een week in vitro bleken lichter waren geworden: 4 = 4-5 tinten, 3 = 3-4 tinten, 2 = 1-2 tinten en 0 = 0-1 tint.

Tabel 6.5 laat de resultaten van een ander onderzoek zien, waarbij opvalt dat bleken met Quick White *zonder lamp* bijna altijd effectiever was dan bleken met Polar Office *met welke lamp* dan ook. Interessant is dat Polar Office geactiveerd met de diodelaser beter werkte dan door activatie met de (xenon)halogeenlamp, terwijl de laatstgenoemde door de fabrikant is aanbevolen. De tabel laat ook zien dat bleken met middel én lamp er beter uitkomt dan zonder lamp (Sulieman, 2005F).

Tabel 6.5 Kleurverbetering door bleken met vier powerlampen, gecombineerd met drie gels gebaseerd op 35% H_2O_2 (Quick White, DMDS; Opus Mix, Medivance Instruments; Polar Office, SDI Limited). De verbetering is uitgedrukt als het aantal tinten (Vita-kleurenring) dat de elementen lichter werden (Sulieman et al., 2005F)

	Quick White	Opus Mix	Polar Office	alleen lamp
bleekmiddel bedoeld voor:	plasma lamp én xenon/halogeen	diodelaser	halogeen	
belicht (seconden)	9 × 6	3 × 30	5 × 30	
bleekduur	30 minuten	30 minuten	15 minuten	
lamp (merk)				
xenon/halogeen (Luma Arch)	14,6	13,8	7,2	0
plasma (Apolite)	14,4	12,0	4,8	0
halogeen (Optilux 501)	12,6	12,0	9,2	0
diodelaser (Velopex)	13,2	9,6	9,6	0
géén lamp	9,4	6,6	4,6	0

In een ander onderzoek gaf Opalescence Xtra White® met xenonlamp betere resultaten dan Opus White® geactiveerd met de diodelaser, hoewel beide behandelingen tot lichtere elementen leidden (Wetter et al., 2004).

Wie denkt dat één zitting met snelbleken volstaat, kan bedrogen uitkomen. In de jaren negentig werd vastgesteld dat meer dan één tandartsbezoek nodig is om een optimaal resultaat te verkrijgen (Goldstein, 1997; Hein et al., 2003; Kugel, 2003; Papathinasiou et al., 2002). De Silva Gotardi et al. (2006) bleekten met een xenon/halogeenlamp (de Luma Arch) en de daarbij behorende katalysator (poeder) met 35% H_2O_2 in drie cycli van acht minuten. Per visite werden de elementen 2,1 tot 3,7 tinten lichter (Vita-kleurenring). Van de 73 patiënten waren er na één tot vier sessies 58 tevreden; de anderen bleekten tussendoor ook nog thuis. Zij die 3-4 afspraken nodig hadden voordat zij tevreden waren, hadden als uitgangskleur C2 tot B4, terwijl degenen met de kleuren A1 tot C1 al na één of twee sessies tevreden waren. Zes maanden later was enige herkleuring waar te nemen. Toch werd onlangs gemeld dat met ZOOM 2® de behandeling binnen tweemaal één uur voltooid was en dat de tanden na twee weken de juiste witte kleur hadden, witter dan – volgens een illustratie – 'de A1-kleur van een kleurenring' (Beekmans, 2006). Met andere bleekmiddelen en lampen kunnen (zie tabel 6.6) ook snelle en goede resultaten worden behaald.

Bleken met een argonlaser (5 × 30 seconden) en 35% H_2O_2, volgens voorschrift van de fabrikant (QuickWhite Laser Whitening System® van Lumachem), lukte niet. Mogelijk moest langduriger worden gebleekt (Jones et al., 1999). Later werd gevonden dat 35% carbamideperoxide met de argonlaser even goede resultaten gaf als met een halogeenlamp. Opmerkelijk genoeg was 37% carbamideperoxide (Whiteness Super®, Ultradent) minder effectief dan 35% van Opalescence Quick® (Cesar et al., 2005).

Het lijkt verantwoord om te stellen dat met snelbleken, inclusief het aanbrengen van rubberdam enzovoort volgens de richtlijnen van de fabrikanten, zoals samengevat in tabel 6.4, vaak binnen één tot twee uur goede resultaten worden behaald.

6.4.2 BLEKEN IN DE WACHTKAMER

Met 35% carbamideperoxide (van Opalescence en WHITEsmile) kan in de wachtkamer worden gebleekt (in de VS wordt het meegegeven naar huis).

Indicatie

De methode lijkt geschikt voor patiënten die hun elementen te donker vinden, maar ernstig verkleurde gebitten kunnen beter met snelbleken worden behandeld. Het bleken in de wachtkamer kan voorafgaan aan het onder supervisie thuis laten bleken en motiveert de patiënt. De methode kan ook dienen om na verloop van tijd na bleken weer donkerder geworden tanden te behandelen.

Werkwijze

Het materiaal, 35% carbamideperoxide (in de koelkast te bewaren om voortijdig verlopen te voorkomen), wordt effectiever door het 'spuitje' enkele minuten onder warm water te houden. Het materiaal wordt in de individuele lepel (hoofdstuk 5.4) aangebracht, en de patiënt wordt naar de wachtkamer gestuurd. Regelmatig, (circa om de drie kwartier) wordt de inhoud van de lepel ververst. Na twee- tot viermaal verversen is het gebit een flink stuk witter. Mocht een overmaat zijn aangebracht, dan moet die met wattenrol of vinger worden verwijderd, omdat anders de gingiva al snel wit en pijnlijk wordt.

Voor- en nadelen

De wachtkamermethode werkt sneller (enkele uren op één dag) dan dagenlang thuis laten bleken, maar langzamer dan 'snelbleken'. De tandarts is minder tijd kwijt dan bij snelbleken, maar heeft wel een goede controle op het bleekproces, meer dan wanneer de patiënt thuis bleekt. Natuurlijk hoeft geen specifieke lamp (voor specifieke producten) te worden aangeschaft, maar er is wel een individuele lepel nodig. Vooral voor patiënten die een druk/onregelmatig leven hebben, komt de methode in aanmerking.

Effectiviteit

Het is verwonderlijk dat onderzoek naar deze bleekmethode ontbreekt. Gezegd is dat het relatief snelle in de wachtkamer bleken de patiënten aanmoedigt om thuis door te gaan met de bleekbehandeling, maar thuis verder bleken is naar onze ervaring lang niet altijd nodig.

6.4.3 THUIS BLEKEN DOOR DE PATIËNT ONDER SUPERVISIE VAN DE TANDARTS

Momenteel is (in de vs) thuis bleken onder supervisie van de tandarts het meest gebruikt, maar commerciële systemen rukken op, en snelbleken lijkt ook in de lift te zitten.

Thuis onder supervisie bleken met lepels

De gedachte achter thuis bleken is dat carbamideperoxide-gel, in een lage concentratie op het glazuuroppervlak gehouden gedurende enkele uren per dag, hetzelfde effect heeft als kortdurend bleken in de praktijk met een hoge concentratie bleekmiddel. In 1997 bleekte 91% van 8.000 ondervraagde Amerikaanse tandartsen, bijna twee derde liet dat door de patiënten thuis doen (Christensen, 2003).

Werkwijze

Eerst wordt de individuele lepel vervaardigd (zie hoofdstuk 5.4). De patiënt wordt voorgedaan hoe de gel in de lepel moet worden aangebracht en hoe de lepel in de mond wordt gezet. Er bestaat een ruime keuze aan gels, met 10% carbamideperoxide en meer (tot 22%), van verschillende merken. Opalescence Tooth Whitening Gel®, Colgate Platinum Daytime Whitening System® (pH 5,5-5,9) en Rembrandt (pH 6,1), tegenwoordig het nieuwe Rembrandt Lighten Bleaching Gel®, lijken de populairste (in de vs). Andere bekende merken zijn Denta-Lite® (pH 5,6), Nite White Excel® en Nite White Classic Whitening Gel® (pH 6,6-7,4). Nite White met ACP (Amorphous Calcium Phosphate; zie hoofdstuk 5) zit in een spuitje met twee reservoirs en een zelfmengende spuittip en is tevens verkrijgbaar als Turbo 3-day Formula®, dat in drie nachten zes tinten lichter zou maken, bovendien bestaan diverse Day White-uitvoeringen. Minder bekend in Nederland zijn Patterson Brand Tooth Whitening Gel, Karisma (pH 5,5), Nu Smile, Proxigel, Star Brite (de pH van 3,8 wordt 8-9 na menging met natriumhydroxide en siliciumpoeder), Perfecta, Nupro Gold Total Tooth Whitening System, Ultra-Lite, Springwhite (pH 5,8), de carbopolvrije Denta-Lite, Gly-oxide en White & Brite. Enkele andere merken zijn al in hoofdstuk 5 genoemd, zoals Contrast. Hiermee is de lijst verre van volledig. Hogere concentraties carbamideperoxide winnen terrein (Christensen, 1997), net als H_2O_2-gels voor thuisgebruik.

De labiale uitsparingen in de lepel worden gevuld met de gel, wat gemiddeld neerkomt op een kleine 700 mg gel, ongeveer de helft van de inhoud van een spuitje Opalescence en een kwart van een spuitje Vivastyle.

De patiënt heeft de keuze om tijdens het slapen te bleken (Nightguard), wat neerkomt op ± 8 uur, of tijdens het waken; dan dient hij de lepel 3-4 uur in te houden. Door de stroperigheid blijft de gel aan het glazuur hangen en lekt er maar een kleine hoeveelheid weg. Zo werd van Opalescence Tooth Whitening Gel na 15 seconden 87% van het volume van de gel vanaf gebitselementen en uit de lepel teruggewonnen, na twee uur was dat 50% en na tien uur 10%. De

degradatie is de eerste vijf minuten het grootst en verloopt daarna trager (Matis et al., 1998). De viscositeit zorgt dat verdunning door het speeksel traag verloopt, waardoor het vrijkomen van vrije radicalen over een langere periode plaatsvindt en de blekende werking lang aanhoudt. Om het bleekproces te bevorderen, voegen fabrikanten (LumArch, Polar Office) chemische stoffen aan de gel toe om de activatie te verbeteren en de penetratie in het glazuur te verhogen (Christensen, 2003). Tevens werd een H_2O_2-gel voor thuisgebruik geïntroduceerd. Een voorbeeld van dit alles is het Zoom!® Take-Home Whitening System, een 12% gel die na menging met een 'activatiematrix' 6% H_2O_2 bevat en zo is samengesteld dat het bleken wordt bevorderd door 1) een verbeterde penetratie en 2) een gecontroleerde activatie. Het middel bleek effectief (Maggio et al., 2003). Omdat het percentage actieve stof vlak na het aanbrengen snel afneemt en daarna trager, zou verversing van de gel in de lepel, zeg om de 30-45 minuten, een gunstig effect op het bleken kunnen hebben. Voor enkele merken (DentalLite, Spring White) is dat zelfs noodzakelijk. Verversen tijdens het slapen is niet of minder noodzakelijk, omdat 's nachts de speekselstroom afneemt, terwijl overdag door het vreemde voorwerp in de mond de speekselstroom gestimuleerd zal worden.
De patiënt wordt verzocht wekelijks in de praktijk terug te komen.

Voor- en nadelen
Het voordeel van thuis bleken is dat het gemakkelijk te doen is en dat het, ondanks het feit dat een individuele lepel nodig is, goedkoper is dan in de praktijk bleken. Toch kan het voor sommigen moeilijk zijn om de discipline op te brengen om wekenlang gedurende uren of 's nachts te bleken.
Het te gebruiken bleekmiddel is laaggeconcentreerd. Hoewel de carbamideperoxideproducten voor thuis bleken onder supervisie van de tandarts in verschillende concentraties verkrijgbaar zijn, zijn in de vs alleen enkele 10%-producten door de Dental Association goedgekeurd. Colgate Platinum Professional whitening System, Nite White Classic Whitening Gel en Opalescence Whitening gel (Hasson et al., 2007).
Zoals getoond, is de pH van een aantal merken thuisbleekmiddelen ± 5,5, maar bij veel merken is deze basisch tot neutraal. Het urenlang bleken zou met de zure middelen het glazuur net kunnen demineraliseren.
Een van de nadelen van thuis bleken is dat het bleekmiddel in contact kan komen met de gingiva en dat het kan worden ingeslikt, mogelijk met tandpijn en misselijkheid (hoofdstuk 7). De kans be-

staat ook dat de patiënt langer bleekt dan wenselijk is, al moet hij daartoe wel extra bleekmiddel zien te bemachtigen.

Effectiviteit

Het 's nachts thuis bleken zou net zo effectief zijn als het bleken in de praktijk (Haywood, 1992). De bleekresultaten verschillen per merk, ook als deze identieke concentraties van het blekende middel bevatten, maar in hoeverre dat klinisch relevant is, is nog een vraag. Wel zal een hoger geconcentreerd bleekmiddel, vaak een gel met carbamideperoxide (van 10 tot 22%) en tegenwoordig ook H_2O_2, in principe sneller bleken dan een lager geconcentreerd middel; zo kan met een 15% carbamideperoxide van Opalescence in vrijwel de helft van de bleektijd die nodig is met een 10% carbamideperoxide van Opalescence een vrijwel net zo goed resultaat worden behaald (Wiegand et al., 2005). Door enkele uren per dag bleken met 10% of 17% carbamideperoxide werden na één week gelijke resultaten geboekt, maar na de eerste drie dagen werd met 10% geen en 17% enige kleurverandering waargenomen (Braun et al., 2007).

Al na enkele dagen tonen niet-pathologisch donkere gebitten een duidelijke verbetering. Soms vertoont het glazuur na enkele dagen witte vlekken, terwijl de rest van het glazuur onveranderd is, vermoedelijk een gevolg van plaatselijke verschillen in de structuur en samenstelling. Na twee tot zes weken is echter het gehele glazuur enkele tinten egaal lichter geworden (figuur 6.7, 6.8 en 6.9). Het grootste effect treedt over het algemeen binnen twee weken op (Fasarano, 1992).

Veel verkleuringen kunnen met lepels thuis worden gebleekt, zij het soms moeizaam. Tanden die door veroudering donkerder zijn geworden, kunnen binnen twee tot drie weken, maar soms pas na zes weken, door 6-8 uur dagelijks bleken de kleur van vroeger herkrijgen (Haywood & Heymann, 1989), maar echt donker geworden tanden door roken vergen een thuisbleekperiode van circa drie maanden. Donkerbruine fluorotische en verouderingsverkleuring moesten vele maanden worden behandeld, maar dan is het succespercentage 97. De verkleuringen door tetracyclines blijven maandenlang onveranderd om plotseling een goed resultaat te tonen, zij het bij niet meer dan 75% van de patiënten. Dat kostte de patiënten 600 tot 1200 uur, maar als de verkleuring vooral in het cervicale gedeelte van de elementen waren gelokaliseerd, waren de resultaten zeer mager (Haywood et al., 1994). Matis et al. (2002) lieten ook tetracyclineverkleuringen thuis bleken, met 10, 15 en 20% carbamideperoxide. De eerste maand verliep het bleken het snelste, door de hogere concentraties meer dan door de lagere, maar de laatste

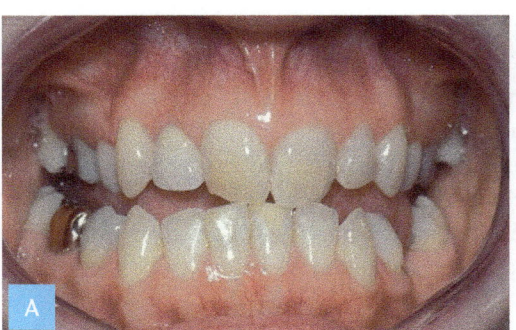
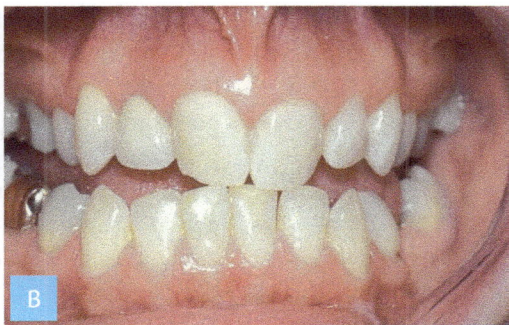

Figuur 6.7 A en B Voor en na tien dagen thuis bleken onder supervisie van de tandarts.

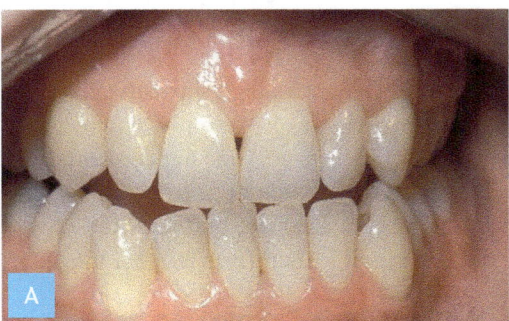
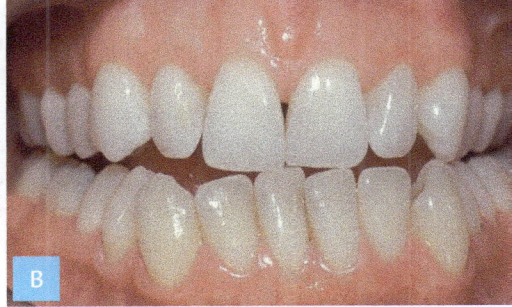

Figuur 6.8 A en B Voor en na tien dagen thuis bleken onder supervisie van de tandarts.

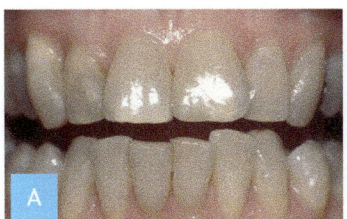
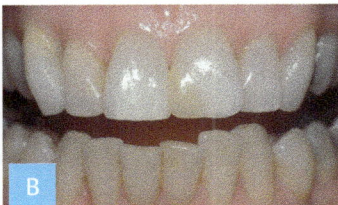
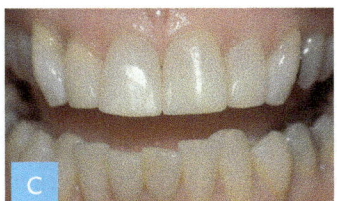

Figuur 6.9 Voor (A) en na thuis bleken (B) (met dank aan H.J. de Kloet). De composietrestauratie in element 12 wordt door bleken niet witter en werd gedeeltelijk (alleen oppervlakkig) vervangen (C).

veroorzaakten minder vaak tandpijn. Na zes maanden bleken was 91% van de patiënten ten minste enigszins tevreden, drie maanden later nog 85%. Ook in geval van dentinogenesis imperfecta zijn goede resultaten behaald (Croll & Sasa, 1995). Over het bleken van gebitten met amelogenesis imperfecta ontbreken rapportages.

Haywood (1992) concludeert op grond van een aantal onderzoeken dat 90% van de verkleuringen met thuis bleken effectief wordt behandeld (uitgezonderd de tetracyclineverkleuringen, die veel meer tijd vergen).

Tussen 1989 en 1999 werden in de vakpers 600 Engelstalige artikelen over bleken gepubliceerd, waaruit Niederman et al. (2000) een selectie maakten. Selectiecriteria waren dat gebleekt moest zijn 1) bij patiënten (dus geen *in-vitro*-onderzoek), 2) met 10% carbamideperoxide, 3) in individuele lepels, 4) met een rapportage over kleurverandering in tinten (kleurring) en 5) plaque en gingivitis (veiligheid). Tot slot 6) moest het onderzoek controles bevatten. Als aan vijf van de criteria was voldaan, werd dat onderzoek voor nadere analyse geaccepteerd; hierdoor bleven er zeven onderzoeken over (en moesten andere, daarom nog niet waardeloze, onderzoeken uitvallen). De belangrijkste conclusies zijn samengevat in tabel 6.6.

Tabel 6.6 Gemiddelde verandering in tandkleur door thuis bleken met 10% carbamideperoxide (Niederman et al., 2000)	
merk	tinten lichter (SD)
Opalescence	11,4 (8,6)
Colgate Platinum	7,1 (-)
Rembrandt	5,3 (1,3)
Proxigel	4,7 (0,2)
White & Brite	3,6 (2,1)
gemiddeld	5,9 (4,0)

Opalescence bleekte significant beter dan de vier andere merken. Opvallend was dat noch de bleekduur (in weken) noch de bleektijd (minder dan 4 uur/dag versus 's nachts) de uitkomsten statistisch beïnvloedden. Plaque noch gingivitis werden ongunstig door bleken beïnvloed (zie ook hoofdstuk 7).

Over het gemiddelde bleekeffect (5,9 tinten (shades) in tabel 6.6) moet nog een opmerking worden gemaakt. Voorafgaande aan het bleken kan niet tegen patiënten worden gezegd dat hun tandkleur gemiddeld bijna zes tinten lichter zal worden. In feite mag maar bij 20% een dergelijke verbetering worden verwacht en wordt bij 73%

het gebit twee tinten lichter, maar men kan wel een product kiezen waarmee bovengemiddelde resultaten worden behaald. Zelfs dat is, gezien de standaarddeviaties, uitdrukkelijk geen garantie dat met het best blekende middel bij een bepaalde patiënt een beter resultaat zal worden behaald dan met een ander bleekmiddel (Niederman et al., 2000). Rembrandt® bleek in een ander onderzoek (drie weken 's nachts) beter te bleken dan Proxigel® en White & Brite®. Werd in die drie weken maar drie uur per dag gebleekt, dan deed Proxigel vrijwel niets (Reinhardt et al., 1993). Met Opalescence®, Nite White® en Platinum®, die alle even effectief waren, werd na gemiddeld 2,4 nachten het eerste begin van bleking vastgesteld (Tam, 1999). Platinum® en Rembrandt® maakten in twee weken (2 uur/dag) de elementen gemiddeld drie tinten lichter (Godder et al. 1993).

Zoals gezegd bestaan tegenwoordig andere merken en hogere concentraties carbamideperoxide- en H_2O_2-gels. Het is onbegonnen werk om alle merken en concentraties te noemen.

Bleken met whitening strips onder supervisie

De strips, bijvoorbeeld Crest Professional Whitestrips®, bevatten zo'n 150-200 mg adhesieve gel met waterstofperoxide (figuur 6.10). Oorspronkelijk was dat 5,3 en 6,5% H_2O_2-gel, tegenwoordig ook wat meer. De tandarts kon en kan aan patiënten de strips mee naar huis geven, maar zij worden ook als over-the-counter producten verkocht. Het laatste is reden om ze verderop nader te bespreken.

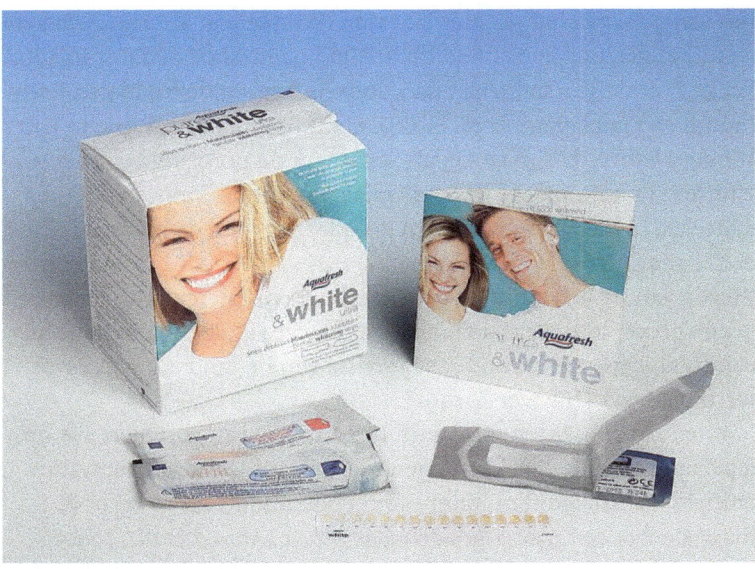

Figuur 6.10 Whitening strips.

6.4.4 THUIS BLEKEN MET COMMERCIËLE PRODUCTEN

Vroegere commerciële producten bleekten nauwelijks of niet en waren soms schadelijk. Maar de laatste jaren zijn effectievere middelen geïntroduceerd. Voor allemaal geldt dat niet eerst een diagnose wordt gesteld; soms is bleken helemaal niet geïndiceerd, bijvoorbeeld in geval van carieuze defecten, kaasmolaren, avitale onbehandelde elementen, interne resorpties, enzovoort. Ook de controle van het bleekproces door de tandarts ontbreekt.

Zuren/spoelmiddel/tandpasta, confectielepel (o.a. carbamideperoxide-gel)
Commerciële, zogenoemde driestapssystemen waren vooral in de vs populair en minder in Europa. Eerst werden de labiale vlakken 15 seconden lang geconditioneerd met bijvoorbeeld azijn- of citroenzuur (pH 2,6-3,8) en daarna 1-2 minuten lang gedept met 3-6% H_2O_2. Daarna moest gepoetst worden met een titaniumdioxide bevattende tandpasta, wat een wit pigment op de tanden afzette, dat daar maar kort aanwezig bleef (Haywood, 1992; Ouelet et al., 1992; Wandera et al., 1994). White Brush, Alba Bleaching, Magic White, Ultra White en Natural White waren enkele merken. Tegen deze over-the-counter middelen is door de Amerikaanse Food and Drug Administration om begrijpelijke reden gewaarschuwd. Maar door bijvoorbeeld Magic White, waarbij eerst met citroenzuur (pH 6) gespoeld moest worden en daarna twee minuten gedept (met pH 4,6) en dan 30 seconden gepoetst, zou *in vitro* nauwelijks hard tandweefsel verloren gaan. Daar staat tegenover dat casuïstiek een verlies van 50% van het glazuur laat zien (Wandera et al., 1994). *In vitro* werd het glazuur door onderdompeling gedurende één uur in Ultra White® ernstiger aangetast dan door de beproefde middelen Rembrandt en Quick Start (35% H_2O_2). Na 15-uurs indompeling in Ultra White, Natural White en Quick Start nam de porositeit van het glazuur toe en veranderde het oppervlak, en 40 uur indompeling resulteerde in diepere porositeiten en spleetjes rond de prismata (Biter et al., 1993).

Bleken van de helft van het gebit met een commercieel systeem had geen succes, ook niet na 60 applicaties, terwijl de andere helft met een thuisbleekmiddel onder supervisie van de tandarts succesvol werd gebleekt (Haywood, 1992).

Momenteel zijn er ten minste 16 leveranciers van commerciële op lepels gebaseerde bleeksystemen met verschillende concentraties peroxide, smaakstoffen, pijnbestrijdende middelen, enzovoort, maar slechts een paar zijn adequaat getest (Anitua et al., 1990). Hoewel de professionele middelen meestal effectiever zijn dan de laaggeconcentreerde commerciële middelen (Maggio et al., 2003), bevatten sommige van de laatstgenoemde gelijkwaardige concentraties bleekstoffen. Het Rembrandt Superior Plus Bleaching System® bijvoorbeeld bestaat uit een 10% carbamideperoxide-gel die in een 'boil and bite'-lepel gebruikt wordt, samen met een vooraf blekende tandpasta (NaF Whitening Paste) en een mondspoelmiddel voor achteraf. De 'boil and bite'-lepels lekken en passen slecht, kunnen mechanisch irriteren, orthodontische krachten uitoefenen en het kaakgewricht schaden (Heymann, 1997; Kugel, 2003). Bovendien zijn andersoortige systemen op de markt gebracht, die in meerdere of mindere mate bleken: whitening strips en paint-on-gels.

Whitening strips/wraps met H_2O_2-gel

Relatief nieuw zijn bleekmiddelen op een polyethyleenstrip, die als het ware als een pleister op de labiale vlakken van de elementen worden aangebracht.
Er bestaan enkele merken strips en wraps. De oorspronkelijke Crest Whitestrips® (Procter & Gamble) bevatten 5,3% H_2O_2. Daarna werden de Crest Professional Whitestrips® met 6,5% H_2O_2 (200 mg gel met 13 mg H_2O_2) geïntroduceerd, die in totaal 21 uur dienden te worden aangebracht. Vervolgens de Crest Whitestrips Premium® met 10% H_2O_2 (130 mg gel met 13% H_2O_2) (Gerlach, 2002; Donly et al., 2005).
Nieuw zijn de Whitening Wraps® (Ranir Corporation) die 8% H_2O_2 bevatten.

Werkwijze

De strips, verschillend van vorm voor het boven- en onderfront, zitten tegen uitdroging per stuk verpakt. Nadat de verpakking is geopend, wordt de buigbare polyethyleen strip van zijn ondergrond afgepeld en tegen de frontelementen (boven of onder) aangedrukt, waarbij de striprand net tot de gingiva reikt (figuur 6.11).
Dit dient volgens de fabrikant tweemaal daags 30 minuten lang gedurende 2-3 weken te geschieden, tenzij tandpijn optreedt, want dan mogen zij maar eenmaal per dag worden aangebracht of moet men de behandeling stoppen.
Van Whitening Wraps Advanced® zegt de fabrikant dat ze, in tegenstelling tot de Crest-strips, gemakkelijker en netter zijn aan te brengen, omdat het bleekproduct niet in gelvorm, maar in poedervorm aanwezig is; het speeksel maakt het werkzaam. De wraps worden gedurende twee weken maar eenmaal per dag aangebracht.

Figuur 6.11 A t/m C
Gebruik van de whitening strips.

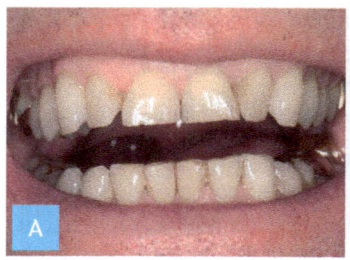
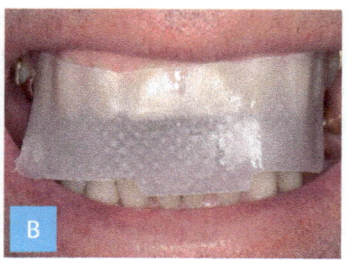
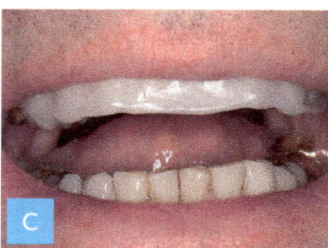

Ze bedekken aan weerszijden één element meer dan de strips en zijn wat goedkoper.

Voor- en nadelen

Nadeel van strips is dat het bleekmateriaal met de gingiva in aanraking zal komen, hoewel niet lang genoeg voor echte schade. Belangrijker lijkt dat een bleekmiddel in een lepel in beter contact met het gebitselement wordt gebracht en gehouden. Vooral elementen die wat naar linguaal staan, kunnen contact ontberen. Qua prijs is bleken met de strips voordeliger dan het thuis bleken met een lepel.

Effectiviteit

Dat de strips daadwerkelijk ontkleurden, is in onderzoek aangetoond. Jammer genoeg is een aantal publicaties hierover (onder leiding van Gerlach, betaald door de fabrikant) verschenen in extra nummers gesubsidieerd door de fabrikant. Dat maakt die publicaties enigszins verdacht, maar gesteld wordt dat wel 'peer review' heeft plaatsgevonden.
Na afloop van de door de fabrikant aanbevolen bleekperiode met de strips was de tandkleur duidelijk verbeterd (Gerlach & Barker, 2003). Na twee weken was een winst van twee tinten bereikt (Gerlach & Zhou, 2001). Ook is een hogere gemiddelde kleurafname van 5,5 tinten gemeld en voor een kwart van de proefpersonen zelfs van acht tinten. Jongeren reageerden beter dan ouderen en een erg donkere beginkleur was nadelig. Dus, patiënten met een milde

verkleuring, in het bijzonder jongeren, toonden de grootste verbetering (Gerlach et al., 2003). Echter, Luo et al. (2007) zagen dat hoe donkerder en geler de tanden bij aanvang waren, des te geprononceerder het bleekeffect was. Terzijde, zij stelden evenals Mohan et al. (2008) tevens vast dat de WIO index (zie hoofdstuk 3.3.1) de beste was om veranderingen in de mate van witheid vast te stellen. In sommige omstandigheden moest met de 6,5% strips een lange periode worden gebleekt: de strips die twee maanden lang tweemaal daags werden aangebracht, hadden een beter resultaat voor tetracyclineverkleuring (6,6 tinten lichter, Vita-kleurset) dan thuis gedurende twee maanden urenlang bleken met 10% carbamideperoxide in lepels (4 tinten lichter) (Kugel et al., 2002).
Een nadeel van de strips is dat elementen in malpositie niet altijd even gemakkelijk in aanraking komen met de strip.
Met de wraps worden de tanden in zeven dagen witter, maar hoe wit? Onderzoek naar dit zeer jonge product is nog schaars. Na tweemaal daags dertig minuten bleken gedurende zeven dagen waren de elementen door de strips gemiddeld 7,3 tinten op de True Bioform Colored Shade Guide® lichter geworden en door de wraps tien tinten (Matis et al., 2005).

Paint-on-producten
Om het thuis bleken te vereenvoudigen, zonder tussenkomst van de tandarts, zijn commerciële, dun vloeibare gels op de markt gebracht, die met een klein borsteltje op de tanden worden 'geschilderd', net zoals nagellak op nagels (figuur 6.12). Vandaar de benaming 'paint-on'-gel.
Paint-on-blekers bestaan in verschillende concentraties en als verschillende middelen. Crest Night Effects® (Procter & Gamble) bevat 19% natriumpercarbonaatperoxide ($\sim$ 5,3% H_2O_2). Colgate Simply White® (Colgate Palmolive Company) 18% carbamideperoxide ($\sim$ 6,5% H_2O_2), ook bekend als Colgate Simply White Clear Whitening Gel®. In Colgate Simply Night White® zit 8,7% H_2O_2. Uit deze gels komen de actieve producten langzaam vrij. Ook Vivastyle bracht een paint-on product op de markt (VivaStyle Paint On Plus); hieruit komt binnen 10 minuten vrijwel al het peroxide vrij.

Werkwijze
De paint-on-producten worden tweemaal daags voor 30 minuten per keer aangebracht, maar de Night White slechts eenmaal, voor het slapen gaan. Na 30 seconden drogen plakt de gel op de elementen, alwaar hij langzaam oplost. Tijdens het bleken kan de

Figuur 6.12 Paint-on-product dat als een lak op de elementen wordt 'geschilderd'.

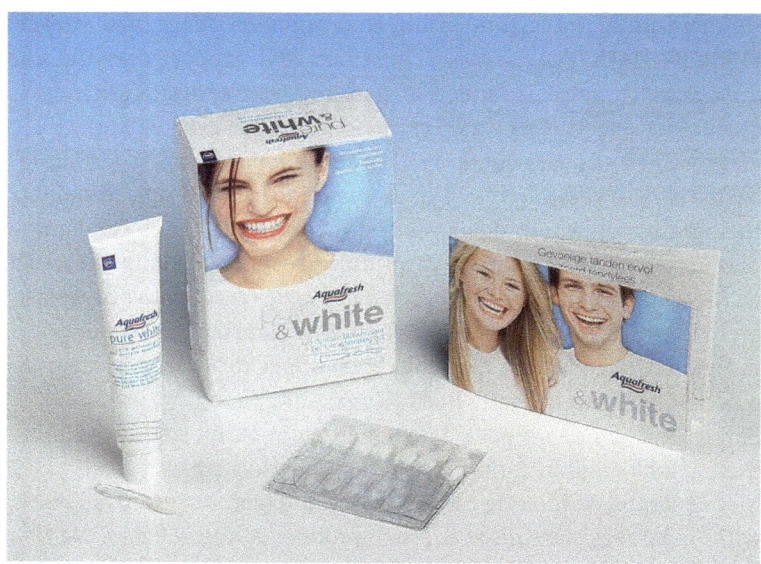

patiënt zijn bezigheden en werkzaamheden hervatten. Het materiaal zou gemakkelijk en snel zijn aan te brengen.

Voor- en nadelen
Het middel leent zich bij uitstek om selectief te worden aangebracht. Een nadeel bij het gebruik van de paint-on-bleekproducten, en in feite geldt dit voor elk commercieel product, is dat vooraf geen diagnose van de verkleuringsoorzaak wordt gesteld. Een tweede nadeel zou kunnen zijn dat de lak niet lang genoeg aan de tanden hecht om effectief en voldoende te kunnen bleken.
Het aanbrengen van de dunne gel op het gehele labiale vlak lukt ook niet altijd even goed. Vooraf drogen van de elementen met een washandje of papier (tissues) is aan te raden. Het is voorts aanbevelenswaardig om tijdens het bleken af te zien van eten, drinken, spoelen en zelfs van onnodige lip- en tongbewegingen, om de lak niet te verwijderen. Dat de lak echter redelijk beklijft, blijkt uit de bevinding dat na een nacht slapen met Crest Night Effects® paint-on, waaraan een blauwe kleur was toegevoegd, nog zo'n 75% ervan op de elementen aanwezig was (Date et al., 2003).

Effectiviteit
Hoewel maar een dun laagje blekend agens op de elementen wordt aangebracht, oefent het toch een blekende werking uit. Na drie weken tweemaal daags gedurende 30 minuten Colgate Simply

White Clear Whitening Gel® (18% carbamideperoxide) was de tandkleur met de aanvangsscore A3 en hoger (Vita) met gemiddeld 3,8 tinten verbeterd (Nathoo et al., 2002). Eenzelfde regime, maar dat gedurende twee weken, liet een verbetering met 3,6 tinten zien (Gambarini et al., 2003). Met hetzelfde middel en dezelfde aanbrengmethode als Nathoo et al. (2002) gebruikten, werd, qua oppervlak en intensiteit, een afname van circa 25% verkregen van extrinsieke 'stain' en nam de 'overall stain' met een derde af (Ayad et al., 2002). Het doet merkwaardig aan dat in het laatst geciteerde onderzoek niets wordt gezegd over een intrinsieke kleurverandering. Joiner en Thakker (2004) deden dat wel: Colgate Simply White® en een nieuwe 6% H_2O_2 paint-on, Xtra White® genoemd, bleken beide even goed, zowel voor intrinsieke als extrinsieke verkleuring.

De Colgate paint-on whitening-gels met 18% carbamideperoxide en 8,7% H_2O_2 zijn met elkaar vergeleken. Zij waren even effectief (Nathoo et al., 2002).

De concentratie van het blekende middel in de paint-on-gels zou snel kunnen afnemen doordat het de mond in verdwijnt; dit in tegenstelling tot bleekmiddel in een lepel. Colgate Simply White (18% carbamideperoxide) is daarom met en zonder een afschermende polyethyleenstrip (2 dd/1 week) uitgeprobeerd. Met het L*a*b*-systeem werd vastgesteld dat de paint-on met strip tot betere resultaten leidde (Gerlach et al., 2005). Voor de goede orde wordt herhaald dat Gerlach werkt voor de fabrikant van de whitening strips, maar op zich hoeft dat geen reden te zijn om deze bevinding te betwijfelen.

Vermoedelijk werkt 's nachts bleken met paint-on beter dan overdag, al was het maar omdat het product langer op de elementen verblijft omdat de speekselproductie 's nachts minder groot is dan overdag.

Blekende tandpasta's ('whitening toothpastes')

De naam 'whitening toothpastes' is in veel gevallen onterecht, omdat zij geen blekend middel bevatten en de kleur van de gebitselementen zelf niet veranderen. Meestal komt hun werking neer op fysische en/of chemische verwijdering van verkleuringen op het tandoppervlak en, als zij zeer schurend zijn, verwijdering van een laagje glazuur.

Toch zijn er enkele tandpasta's die wel een peroxide bevatten, in lage concentratie. Gezegd is al (hoofdstuk 1) dat deze niet in de Europese Unie mogen worden verkocht als zij meer dan 0,1% peroxide of equivalent daarvan bevatten. Op internet geven de websites van de fabrikanten echter geen uitsluitsel over het percentage peroxide – en ook niet over de pH. Hoewel voor zover ons bekend deze pasta's niet in ons land te koop zijn, wordt een aantal hier toch genoemd.

Advance White® (Arm & Hammer) met 'baking soda' (zuiveringszout), met vloeibaar calcium en fluoride, bevat ook peroxide.

Van Colgate Simply White Toothpaste® (Palmolive Colgate) wordt gezegd dat het abrasivum in combinatie met 'geactiveerd waterstofperoxide' (afkomstig uit 18% carbamideperoxide) extrinsieke en intrinsieke verkleuringen verwijdert, tegen cariës beschermt, tandsteen tegengaat en een frisse adem geeft (Hoic et al., 2004). Het product, in gelvorm, is op een aantal nevenwerkingen bekeken en kwam daar goed uit naar voren (Slezak et al., 2002). Daarnaast bestaat ook Colgate Whitening Fluoride Toothpaste® met bleekmiddel. Plus White Xtra Whitening Toothpaste® (CCA) en Ultra Brite with Baking Soda & Peroxide Toothpaste® zijn andere Amerikaanse producten. Frontier Pharmaceuticals Inc. produceert DioxiBrite®), een tandpasta met chloordioxide (ClO_2).

Ten slotte bestaat Rembrandt Plus Whitening Toothpaste®, waarvan de fabrikant claimt dat na een half jaar door bij tweemaal daags gebruik de elementen vijf tinten lichter worden. In Rembrandt Dazzling White® zit behalve peroxide citroenzuur, dat erosief zou kunnen werken.

Door het dagelijkse contact met de tandpasta's, ook al zal dat niet veel meer dan een paar minuten per keer zijn, is het voorstelbaar dat het peroxide door maandenlang gebruik een blekend effect kan hebben. In de wetenschappelijke literatuur is hiervoor echter nauwelijks bewijs te vinden. Ter illustratie: een 18% carbamideperoxide paint-on-gel maakte elementen na drie weken 4,1 tinten lichter, terwijl poetsen met de blekende tandpasta de tandkleur met 0,4 tinten verbeterde (Nathoo et al., 2002). Was de proefperiode langer geweest, dan had de tandpasta wellicht meer effect gehad. In vergelijking met siliciumdioxide en 'baking soda' bevattende tandpasta's maakte applicatie van een tandpasta met natriumbicarbonaat (baking soda) én peroxide in het laboratorium elementen significant lichter (Kleber et al., 1998). Het natriumbicarbonaat verzesvoudigt de decompositie van H_2O_2 in vrije radicalen, maar na het poetsen blijft er onvoldoende van over om schade aan de zachte mondweefsels te kunnen toebrengen (Marshall et al., 2001).

Het meeste onderzoek naar de werking van de 'witmakende tandpasta's' is gericht op verkleurde aanslag op het element. Aquafresh Whitening verwijderde meer bruine en zwarte, harde 'stain' dan

Rembrandt Sensitive, dat weer beter werkte dan een gewone tandpasta (Tantbirojn et al., 1998). Colgate Tartar Control with Baking Soda & Peroxide Fluoride (en Aquafresh Advanced Whitening Rembrandt Plus Whitening Toothpaste) presteerde beter dan Crest Regular Fluoride tandpasta, maar het betrof verkleuring op het oppervlak (Yankell et al., 1999). In een eveneens op extrinsieke stains gericht onderzoek werd gevonden dat twee wittende tandpasta's (een met baking soda en peroxide en de andere met siliciumdioxide) gedurende drie maanden na professionele gebitsreiniging geen verkleuring kregen, terwijl dat met een gewone tandpasta wel gebeurde (Isaacs et al., 2001). In een vergelijkbaar, maar korter onderzoek werd voor soortgelijke tandpasta's hetzelfde geconstateerd (Ayad et al., 2002).
Wat andere effecten op het glazuur betreft: enig verlies van anorganisch materiaal zou kunnen plaatsvinden, maar als de pasta fluoride bevat, wordt weer remineralisatie bevorderd.
Een tweede effect kan zijn dat gingivitis wordt bestreden; dat bleek althans het geval met een experimentele tandpasta die thiocyanaat en enig carbamideperoxide bevatte (Rosin et al., 2002).
De enkele schaarse gegevens over slijtage van vulmaterialen door de bleekmiddelen bevattende tandpasta's zijn in hoofdstuk 7 vermeld.

6.5 Inwendig bleken van avitale tanden met natriumperboraat

De indicatiestelling spreekt voor zich; het gaat om avitale elementen die van binnenuit verkleurd zijn; vooraf polijsten maakt het mogelijk om de intensiteit van de verkleuring beter in te schatten. Het element zal al endodontisch behandeld zijn; zo niet, dan moet het toch die behandeling (eventueel herbehandeling) ondergaan. Gebleekt wordt met natriumperboraat. Voor het bleeksucces maakt het niet uit of de verkleuring door bloedafbraakproducten of door gedegradeerde eiwitten ontstond, maar wel of en welke endodontische vulmaterialen de oorzaak zijn; dan is het ontkleuren soms niet mogelijk of lastig. De duur van de bestaande verkleuring lijkt van geen belang voor de kans op succes (Howell, 1981), maar bij jongeren zal het bleken sneller gaan dan bij ouderen, door een grotere diameter van de dentinekanalen. Daarom is de optimale tijd waarbinnen carbamideperoxide in de pulpakamer moet worden vervangen bij jongeren korter dan bij ouderen, namelijk 18 uur versus 33 uur (Camps et al., 2007). 35% carbamideperoxide wordt namelijk ook aangeraden voor intern bleken (Higashi et al., 2007); het zou superieur zijn aan natriumperboraat en is minder zuur dan 35% H_2O_2.

De eerste rapportage van bleken van avitale elementen stamt uit 1850; daartoe werd 35% H_2O_2 in de pulpakamer ingesloten. Later werd natriumperboraat met water ingesloten. In 1961 werd water door 35% waterstofperoxide vervangen, om een beter bleekeffect te verkrijgen (Tredwin et al., 2006), maar in datzelfde jaar ging Spasser over tot het insluiten van natriumperboraat met water, om cervicale resorptie geïnitieerd door het zure waterstofperoxide (hoofdstuk 7) te voorkomen. Natriumperboraat is alkalisch (Weiger et al., 1993). Later werd in een endodontisch boek toch voorgesteld om 3% H_2O_2 met natriumperboraat gemengd in te sluiten, omdat dit mengsel effectiever bleekt dan perboraat alleen (Rotstein & Walton, 2002). Overigens is 3% H_2O_2 niet zuur (hoofdstuk 3). Maar aangetoond werd dat mengen met H_2O_2, in welke concentratie dan ook, niet nodig is en dat het niet uitmaakt welk vorm van natriumperboraat (mono-, tri- of tetrahydraat) wordt gebruikt (Ari et al., 2002; Weiger et al., 1994). Vanwege 'explosie'gevaar is het gebruik van alternatieve bleekmiddelen (bocasan of superoxol = 30% H_2O_2 plus ether) te ontraden.

Werkwijze

Controleer eerst of de kanaalvulling adequaat is (röntgenfoto) en of het wortelcement hard is. Dan wordt de pulpaholte gereedgemaakt voor het insluiten van het bleekmiddel. Daartoe moeten al het vulmateriaal en eventuele pulpaweefselrestanten, met aandacht ook voor de pulpahoorns, worden verwijderd; zo niet, dan zal herverkleuring snel optreden.

Om te zorgen dat het cervicale glazuur wordt meegebleekt, moet vanwege het S-vormige verloop van de dentinetubuli, het bleekmiddel tot circa 2 mm onder de glazuur-cementgrens worden aangebracht (figuur 6.13).

Figuur 6.13 A en B Om het cervicale glazuur te bleken, moet de kanaalvulling diep genoeg worden verwijderd.

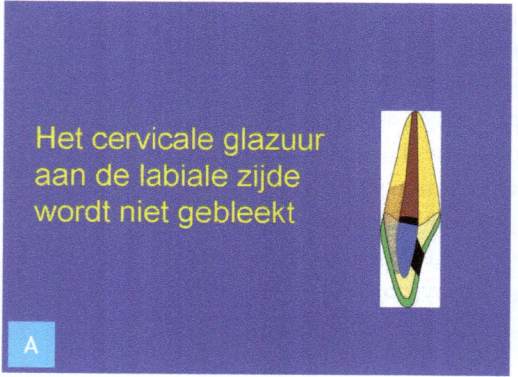
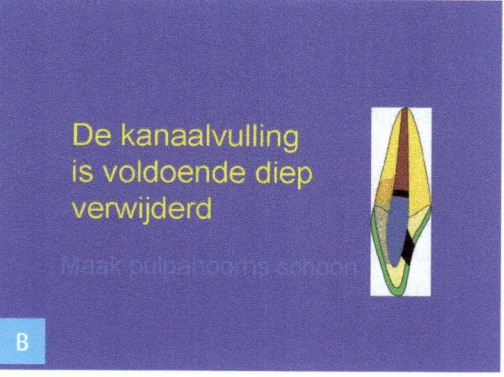

Op de guttaperchastomp wordt een dun laagje hermetisch afsluitend cement aangebracht, bijvoorbeeld van Vitremer® of Vitrebond® (3MEspe), om eventueel toch optredende lekkage langs de kanaalvulling te voorkomen. Die cementlaag moet enige dikte hebben, minimaal 1 mm. Daarom moet de kanaalvulling ten minste tot 3 mm onder de glazuur-cementgrens worden verwijderd. Dit kan worden gecontroleerd met een pocketsonde die beurtelings aan de labiale zijde wordt gehouden en in het element wordt gestoken. Labiaal moet de sonde 3 mm onder de gingiva reiken (figuur 6.14). Als sprake is van gingivaretractie, wordt ook het zichtbare deel van de verkleurde wortel gebleekt en geldt weer dat de sonde tot 3 mm onder de gingiva moet reiken. Mocht de pulpaholte geheel geoblitereerd zijn (maar verrassend vaak is een schijnbaar dichtgegroeid kanaal toch voor een dunne vijl toegankelijk), dan dient een kunstmatige pulpakamer en een begin van een wortelkanaal te worden geprepareerd.

Enige jaren geleden werd aangeraden om de pulpaholte van zijn smeerlaag te ontdoen door te etsen, maar aangetoond is (Casey et al., 1989; Horn et al., 1998) dat dit 1) het effect van het bleken niet vergroot, en 2) de kans vergoot dat bleekmiddel via de dentinekanalen naar het worteloppervlak doordringt, maar, zoals al indirect is gezegd, is dat niet erg zolang er geen hogere concentratie en dus zuur H_2O_2 wordt ingesloten. De pulpaholte kan desgewenst wel met natriumhypochloriet worden schoongespoeld.

Vervolgens wordt natriumperboraat (meestal tetrahydraat) met water gemengd tot een dun papje. Het korrelige papje wordt in de pulpaholte gebracht, nadat met een wattenpellet (of een wateropzuigend stukje papier) een eventueel teveel aan water is weggezogen (figuur 6.15a). Een amalgaampistool kan hiertoe dienen (figuur 6.15b).

De toegang tot de pulpaholte wordt daarna afgesloten met een tijdelijke vulling, die niet mag lekken; is dit wel het geval, dan zal het bleekmiddel wegspoelen en zullen (verkleurende) stoffen in de holte binnendringen. Een eugenolvrije tijdelijke vulling, bijvoorbeeld van cavit maar liever nog van glasionomeercement, is aan te

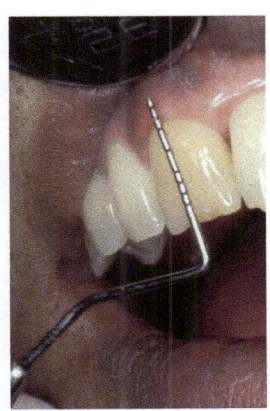

Figuur 6.14 Door de pocketsonde beurtelings in het element te steken en aan de buitenzijde te houden, wordt gecontroleerd of de kanaalvulling tot de juiste diepte is weggehaald.

Figuur 6.15 A Het teveel aan water in het papje van natriumperboraat wordt met een watje of met papier weggezogen.

Figuur 6.15 B Het aanbrengen van het papje in de pulpaholte gaat gemakkelijk met een amalgaampistool.

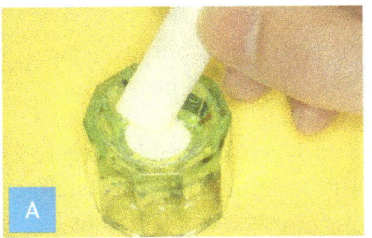
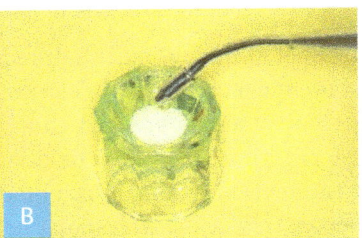

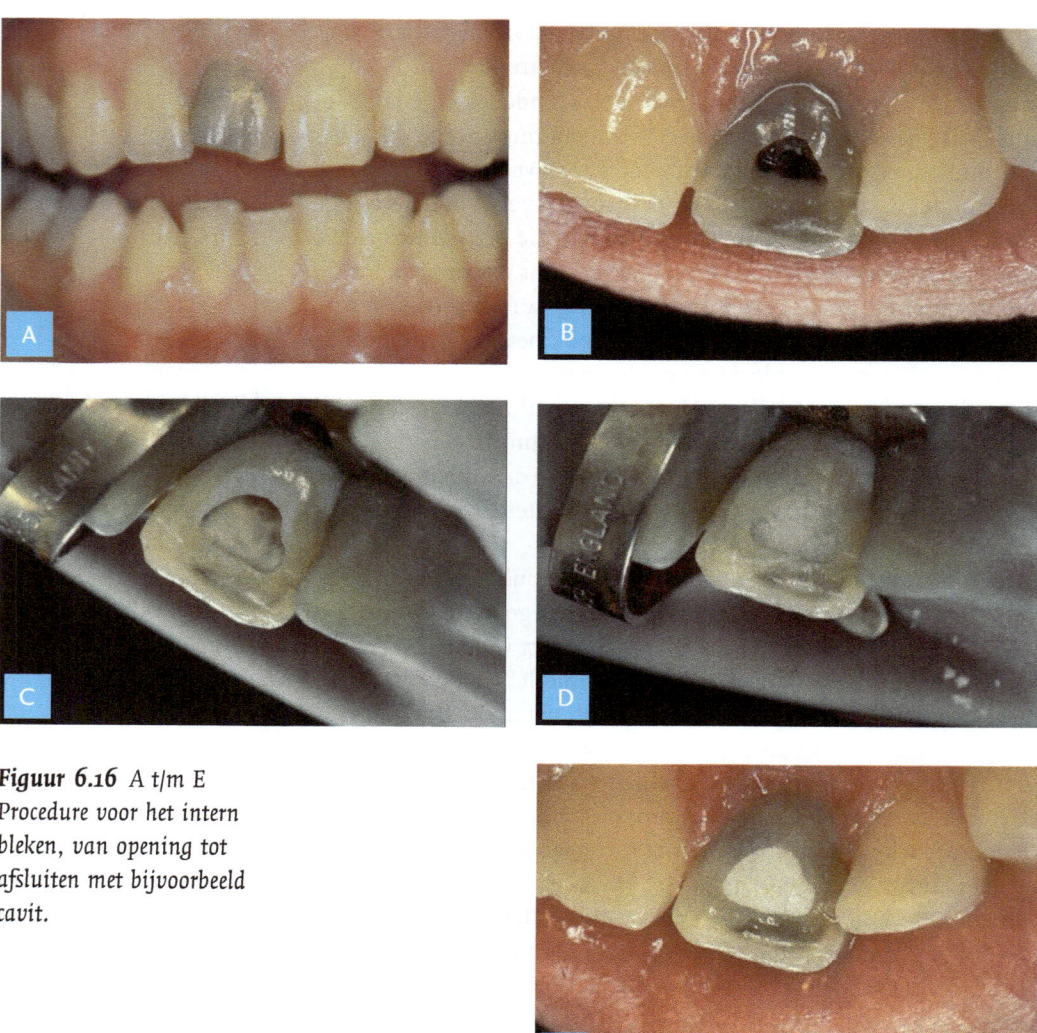

Figuur 6.16 A t/m E
Procedure voor het intern bleken, van opening tot afsluiten met bijvoorbeeld cavit.

raden in verband met de hechtkracht van een later aan te brengen definitieve restauratie van composiet. De procedure is in beeld gebracht in de figuren 6.16a-e.

Attin et al. (2003) raden om reden van gemak aan om eerst een wattenpellet gedrenkt in een composietadhesief op het natriumperboraat aan te brengen en uit te harden.
De procedure wordt om de drie tot vier dagen herhaald. Langere tussenperiodes zijn zinloos omdat het bleekmiddel daarna is uitgewerkt. Gebleekt wordt totdat het element wat witter is dan de

buurelementen, vanwege een geringe terugval in kleur. Geëxposeerde wortels kunnen echter donker blijven, terwijl het glazuur wel lichter wordt; dat geldt tevens voor extern bleken (Haywood, 2007).

Voor- en nadelen

Meestal volstaan enkele visites, die elk weinig tijd vergen, om het gewenste resultaat te bereiken, maar soms lukt het bleken niet. Echte nadelen kent de methode niet. Complicaties die kunnen optreden zijn periapicale pijn als de kanaalvulling toch lekt, doorschemeren van de definitieve restauratie als aan de labiale zijde het tandbeen tot aan het glazuur wordt weggehaald en natuurlijk de kans op een *fausse route* bij het prepareren van een kunstmatig begin van een kanaal in geval van obliteratie. Overigens lijkt het weghalen van veel labiaal dentine om bij (gedeeltelijke) mislukking van het bleken met een juist gekozen composiet een kleurcompensatie te verkrijgen onjuist, omdat daardoor geen egaal gekleurd labiaal vlak ontstaat en onnodig veel gezond tandweefsel wordt weggenomen, wat later voor bijvoorbeeld een kroonpreparatie nadelig is.

Een relatief voordeel in vergelijking met andere bleekmiddelen is dat waarschijnlijk onmiddellijk na de procedure kan worden gerestaureerd; immers, het bleekmiddel is uitgewerkt en dus zijn er geen peroxideresten meer aanwezig die de composietpolymerisatie zullen tegengaan. Desondanks sluiten sommigen eerst nog drie weken lang calciumhydroxide in of wachten één week om dan de pulpakamer goed uit te spoelen met natriumhypochloriet (maar zie hoofdstuk 7) en water of met katalase (Attin et al., 2003).

Effectiviteit

Vooraf moet de patiënt worden verteld dat het bleekeffect niet altijd adequaat is te voorspellen (figuur 6.17, 6.18 en 6.19).

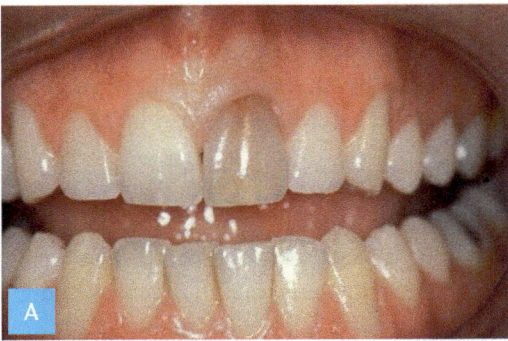 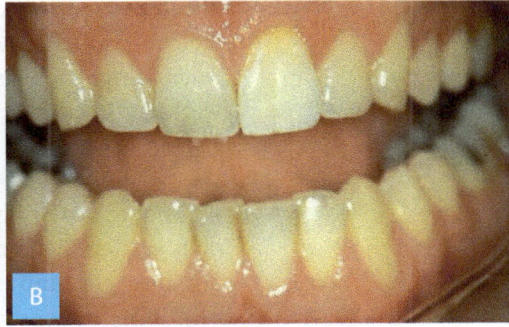

Figuur 6.17 A en B Voor en na intern bleken.

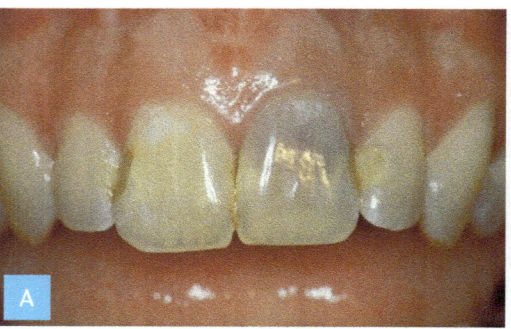 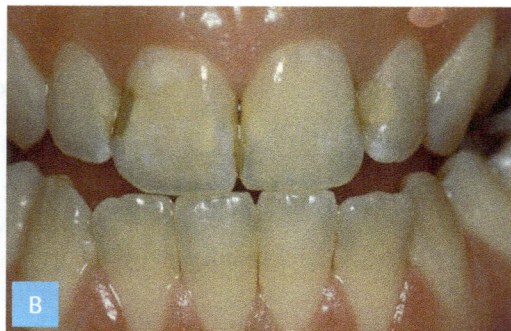

Figuur 6.18 A en B *Een tweede voorbeeld van intern bleken.*

Gezegd is al in hoofdstuk 4 dat tetracyclineverkleuringen door uitwendig bleken maar traag verbeteren en dat de elementen meestal wel lichter maar niet witter worden (Haywood, 1992) en in het huidige hoofdstuk is het resultaat van enig onderzoek naar het bleken van deze verkleuringen vermeld. Het lijkt erop dat door inwendig bleken de esthetiek meer verbetert dan door de uitwendige behandeling, wat ertoe heeft geleid dat inwendig bleken is gepropageerd (Abou-Ras, 1982), ook al impliceert dit dat endodontische behandelingen 'onnodig' worden uitgevoerd.

Of door wortelkanaalvulmaterialen veroorzaakte verkleuringen kunnen worden gebleekt, hangt af van dat materiaal (Van der Burgt & Plasschaert, 1986). Dat lukt in elk geval niet als de verkleuring bestaat uit metaalionen, bijvoorbeeld afkomstig van zilverstiften en amalgaam (Glockner & Ebeleseder, 1993), maar wel door oxidatieve effecten met vetten, eiwitten en nucleïnezuren.

6.5.1 INTERN-EXTERN BLEKEN

Met het thuisbleekmiddel carbamideperoxide in een lepel, die niet alleen aan de labiale zijde van een (of enkele) te bleken avitale element(en) maar ook aan de palatinale zijde ervan een reservoir (uitsparing) voor het bleekmiddel bevat, kan tweezijdig worden gewerkt: er wordt tezelfdertijd zowel extern als intern gebleekt.

Werkwijze

De endodontisch behandelde tand wordt linguaal geopend en opengelaten. Een goed afsluitend laagje glasionomeercement op de guttaperchastomp is vanzelfsprekend vereist. Sommigen pleiten ervoor om onder die cementlaag eerst calciumhydroxide aan te brengen, maar dat lijkt onnodig.

De patiënt vult met een injectietube de linguale caviteit zo goed

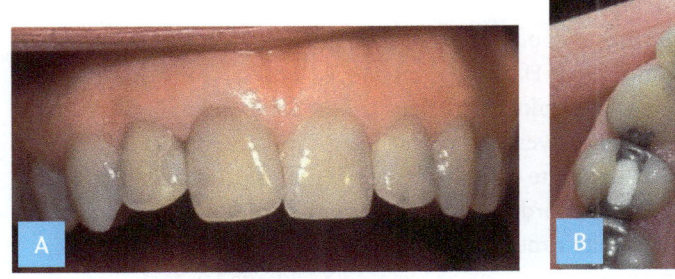
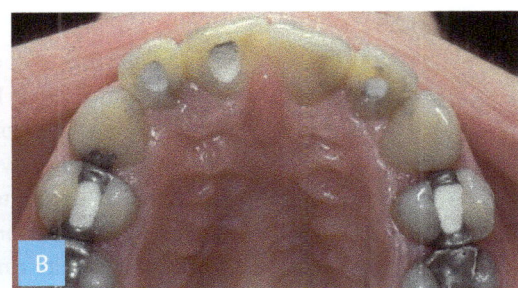
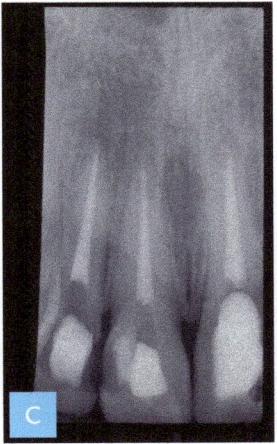
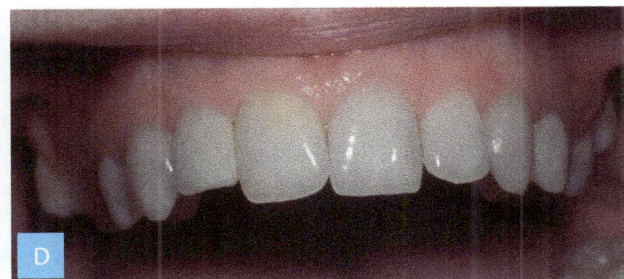

Figuur 6.19 A t/m D Hoewel extern bleken van vitale elementen die door tetracycline verkleurd zijn soms goed mogelijk is, moet intern bleken worden overwogen, zeker als de cervicale partij ernstig verkleurd is. Daartoe worden 'onnodige' endodontische behandelingen uitgevoerd. Het bleekresultaat is goed.

mogelijk met het bleekmiddel, een 10% carbamideperoxide, en zet daarna de individuele lepel, die normaalgesproken voor thuis bleken wordt gebruikt, met gevulde reservoirs in de mond. Dit wordt om de twee uur herhaald (Carillo et al., 1998; Liebenberg, 1997). Op momenten waarop niet wordt gebleekt, moet een wattenpellet in de caviteit voorkomen dat debris zich opstapelt in de caviteit. De patiënt zelf dient te controleren of het doel bereikt is, door te vergelijken met buurelementen.

Intern bleken gedurende 30 minuten met 35% H_2O_2-gel, gevolgd door inter-extern bleken thuis met 10% carbamideperoxide gedurende 14 dagen, maakte de tandkleur gemiddeld 13 tinten lichter (Deliperi & Bardwell, 2005).

Voor- en nadelen

Het belangrijkste voordeel is dat de patiënt een of enkele tandartsbezoeken bespaart. Daar staat tegenover dat een individuele lepel moet worden gemaakt. De patiënt is met deze methode duurder uit dan wanneer hij inwendig laat bleken door de tandarts. Een tweede nadeel is dat de mate van bleken pas achteraf door de tandarts kan worden gecontroleerd. Tot slot: ondanks de tijdelijke afsluiting van de linguale caviteit met watten, kunnen kleurstoffen en bacteriën binnendringen, met als risico eventuele lekkage langs de kanaalvulling en het binnendringen van kleurstoffen in het tandbeen.

Effectiviteit

Voor de avitale elementen zou vijf- tot achtmaal twee uur bleken volstaan (Liebenberg, 1997).

6.6 Keuze bleekmethode

In de jungle van de vele met elkaar concurrerende merken bleekmiddelen, die ook nog eens verkrijgbaar zijn in verschillende concentraties, is het moeilijk een duidelijk overzicht te houden.

De fabrikanten spannen zich in om hun producten zo gunstig mogelijk aan te prijzen. Om de resultaten met hun product wat mooier voor te stellen dan ze zijn, opereren sommigen op het randje. Met de moderne beeldbewerkingstechnieken is het niet moeilijk een foto gemaakt vóór de behandeling wat donkerder te maken en een tweede genomen ná de behandeling wat witter. Sommige fabrikanten voelen zich daarom geroepen om expliciet te zeggen dat zij zulke vergelijkende foto's niet hebben gemanipuleerd, maar dan is soms goed te zien dat er wel wat met de belichting is 'gespeeld', waardoor uiteindelijk een niet geheel waarheidsgetrouw beeld ontstaat (figuur 6.20).

Een extra complicatie is dat er weliswaar behoorlijk wat onderzoek naar bleekresultaten is verricht, maar lang niet altijd door belangeloze onderzoekers. Ter adstructie van dit laatste: onderzoek gedaan in dienst van of ten dienste van fabrikanten is gepubliceerd in extra nummers (supplementen) van wetenschappelijke tijdschriften, die door de fabrikanten (voor 100%) werden gesubsidieerd. Dit wekt wantrouwen, ook al werd in die extra nummers benadrukt dat er wel sprake is geweest van 'peer review', wat de juistheid van 'Materiaal en methoden' en 'Conclusies' dient te waarborgen.

Maar dan nog: lang niet alle producten zijn met elkaar vergeleken, en al helemaal niet de verschillende bleekmethoden, wat praktisch bezien ook niet mogelijk is. Het nadeel hiervan is evident. Product A

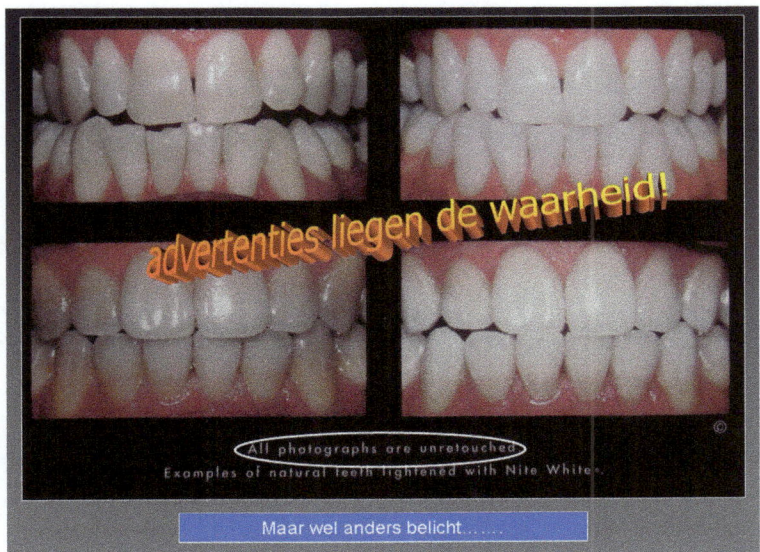

Figuur 6.20 Het bleekresultaat wordt door de fabrikant mooier voorgesteld dan het is, door voor en na het bleken het gebit onder een verschillende belichting te fotograferen (met dank aan H.J. de Kloet).

kan in onderzoek beter blijken dan product B, en C beter dan D, maar dat geeft nog geen uitsluitsel of dan product A of C moet worden gekozen. De verwarring wordt nog vergroot als de uitkomsten van twee onderzoeken naar dezelfde middelen niet of maar deels met elkaar overeenkomen. Daar komt volgens Hasson et al. (2006) nog bij dat onvolledige verslaglegging van de onderzoeksmethoden en resultaten tot een forse 'bias' leidt, dat trials niet gerandomiseerd waren en dat er meestal geen sprake is van dubbelblind onderzoek.

Toch is het mogelijk enkele uitspraken te doen.

1 Gele verkleuringen lenen zich goed voor snelbleken, maar ook voor thuis bleken. Bruine verkleuringen zouden het beste eerst in de praktijk gebleekt kunnen worden, gevolgd door thuis bleken; zij reageren minder snel, net als de blauwgrijze. Veelkleurige afwijkingen en bandvormige verkleuringen verbeteren wel, maar vaak blijven sporen ervan zichtbaar (Blankenau et al., 1999).

2 Snelbleken in de praktijk gaat gewoonlijk sneller (een of twee sessies) dan bleken met whitening strips (16 dagen) en veel sneller dan thuis 's nachts bleken met 10% carbamideperoxide, wat meer uren kost, maar minder dagen (6-7 dagen). Deze uitspraak wordt ondersteund met de resultaten van een onderzoek (tabel 6.7a), waarbij de tijd gemeten werd die nodig was om elementen ten minste zes tinten lichter te maken (Auschill et al., 2005).

Tabel 6.7a Met verschillende bleekmethoden (volgens de richtlijnen van de fabrikant toegepast) benodigde tijd om elementen zes tinten (Vita) lichter te maken en het aantal daarvoor benodigde dagen (Auschill et al., 2005)

bleekmiddel	procedure	tijd in uren (SD)	periode
Opalescence 30% H$_2$O$_2$-gel, lamp	15 minuten	0,8 (0,1)	~ 1 dag
Whitestrips, 5,3% H$_2$O$_2$, thuis	2 dd/30 minuten	16,0 (3,2)	~ 6-7 dagen
Opalescence 10% CP*	8 uur/nacht	50,7 (16,4)	~ 16 nachten

* carbamideperoxide

Gesteld is wel eens dat thuis bleken efficiënter zou zijn. Inderdaad, in een 'split mouth'-vergelijking (tweemaal tandartsbezoek met elk om de 120 minuten een applicatie en activatie) tussen de 'power bleach' StarBrite® in de ene maxillaire helft en het thuisbleekmiddel Opalescence Tooth Whitening Gel® 10% carbamideperoxide (14 dagen) in de andere maxillaire helft geappliceerd, werden de elementen aanmerkelijk lichter door het thuisbleekmiddel. Dat was de mening van de patiënten, van de tandarts die controleerde met de Truebyte Bioform kleurring en met de chromameter, dus het CIE L*a*b*-systeem (Zekonis et al., 2003).

Wiegand et al. (2005) vergeleken ook verschillende bleekmaterialen met het L*a*b-systeem. De resultaten zijn in tabel 6.7b vermeld. Wat daaruit duidelijk wordt, is dat lager en hoger geconcentreerde carbamideperoxides even goed werken, maar wel op voorwaarde dat de lager geconcentreerde veel langere applicatietijden vragen. De hoger geconcentreerde carbamideperoxides en H$_2$O$_2$ ontlopen elkaar niet veel. Rapid White en de Whitestrips zijn duidelijk minder effectief.

Tabel 6.7b Kleurverandering (ΔE-waarde van het L*a*b*-systeem) van glazuur en het onderliggende dentine door extern bleken (Wiegand et al., 2005).

product	bleekmiddel	tijdsduur (uren)*	effect**	
			glazuur	dentine
Opalescence	10% CP***	80	6,8	13,2
Opalescence	15% CP	40	5,6	12,4
Opalescence Quick	35% CP	2	8,3	13,5
Opalescence Extra Boost	35% H$_2$O$_2$	2	7,2	12,2
Rapid White	natriumchloride	3	2,2	3,0
Whitestrips	6% H$_2$O$_2$	10	2,3	2,4

* Het experiment werd gedurende 10 dagen uitgevoerd. Tussen de bleeksessies in werden de elementen nat bewaard.
** De effecten zijn geschat op grond van een staafdiagram.
*** Carbamideperoxide.

Ook door anderen zijn vergelijkingen gemaakt: tussen strips, paint-on-gels en de lager geconcentreerde carbamideperoxide-gels. In een vergelijking tussen 10% carbamideperoxide (Vivastyle®), drie uur per dag geappliceerd, en 3,5% H_2O_2 (FKD) aangebracht gedurende twee uur per dag, kwam naar voren dat binnen 3-4 weken met beide middelen goede resultaten werden verkregen (Berga Caballero et al., 2006). Thuis bleken met een 10% carbamideperoxide in een lepel maakte de tanden significant lichter dan een paint-on-gel (Colgate Simply White®) en dan een *dual-phase* tandpasta (Crest Vivid White®) (Gerlach et al., 2005). Gerlach, in dienst van Procter & Gamble, vergeleek de 6% H_2O_2-strips met de paint-on-gel van concurrent Colgate. Met het L*a*b*-systeem kwam de strip er veel beter uit dan de paint-on-gel, die nauwelijks meer deed dan een goed reinigende reguliere tandpasta. Het effect van de 10% Whitestrips tweemaal per dag 30 minuten gedurende twee weken, wederom gemeten met het L*a*b*-systeem, was identiek aan twee weken 's nachts bleken met 10% carbamideperoxide, waarbij de tanden met name minder geel en witter werden (Donly et al., 2005 en 2007; Hanning et al., 2007). De resultaten met 6,5% H_2O_2 whitening strips waren beter dan die van 18% carbamideperoxide paint-on vernis (Lo et al., 2007), hoewel in principe beide evenveel H_2O_2 bevatten). Wat mandibulaire snijtanden betreft, was bij kinderen en jongeren 10% carbamideperoxide (448 uur geappliceerd in 8 weken) beter, maar bij de maxillaire even effectief als de 6,5% strips, die 56 uur waren aangebracht (Donly et al., 2005A).

Het valt op dat het effect van paint-on-producten wel is vergeleken met tandpasta-effecten, maar dat dit nauwelijks is gedaan met bleeklepels en dergelijke. Een vergelijkend onderzoek uitgevoerd met paint-on-gel, 5% carbamideperoxide en een 1% H_2O_2-tandpasta, liet in essentie dezelfde resultaten zien (Gerlach et al., 2004). Een 6% H_2O_2-bleekstrip en een 18% carbamide paint-on, beide tweemaal daags gedurende twee weken gebruikt (maar de laatste natuurlijk wel meer uren per dag), maakten volgens het L*a*b*-systeem met de Shade Vision de elementen lichter; de strips verbeterden de tandkleur met 2,6 Vita-tinten en de paint-on met 1 tint, aldus de onafhankelijke onderzoekers Cronin et al. (2005).

Een 16% carbamideperoxide-gel (Nite White Excel 2®) 7-8 uur in lepels aangebracht, werkte beter dan één uur bleken met de strips en één uur bleken met 7,5% H_2O_2-gel (Day White®). De strips en Day White werden per half uur ververst, aldus Li et al. (2003), eveneens onafhankelijk. Colgate Platinum Gentle Plus® (met 6% H_2O_2 en kaliumnitraat) werkte minder goed dan de bleekstrips (Gerlach et al., 2002). Deze strips (6% H_2O_2, gebruikt tweemaal 30 minuten per dag, 14 dagen) bleekten ongeveer tweemaal beter dan een over-the-counter 10% carbamideperoxide (20-30 minuten per dag, 14 dagen) met bijbehorende 'wittende' tandpasta en dito mondspoelvloeistof (Karpinia et al., 2003). In een vergelijking van het effect van een 6% H_2O_2-whitening strip met het over-the-counter systeem van Rapid White® (3% H_2O_2, voorgevormde lepel, tandpasta en mondspoelmiddel) werd met de strips een superieur resultaat bereikt (Gerlach et al., 2002B).

Patiënten met verschillende mate van tetracyclineverkleuring toonden na 30 maanden een verbetering van 6,6 tinten door strips en van 4,1 tinten door Opalescence 10% (Kugel et al., 2002).

6.6.1 CONCLUSIE

Alles bijeengenomen, kan worden geconcludeerd dat alle peroxideafscheidende producten bleken, het ene sneller dan het andere. Snelbleken is voor de patiënt aanlokkelijk omdat vaak maar één of enkele sessies nodig zijn; sommige lampen zijn duur. In de wachtkamer bleken werkt ook, maar vraagt wel om een individuele lepel, waar tegenover staat dat het door de hogere carbamideperoxideconcentratie sneller gaat dan thuis onder supervisie bleken. Intern bleken ('walking bleach') is hét middel van keuze voor het witter maken van avitale elementen en lijkt te verkiezen boven internextern bleken en al helemaal boven extern bleken.

Thuis met lepels bleken onder supervisie neemt een aantal avonden of nachten in beslag. De methode werkt, maar vraagt van de patiënt toch wel enige discipline om vol te houden. De methode heeft desondanks een forse vlucht genomen. Het laatste begint ook te gelden voor de strips, waarbij wraps ook een goede toekomst kunnen hebben. Enige ervaring leert dat patiënten voortijdig met deze zelfbehandeling stoppen. Mogelijk zijn de strips gelijkwaardig aan thuis bleken met lepels, tenzij bij het laatste hogere concentraties bleekmiddel worden gebruikt. Over de paint-on-gels is de berichtgeving tamelijk divergerend, maar zij lijken minder effectief dan de bleekstrips.

Over andere commerciële thuisbleekproducten, waaronder tandpasta's met peroxide of al dan niet met lepels, valt door gebrek aan onderzoek weinig te zeggen.

In tabel 6.8 wordt een overzicht van de belangrijkere verkleuringen gepresenteerd, met de bijbehorende bleekmethoden en/of behandeling(en). Voor het extern bleken is daarbij geen verschil gemaakt tussen in de praktijk, in de wachtkamer of thuis bleken, omdat dat afhangt van de preferentie en prudentie van de tandarts, in samenspraak met de patiënt.

Tabel 6.8 Preferente behandeling van de meest voorkomende verkleuringen. Het symbool (x) duidt op ondersteunende behandeling en ? op een twijfelachtig resultaat.

type verkleuring	polijsten/slijpen*	extern bleken**	intern bleken	curatief***
I. formatief				
1 fluorose				
– opaciteiten, wit	x			
– opaciteiten, bruin	x	x		(x)
– pits, bruin	(x)			x
2 tetracyclines		x	x	(x)
3 amelogenesis imperfecta		x		x
4 Turner-tanden	x	x		x
5 dentinogenesis imperfecta		x		x
II.1 infiltratief endogeen				
1 avitale pulpa			x	
2 capillaire pulpabloeding	afwachten, kan spontaan verdwijnen			
3 obliteratie				
– vitaal		x	x	(x)
– avitaal			x	(x)
II.2 infiltratief exogeen				
1 iatrogeen				
– kanaalvulling			x	x
– amalgaam				x
2 lokaal	x	x	x	(x)
3 industrieel	x	x	x	(x)
III.1 exogeen pseudo				
1 plaque	x			
2 tandsteen	x			
3 teer, rokers	x	(x)		
4 chloorhexidine	x			
5 thee/wijn	x	(x)		
6 chromogene bacteriën – (groen)	x x			x
7 ijzerdranken	x	(x)		

type verkleuring	polijsten/slijpen*	extern bleken**	intern bleken	curatief***
III.2 afbraak pseudo				
1 resorptie				×
2 doorschemerende restauratie				×
3 doorschemerende cariës				×

* Eventueel micro-erosief-abrasief.

** Door tandarts met 30% H_2O_2 (of SiO_2-gel met 30% H_2O_2) en warmte, maar meer en meer thuis bleken door de patiënt onder supervisie van de tandarts.

*** Restauraties van composiet, fineer, kronen (eventueel na endodontische behandeling). Een fineer mag niet te opaak zijn, want dat is lelijk, maar ook niet te translucent, want dan schemert het donkere element door. Eerst bleken en daarna de fineer aanbrengen zal dan het fraaiste resultaat opleveren (Griffiths et al., 2007)

Gewezen moet worden op de mogelijkheid om verschillende bleekmethoden bij een en dezelfde patiënt toe te passen, bijvoorbeeld eerst de micro-erosieve abrasie, en daarna thuis te laten bleken; het voordeel is dat sneller goede resultaten worden verkregen (figuur 6.21 en 6.22).

6.7 Duurzaamheid van bleken

Argumenten in het verleden (negentiende eeuw) tegen bleken betroffen de tijdrovendheid van de procedure en de vaak voorkomende terugval in kleur. Maar voorstanders van de procedure meldden een duurzaamheid van 6 tot 25 jaar (Haywood, 1992). Bij herverkleuring speelt mogelijk een rol dat door het bleken grote en instabiele moleculen uit het verkleurende agens ontstonden die zich later weer met elkaar verbonden. Als langduriger gebleekt zou zijn, dan zouden deze moleculen wellicht tot nog kleinere zijn afgebroken, met als mogelijk gevolg een grotere kleurstabiliteit. Herverkleurde elementen kunnen opnieuw behandeld worden, wat meestal minder tijd vraagt dan de eerste maal bleken (Croll, 1995A). Vooral tetracyclineverkleuringen zouden na extern bleken wegens herverkleuring moeten worden herbleekt, zelfs elke maand (Arens et al., 1972; Compton, 1979), maar in een dierexperiment bleef de ontkleuring drie maanden stabiel (Wilson & Seale, 1985), terwijl in een tweede experiment al na één week verdonkering optrad (Walton et al., 1982).

Het is van belang om, voorafgaand aan gegevens over de duurzaamheid, te melden dat in onderzoek vaak niet wordt gemeld welke specifieke verkleuring het betreft. Het is duidelijk dat het bleek-

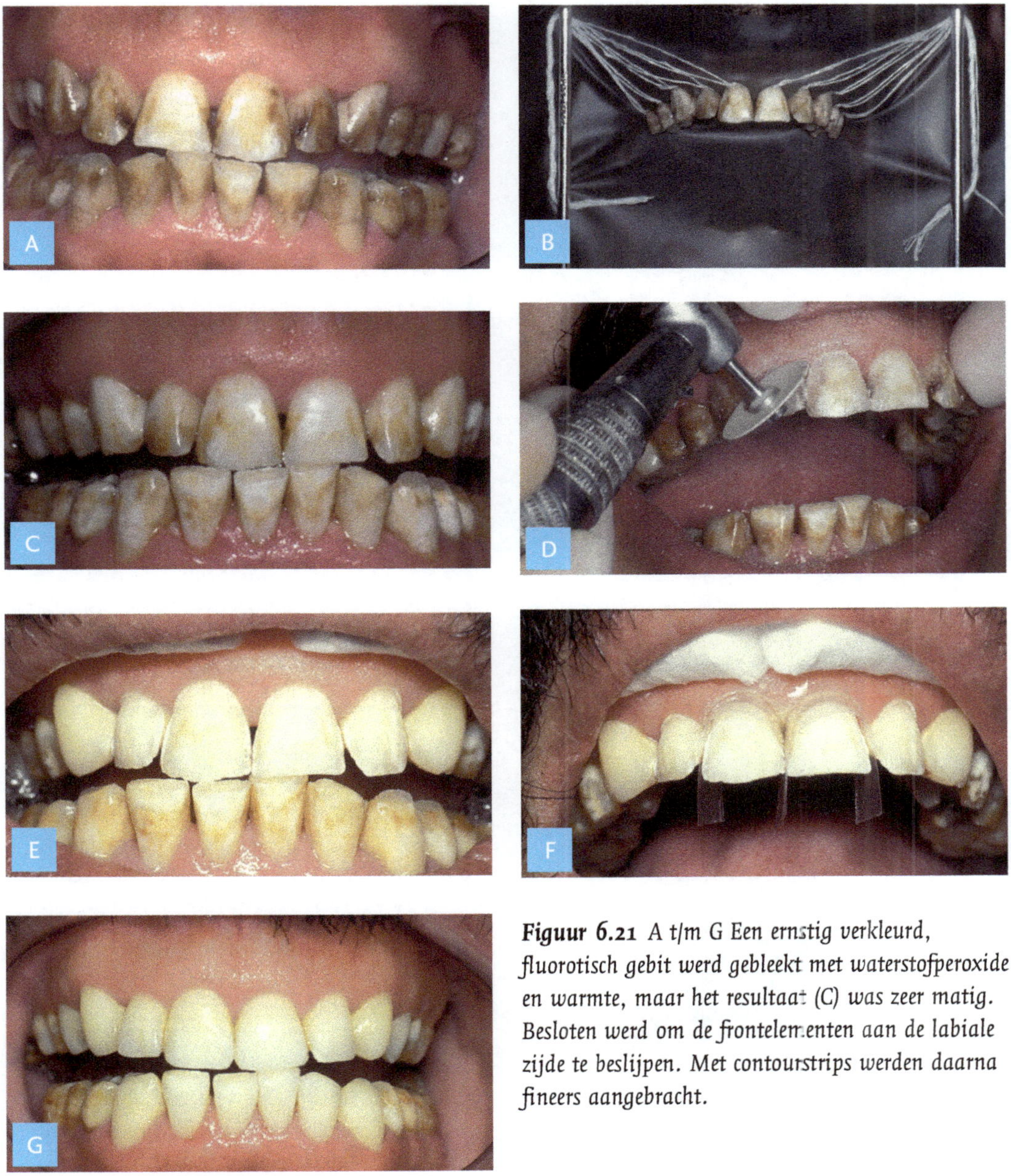

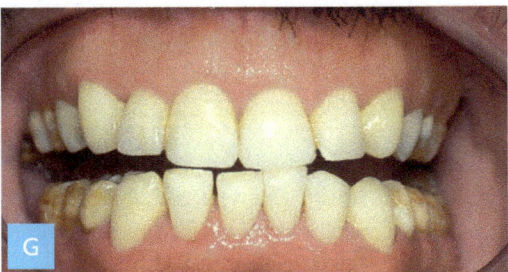

Figuur 6.21 A t/m G Een ernstig verkleurd, fluorotisch gebit werd gebleekt met waterstofperoxide en warmte, maar het resultaat (C) was zeer matig. Besloten werd om de frontelementen aan de labiale zijde te beslijpen. Met contourstrips werden daarna fineers aangebracht.

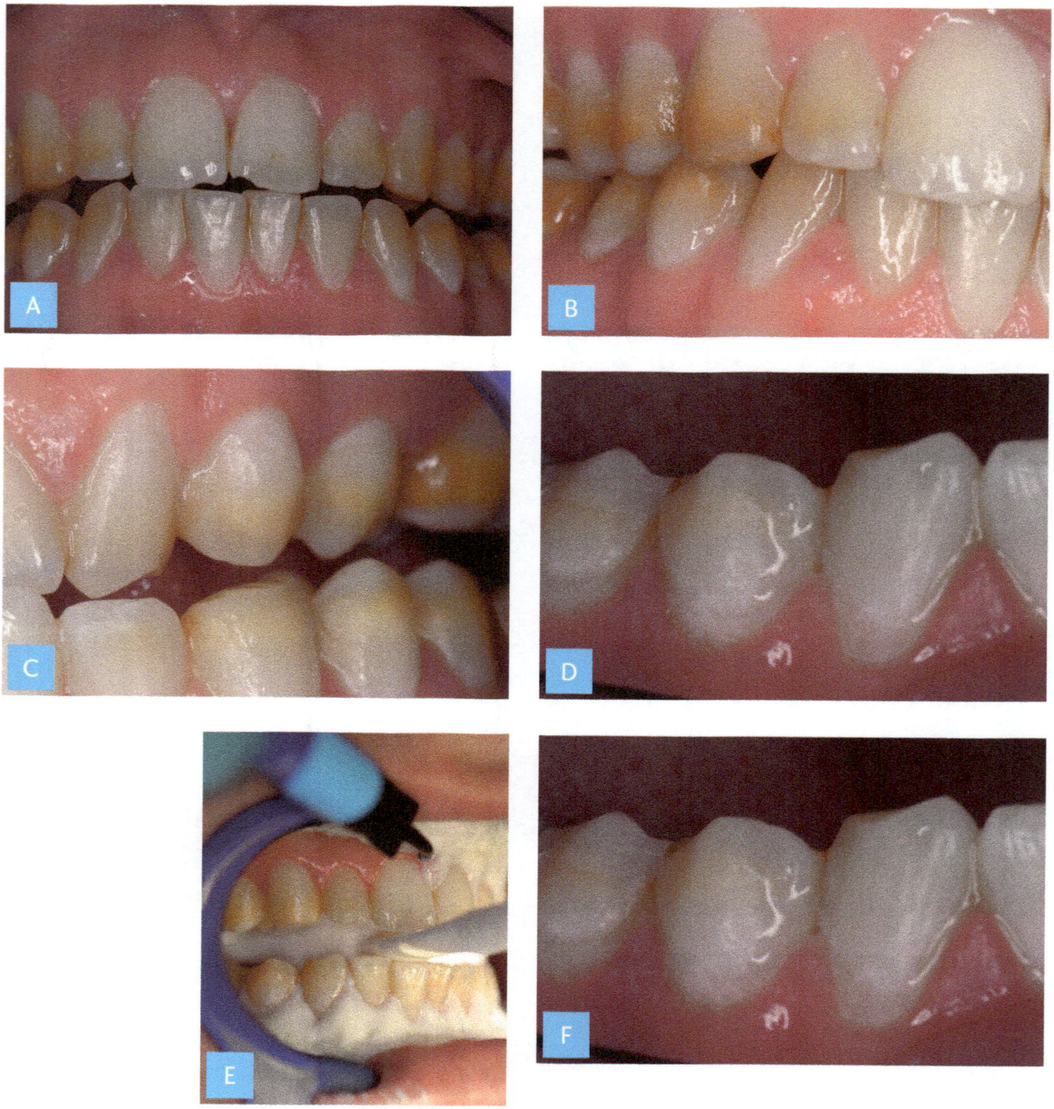

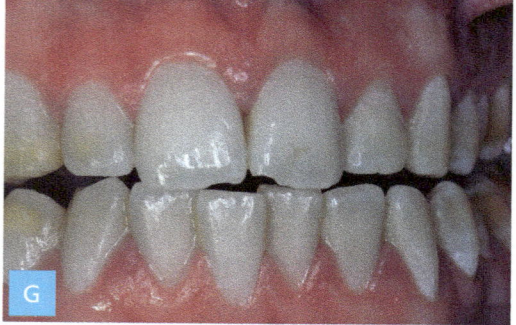

Figuur 6.22 A t/m G Een vermoedelijk door een teveel aan fluoride verkleurd gebit (A en B), werd door de patiënt onder supervisie van de tandarts thuis gebleekt, maar dat had na één maand (C) weinig succes. Nog wat langer thuis bleken verbeterde de situatie niet (D). Daarom werd overgegaan tot snelbleken ('power bleaching') in de praktijk; afbeelding E laat de (liggende) patiënt vlak voor behandeling met BriteSmile zien. Afbeeldingen F en G tonen het eindresultaat, dat een verbetering inhoudt, zij het geen perfecte.

effect en de duurzaamheid van het resultaat sterk afhangen van de aard en de locatie van de verkleuring.

Bleken met H_2O_2 en warmte kan aanvankelijk goede resultaten tonen, maar na jaren kan een forse kleurterugval optreden (figuur 6.23).

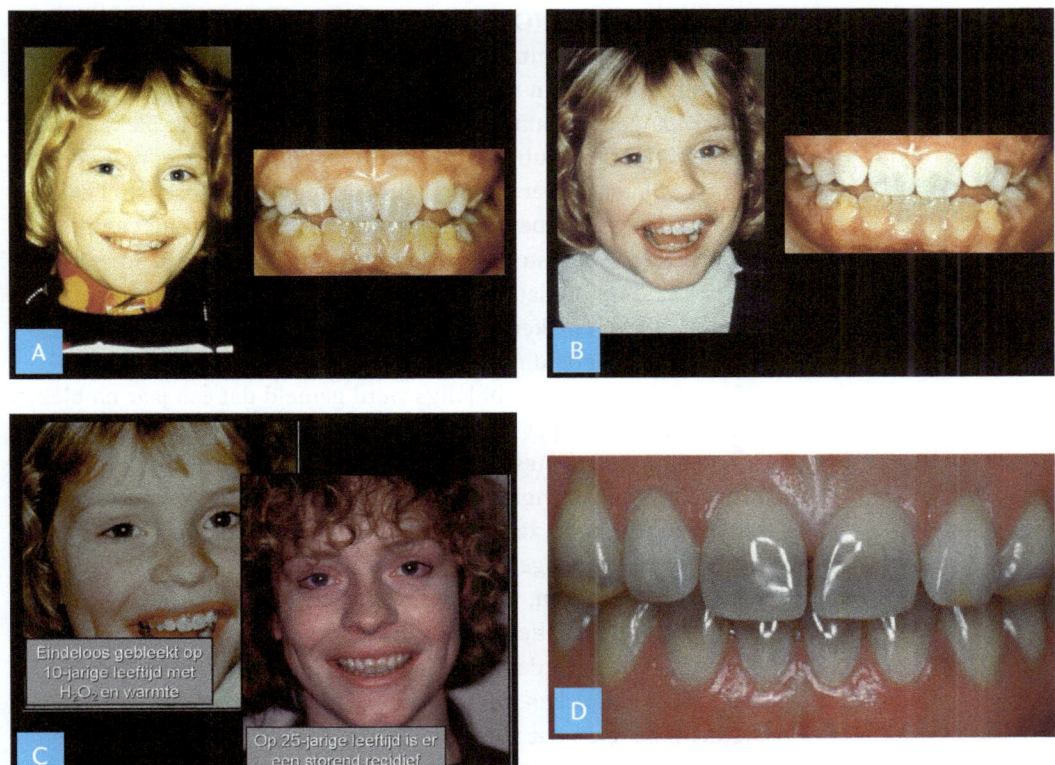

Figuur 6.23 A t/m D Kind met een verkleurd gebit, dat met succes werd gebleekt (A en B). Eenmaal volwassen geworden, was herkleuring opgetreden (met dank aan A.W.J. van Pelt).

Thuis bleken

Ook tegenwoordig zijn de gegevens over een blijvend verbeterde tandkleur niet eensluidend, maar het lijkt er toch wel op dat de nieuwe tandkleur langdurig standhoudt, althans gedurende onderzoeksperiodes die een half jaar tot drie jaar en langer liepen, na thuis bleken (Croll, 1995; Das Santos Medeiros et al., 2008; Gegauff et al., 1993; Haywood, 1997; Haywood et al., 1994; Leonard et al., 2001; Matis et al., 1998; Niederman et al., 2000; Rosenstiel et al., 1991; Russell et al., 1997; Small et al. 1994; Swift et al., 1999). Gegauff et al. (1993) lieten studenten thuis vijf dagen lang acht uur per nacht bleken met of 10% carbamideperoxide of een placebo. Met een colorimeter werd vastgesteld dat hun elementen, de hoektanden het meest, lichter werden. Maar een week later al was een duidelijke terugval van kleur waar te nemen en drie maanden later was de kleur van de snijtanden vrijwel terug bij af. Matis et al. (2007), die 14 dagen lieten bleken met 15% fluoride en kaliumnitraat bevattend carbamideperoxide (Opalescence) en met 16% amorf calcium fosfaat bevattend carbamideperoxide (Nite White) namen tussen 21 en 90 dagen daarna een forse terugval in L* en A* waarden waar. Al eerder hadden Gegauf et al. (1993) geconstateerd dat bleken met 35% H_2O_2 tot een substantiële kleurverbetering leidde, maar dat die een week later alweer aanmerkelijk minder was (Rosenstiel et al., 1991). Echter, kleurbepaling onmiddellijk na bleken met sterk geconcentreerd waterstofperoxide levert, zoals al is vermeld, een verkeerd beeld op omdat het glazuur witter lijkt als het daardoor uitdroogt. Hoewel bleken met warmte en 30% H_2O_2 werkt, was vanwege onvoldoende duurzaamheid na 1-3 jaar herbleken nodig (Haywood, 1992). Nog onlangs werd gemeld dat één jaar na bleken een terugval tot bijna 50% van de oorspronkelijke kleur optreedt (Clinical Research Associates, 2004), waarbij het niet duidelijk was om welke verkleuringen het ging. Bij een derde van een groep patiënten was al na 22 weken sprake van verdonkering (Matis et al., 1998). In sommige gevallen was binnen een week een behoorlijke kleurterugval te zien, waarna de kleur echter stabiel bleef (Gegauff et al., 1993; Rosenstiel et al., 1991).

Het verschil tussen de beginkleur en de eindkleur zes weken na afloop van het bleken, uitgedrukt als de ΔE-waarde van het $L^*a^*b^*$-systeem, liet zien dat na snelbleken met StarBrite een snellere en grotere kleurterugval (van ΔE 6,6 tot 3,6) optrad dan na thuis bleken onder supervisie (ΔE-waarde 5,7 ging naar 5,1). Anderen vonden, eveneens na zes weken, soortgelijke waarden (Zekonis et al., 2003). Optimistischer stemmen de gegevens van Ritter et al. (2002): de kleurstabiliteit was na 9-12 jaar 43%. Swift et al. (1999) meldden dat de meerderheid van de patiënten twee jaar na bleken een tevredenstellende tandkleur toonde, hoewel bij sommigen enige terugval was opgetreden.

Patiënten die hun door tetracycline verkleurde gele tot zwarte boventanden gedurende zes maanden 's nachts (gemiddeld 860 uur, spreiding 150-1440 uur) met 10% carbamideperoxide met redelijk succes hadden gebleekt (van gemiddeld C4 tot B1 op de Vita-kleurenring), werden 80-100 maanden later geëvalueerd en meldden nog steeds tevreden te zijn, op vier na die opnieuw hadden gebleekt. Van enige terugval in kleur was echter wel sprake; de gemiddelde tand-

kleur was Vita C1 (Leonard et al., 2003). Matis et al. (2006) vonden dat voor thuis gebleekte tetracyclineverkleurde tanden 5 jaar later nog 65% van het aanvankelijke resultaat behouden was.
De al eerder aangehaalde Council on Dental Therapeutics (1994) heeft in zijn richtlijnen de eis geformuleerd dat twee maanden na bleken een waarneembare kleurverandering bij nog 50% van de gebleekten aanwezig is (Council on Dental Therapeutics, 1994). Vaak wordt in onderzoek volstaan met resultaten op een kortere termijn.

Paint-on
Zes maanden nadat gebleekt was met Colgate Simply White Clear Whitening Gel®, was het effect nog net zo groot als onmiddellijk na de drie weken durende bleekbehandeling (Sielski et al., 2003). Hetzelfde gold voor VivaStyle Paint On Plus (Benbachir et al., 2008), maar hierbij past de opmerking dat ΔE zes maanden na het bleken met een waarde van 1,7 verre van imposant te noemen is.

Intern bleken
Uit een uitgebreid literatuuroverzicht komt naar voren dat de duurzaamheid van inwendig gebleekte tanden goed is; over de jaren heen werd gebleekt met natriumperboraat, vaak aangemaakt met waterstofperoxide. Weliswaar is 50% mislukking na acht jaar gemeld, maar ook 93% succes tussen vijf en vijftien jaar later (figuur 6.24).

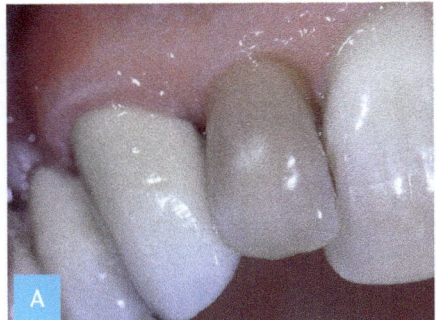 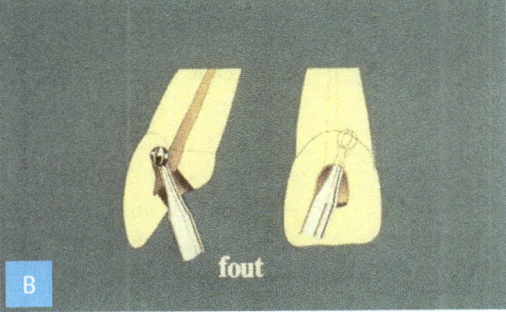

Figuur 6.24 A en B De laterale snijtand, die 24 jaar geleden naar tevredenheid intern was gebleekt, herkleurde. De witte vlek op afbeelding A, centraal in het labiale vlak, ontstond door een verkeerde boorrichting (B), waardoor het dentine plaatselijk werd weggenomen en het cement door het glazuur heen schemert (A).

Vaak worden voor 80% en meer van de gevallen blijvende resultaten gerapporteerd. Bij ouderen is het resultaat minder goed en blijvend dan bij jongvolwassenen (Attin et al., 2003). Na vijf jaar is het succespercentage meer dan 90% (Glockner et al., 1997) en Abou-Rass (1998) meldt goede resultaten na vijf tot vijftien jaar, op voorwaarde dat de kwaliteit en de endodontische opening adequaat zijn. Maar Friedman (1997) zegt op grond van de literatuur dat de aanvankelijk zeer goede resultaten binnen één tot vijf jaar nog maar bij 50 tot 65% nog tevreden stemmend zijn. Na intern bleken treedt bij een deel van de elementen binnen enkele jaren een terugval in kleur op, meestal omdat pulparesten werden weggelaten, lekkage langs de definitieve restauratie optrad of, als amalgaam als restauratie werd gebruikt, corrosieproducten in het (dunne laagje) tandbeen binnendrongen. Twee weken na het bleken werd enige terugval in kleur waargenomen en na twee jaar was enige verdere terugval te zien: van de ruim 14 tinten die de tanden witter waren geworden, was dat nu nog 13 (Deliperi & Bardwell, 2005). Soms is de recidiefoorzaak niet aanwijsbaar. Kleurstabiliteit van 3% natriumperboraat was identiek aan die van 30% H_2O_2 (Rotstein et al., 1993).

6.8 Contra-indicaties voor bleken

In hoofdstuk 4 is al vermeld dat sommige verkleuringen niet moeten worden gebleekt. Dat geldt voor 'kaasmolaren' en de gehypocalcificeerde subtypen van amelogenesis imperfecta hereditaria, en waarschijnlijk ook voor hypomaturatieve subtypen.
Contra-indicaties voor bleken, gebaseerd op een artikel van Attin (1998), zijn de volgende:
– externe verkleuringen (maar sommige thuisbleekmethoden zijn daar wel op gericht);
– cariës (maar wel een tijdelijke);
– lekkende vullingen (moeten eerst worden vervangen);
– infracties en blootliggend dentine, maar Leonard et al. (1997) vonden niet dat bleken in de laatste gevallen vaker tandpijn veroorzaakte;
– gevoelige wortels;
– elementen met nog grote pulpaholten. Hoewel Donly et al. (2005) met goed resultaat en zonder al te grote tandpijnproblemen bleekten (met 10% carbamideperoxide of met Crest Whitestrips) bij 11- tot 18-jarigen, zou dat bij korter doorgebroken elementen problematischer kunnen zijn;
– de gebitssituatie kan een contra-indicatie zijn; in plaats daarvan is curatief behandelen eerder geïndiceerd (figuur 6.25).

Daarenboven vormen irreële verwachtingen van de patiënt en, op pyschologische grond, zwangerschap en borstvoeding contra-indicaties.

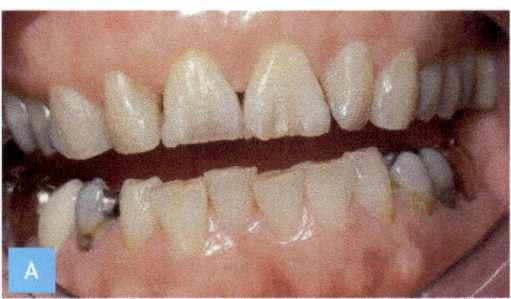 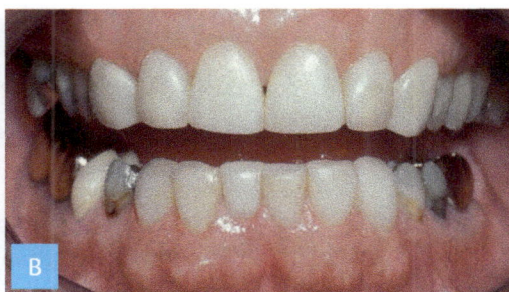

Figuur 6.25 A en B Het in afbeelding A getoonde gebit werd curatief behandeld met composietfineerrestauraties (B).

Tevens bestaan soms contra-indicaties voor de ene methode, terwijl een andere wel bruikbaar is. Zo vindt McEvoy (1998) de micro-erosieve methode onbruikbaar als het om diepreikende verkleuringen gaat, maar dan is snelbleken of onder supervisie thuis bleken wel mogelijk. Wel pleit McEvoy (1998) net als Croll (1998) voor het gebruik van combinaties van bleekmethodes, bijvoorbeeld eerst micro-erosief te werk gaan en daarna thuis laten bleken: dat leidt tot snellere of betere resultaten.

Nevenwerkingen van bleken

Berokkent bleken lokale of systemische schade? Het antwoord op deze vraag wordt in dit hoofdstuk gegeven. Daarbij wordt waar nodig onderscheid gemaakt tussen de verschillende bleekmiddelen en -methoden.

7.1 Lokale schade

Met 'lokaal' wordt hier bedoeld: de gebitselementen en hun onmiddellijke omgeving, restauraties inbegrepen.

7.1.1 GLAZUURAANTASTINGEN

Vele fabrikanten brengen min of meer pH-neutrale bleekproducten op de markt en sommige zure. De vraag is of deze producten naast een blekende werking neveneffecten veroorzaken. Door etsen met fosforzuur verdwijnt anorganisch materiaal uit het glazuur, wat de brekingsindex voor licht verandert, waardoor het dofwit wordt. Bleken is gericht op aantasting van organisch materiaal, maar treedt desondanks glazuurontkalking op? Er zijn inderdaad aanwijzingen dat bleken enige verandering van het glazuur kan veroorzaken, vooral van het oppervlakkige glazuur. Dit geldt uitdrukkelijk niet voor natriumperboraat dat voor inwendig bleken wordt ingesloten (Rotstein et al., 1996). Enkele middelen, vooral die met een lage pH, hebben een ingrijpender effect dan wanneer de pH rond de zeven en hoger ligt. Om dit in verhouding te plaatsen: in het algemeen is de erosieve potentiaal van fris- en fruitdranken door een contact gedurende enkele minuten groter dan dat van de thuisbleekmiddelen door een urenlang contact (McCracken & Haywood, 1996). Anderen zagen geen effect van bleken met hooggeconcentreerd H_2O_2 op glazuur of dentine, wel van sinaasappelsap (Sulieman et al., 2004). Daar staat tegenover dat de dagelijkse applicatie van de thuisbleekmiddelen (waarvan de pH ± 5 kan zijn) wekenlang gedurende minimaal enige uren per dag wordt herhaald. Van sommige bleekmiddelen die bij 'power bleaching' worden aangebracht is de pH wel erg laag. Voorbeelden hiervan zijn LaserSmile® en, zoals nog zal blijken, Nupro Gold®. Hoewel de contacttijd van deze twee middelen met de elementen relatief kort is, ontstaat ontkalking. Een pH lager dan 6 moet als potentieel schadelijk worden beschouwd; hoewel de pH-waarde waarbij het glazuur begint op te lossen niet precies bekend is (Touyz & Amsel, 2001), wordt in het algemeen een waarde van 5,5 als kritiek beschouwd.

Moderne technieken, zoals microhardheidsmetingen aan en juist onder het glazuuroppervlak, SEM (*scanning electron microscopy*), AFM (*atomic force miscroscopy*, dat driedimensionale beelden van de moleculaire structuur oplevert) voor oppervlakteprofielmeting, analyse van de chemische compositie van de harde tandweefsels, en *microcomputerized tomography* (µTC, een niet-destructieve driedimensionale methodiek om *in vitro* mineraalverlies te meten) maken het mogelijk om veranderingen in samenstelling en structuur van het glazuur te analyseren.

Opgemerkt moet worden dat het onderzoek naar het effect van bleekmiddelen op de harde tandweefsels voornamelijk in het laboratorium plaatsvindt, wat de *in-vivo*situatie niet of onvolledig representeert. En als volgens de zeer sensitieve moderne methoden veranderingen door bleken blijken op te treden, moet de vraag worden gesteld of deze van klinische relevantie zijn. Het antwoord daarop is, zoals nog zal blijken, niet eenduidig, maar als conclusie lijkt het toch wel gewettigd te zeggen dat langdurige observatie van zeer veel gebleekte elementen in het algemeen geen ernstige afwijkingen aan het glazuur laat zien.

Geen (of nauwelijks) oppervlakkige glazuurverandering

Een aantal onderzoeken laat na bleken geen of nauwelijks glazuurveranderingen zien. Hier wordt volstaan met een paar referenties om een indruk hierover te geven.

- Covington et al., (1990) namen na applicatie van carbamideperoxide-gel enig verlies van organisch materiaal en ondiepe erosie (geen putjes) waar, maar waren van mening dat dit binnen acceptabele grenzen lag. Haywood et al. (1990) zagen geen etsing van het glazuur, noch een verschil in oppervlaktestructuur door bleken met 10% carbamideperoxide, gedurende een periode die overeenkwam met 35 keer acht uur.
- Leonard et al. (1999A) en Leonard et al. (2001A) vergeleken maxillaire snijtanden die respectievelijk zes maanden en 14 dagen (8-10 uur/dag) door patiënten thuis met 10% carbamideperoxide gebleekt waren, met ongebleekte mandibulaire onderincisieven. Met SEM (200 en 2000 maal vergroting) zagen zij geen of nau-

welijks verschil in de glazuurstructuur tussen beide groepen snijtanden, ook zes maanden later niet.
- Maia et al. (2008) vonden geen afname van de microhardheid van het glazuur door dagelijks één uur te bleken met 10% carbamideperoxide of 7,5% H_2O_2 gedurende 21 dagen (Maia et al., 2008), wat bevestigd werd in een andere proef (14 dagen 8 uur per nacht bleken met 15% carbamideperoxide) (Metz et al., 2007).
- Potocnic et al. (2000) vonden klinisch onbelangrijke verschillen in microstructuur en chemische samenstelling na 336 uur bleken met 10% carbamideperoxide.
- Lopes et al. (2002) bevonden na drie uur daags gedurende twee weken bleken met 10% carbamideperoxide de microhardheid van het glazuur onveranderd.
- Rodrigues et al. (2005) monteerden stukjes glazuur in monden en bleekten daarna. De hardheid van het glazuur nam door bleken in de praktijk met 37% carbamideperoxide in combinatie met thuis bleken met 10% carbamideperoxide met ten hoogste 7% af. Bleken in alleen de praktijk liet een hardheidsreductie van ongeveer 5% zien. Interessant is dat ter controle 'bleken' met alleen carbopol de microhardheid met 3,5% verlaagde, net zoveel als door thuis daadwerkelijk te bleken.
- Pugh et al. (2005) constateerden dat 10% carbamideperoxide en een 7% of een 12% H_2O_2-pasta na zeven uur de microhardheid noch de morfologie van glazuur hadden veranderd. De proefblokken glazuur werden tussen de bleeksessies in bewaard in speeksel.
- Efeoglu et al. (2005), die dat ook deden, weliswaar in kunstspeeksel, namen een 50 μm diepe demineralisatie waar.
- Moraes et al. (2005) vonden dat de oppervlakteruwheid (in μm, dus niet macroscopisch zichtbaar) al door één 30 minuten lange applicatie van 35% carbamideperoxide werd vergroot. Een tweede applicatie maakt het oppervlak nog ruwer, maar door een derde werd het oppervlak weer gladder. Daar staat tegenover dat vier maal om de week aangebracht 38% H_2O_2 of 35% carbamideproxide het glazuur niet ruwer maakten (Cadenaro et al., 2008).
- Park et al. (2004) zagen een geringe verweking van het glazuuroppervlak door mineraalverlies na 120 uur ononderbroken onderdompeling in 30% H_2O_2. Zij achtten dit klinisch van niet meer betekenis dan een twee minuten durend contact met eroderende frisdranken.

– Glazuurdemineralisatie en aantasting van de glazuurhardheid was bij enkele paint-on-gels met carbamideperoxide of H_2O_2 (Crest Night Effects®) afwezig (Slezak et al., 2002; Joiner & Thakker, 2004).

Om een indruk te geven van het verlies van materiaal uit het glazuur: na zes uur blootstelling aan 10% carbamideperoxide werd per mm^2 oppervlak een verlies van 1 µg calcium geconstateerd (McCracken & Haywood, 1996). Zelfs een 1000-urige blootstelling aan 10% carbamideperoxide gaf geen merkbare glazuurverandering, wat overigens niet wil zeggen dat hogere concentraties dat evenmin zouden doen, en dat geldt voor 50% H_2O_2 al helemaal (Blankenau et al., 1999). Anderzijds was fosfaatverlies uit het glazuur door dagelijks acht uur te bleken met 10% carbamideperoxide reden om te suggereren dat zeven dagen de maximale termijn daarvoor is (Santini et al., 2008). Met infrarood spectroscopie werd vastgesteld dat 10% H_2O_2 de oppervlakkige glazuurstructuur veranderde, zelfs als dat macroscopisch niet zichtbaar was, in grotere mate door hogere concentraties alsook langere applicatietijden, maar ook dat concentraties hoger dan 20% niet extra schadelijk waren. De glazuuraantasting bleef bestaan wanneer het glazuur één week in speeksel werd bewaard (Bistey et al., 2006).
Het is niet correct om een eventueel nadelig effect uitsluitend aan het bleekmiddel toe te schrijven. Wanneer tijdens bleekperiodes (met 10% carbamideperoxide) gepoetst werd met abrasieve tandpasta, werd het glazuuroppervlak ruwer, terwijl door poetsen zonder tandpasta het glazuuroppervlak niet veranderde (Worschech et al., 2005). Effecten van tandpasta zouden ook anders kunnen uitpakken. Zo werd met Rembrandt (10% carbamideperoxide) gebleekt glazuur (8 uur/dag, 56 dagen lang) harder als het na iedere applicatie in een slurrie van een desensiterende tandpasta (Sensodyne) werd gedompeld (De Oliveira et al., 2003). Deze bevinding roept de vraag op of eroderende dieetbestanddelen in bleekperiodes het glazuur versterkt aantasten.
Zowel neutrale als zure (pH 5,5) 10% carbamideperoxide bleekgelen reduceerden de glazuurhardheid. Aan zure gel toegevoegde fluoride (0,5%) leidde tot een geringere afname van de hardheid door de- en remineralisatie en bevorderde een snellere terugkeer tot de oorspronkelijke glazuurhardheid (Attin et al., 2007).

Het feit dat ongebleekt glazuur in koffie gedompeld gedurende 21 dagen, telkens een half uur, veel minder verkleurde dan gebleekt glazuur (met Vivastyle), wijst op een toename in porositeit of ruw-

heid (Ghavamnasiri et al., 2006). Behandeling van intensief gebleekt glazuur met fluoride (Elemex gelee of Duraphat) bevorderde verkleuring van het glazuur, terwijl gebleekt, maar ongefluorideerd glazuur wat minder verkleurde. Na gebitsreiniging verdwenen de kleurverschillen. Opvallend was dat ongebleekt en ongefluorideerd glazuur na gebitsreiniging een intrinsieke verkleuring bleef tonen (Ley et al., 2006).
Enkele weken onthouden van koffie en thee na bleken lijkt aan te raden.

Ernstige oppervlakteaantasting?
Andere onderzoekers, van wie er twee worden geciteerd, vonden ernstigere aantastingen.
Basting et al. (2005) bevestigden dat *in vitro* de Knoop-hardheid van het glazuur en dentine door carbopol zelfs in een remineraliserend medium tot demineralisatie leidde, want carbopol bindt calcium. Omdat vrije radicalen van het actieve zuurstof potentieel met organisch tandmateriaal kunnen reageren, is het opvallend dat carbamideperoxide alléén de Knoop-hardheid veel minder aantastte, nauwelijks meer dan glycerine deed. De combinatie van carbamideperoxide, glycerine en carbopol verlaagde de Knoop-hardheid veel minder dan carbopol alleen deed.
Baptista Miranda et al. (2005) zagen na langdurige behandeling met 35% carbamideperoxide en 35% H_2O_2 onregelmatig verspreidde morfologische veranderingen in de vorm van kraters en weefselverlies met oppervlakteporositeiten, karakteristiek voor erosie, en bloot gekomen glazuurprismata.

Tegenstrijdige berichtgeving
Een probleem is dat de rapportages over glazuuraantasting door bleekmiddelen niet eensluidend zijn. Ter illustratie hiervan het volgende voorbeeld over het thuisbleekmiddel carbamideperoxide. Opalescence maakte het glazuur poreuzer (Ben-Amar et al., 1995), maar er is ook een toename gemeld van de microhardheid van het glazuur door applicatie van Opalescence (8 uur/dag) tot dag 21, om daarna echter tot de 42e dag van het experiment weer te dalen naar het aanvangsniveau. Rembrandt daarentegen verlaagde de microhardheid gedurende de gehele periode van 42 dagen (Rodrígues et al., 2001). Nite White veranderde de microhardheid van het glazuur niet bij zeven uur per dag gedurende drie weken aanbrengen (Araujo et al., 2003), terwijl het – net als Platinum – in een ander experiment het glazuur onregelmatig en poreus maakte en de organische matrix aantastte, zij het alleen oppervlakkig.

Het lijkt onmiskenbaar dat de fysische en chemische eigenschappen van het glazuur in principe door bleken kunnen en soms daadwerkelijk zullen veranderen. Het gaat daarbij om toegenomen porositeit, oppervlakkige erosie en expositie van de glazuurprismata (Yeh et al., 2005). De betekenis van aantasting is in een enkel geval ernstig, maar lijkt meestal van weinig of geen belang en is deels onbekend. Verschillen in pH, in producten qua samenstelling en blekend middel, in bleektijden en in te bleken glazuursamples (al of niet tevoren gepolijst en van jonge dan wel oude elementen) liggen mede ten grondslag aan verschillende bevindingen betreffende de glazuurverandering.

Bevordering cariës?

Snelbleken met 35% H_2O_2, al dan niet met licht geactiveerd, maakte het glazuur meer permeabel (Turssi et al., 2006). Uit met 30% carbamideperoxide gebleekt glazuur (90 minuten lang) kwam door zuur meer calcium vrij dan uit ongebleekt glazuur (de Medeiros et al., 2008). Flaitz en Hicks (1996) zagen dat glazuur door bleken poreus en aangetast was en dat daarin door contact met zuur cariësachtige laesies ontstonden. Op met Hi Lite (35% H_2O_2) gebleekt glazuur kwamen meer *Streptococcus mutans*-kolonies voor dan op ongebleekt glazuur. Verder bleken veroorzaakte opnieuw een toename. Hoewel na een maand acht uur per dag bleken met 10% carbamideperoxide *in vitro* een toegenomen aanhechting van S. *mutans* aan het glazuur is gerapporteerd door Gurgan et al. (1997), kon geen rechtstreeks verband tussen de ruwheid van het glazuur en de mate van kolonisatie worden vastgesteld, mogelijk omdat kleine veranderingen in de ruwheid niet gemeten konden worden (Hosoya et al., 2003). Als na bleken met 35% H_2O_2 tanden drie dagen lang niet gepoetst werden, dan accumuleerde minder plaque op het glazuur dan wanneer niet was gebleekt, maar werd vijf dagen niet gepoetst dan werd het omgekeerde waargenomen (Gursoy et al., 2008). Echter, zowel 35% H_2O_2 als 10% en andere concentraties carbamideperoxide (met en zonder fluoride) maakten glazuur niet méér vatbaarder voor cariës dan controles, terwijl 12 en 20% carbamideperoxide met fluoride en kalium(nitraat) het zelfs minder vatbaar maakten (Akal et al., 2001; Al-Qunaian, 2005; Pretty et al., 2005). Lage concentraties bleekmiddel maakten dat het glazuur zelfs meer bestand werd tegen melkzuur (Nucci et al., 2004) en pH cycling (Alves et al., 2007). Ook anderen stelden vast dat bij ratten de vatbaarheid voor cariës door bleken niet toenam. Als verklaring werd gegeven dat carbamideperoxide (VivaStyle®) antibacterieel werkt en dat mineraal uit de diepere glazuurlaag naar de oppervlakte getransporteerd wordt en daar een barrière tegen de cariësaanval vormt (Kraigher et al., 2006).

Erosie

Het voorgaande neemt niet weg dat door bleken wel erosie zou kunnen ontstaan (Covington et al., 1990; Baptista Miranda et al., 2005; Yeh et al., 2005) of bevorderd zou kunnen worden. Herhaaldelijk is bericht dat morfologische glazuurveranderingen niet met het blote oog zichtbaar zijn, maar dat met een elektronenmicroscoop decalcificaties, porositeiten en mild geërodeerde plekken werden waargenomen (Bitter & Sanders, 1993; Ernst et al., 1996; Josey et al., 1996; Justino et al., 2004; Lopes et al., 2002; Potocnik et al., 2000).

Met citroenzuur (0,1 en 1%) is bezien of erosie door bleken wordt bevorderd: dat leek niet het geval (Burgmaier et al., 2002), althans niet méér dan bij ongebleekt glazuur (Pretty et al., 2005), maar etsen met fosforzuur loste na bleken met 10% carbamideperoxide meer van het glazuuroppervlak op dan vóór het bleken (Yeh et al., 2005). Wanneer glazuur gebleekt wordt met carbamideperoxide waaraan fluoride is toegevoegd (Opalescence 15% PF, pH 6,7) en daarna wordt blootgesteld aan een demineraliserende oplossing (pH 4,8), zijn het gemiddelde calciumverlies en de laesiediepte klein. Veel kleiner dan wanneer gedemineraliseerd wordt zonder voorafgaande bleekprocedure of na bleken met een zuurder carbamideperoxide (Vivastyle 10%, pH 5,2) zonder fluoride (Rothuijzen et al., 2006).

Microhardheid

Hoge concentraties carbamideperoxide, 35 en 37%, beide belicht met de argonlaser (gedurende 40 minuten om de 4 minuten 30 seconden belicht) of een halogeenlamp (om de 4 minuten 2 minuten belicht, gedurende 40 minuten), veranderden de Vickers-hardheid van het glazuur niet (Cesar et al., 2005). Na bleken was de slijtweerstand van het glazuur afgenomen, wat duidt op verlies van anorganisch materiaal (Justino et al., 2004).

Een selectie uit recente bevindingen over verandering in de microhardheid en fractuurweerstand van glazuur na bleken met diverse middelen is in tabel 7.1 vermeld (Attin et al., 2004A). In die tabel valt op dat Opalescence 10% de fractuurweerstand meer deed afnemen dan Opalescence 15%; dat hangt samen met de langere applicatieduur van eerstgenoemde (8 uur/dag versus 4 uur/dag). Opalescence Xtra® werd tweemaal tien minuten aangebracht en kort geactiveerd met een halogeenlamp. De whitening strips werden tweemaal daags 30 minuten per keer aangebracht en de andere bleekmiddelen werden volgens voorgeschreven tijden met lepels geappliceerd. Het lijkt er dus op dat de duur van het bleken bepalend is voor de fractuurweerstand, en daarnaast lijkt de pH doorslaggevend. Rapid White® (tweemaal 10 minuten), dat er wel heel negatief uitspringt, bevat citroenzuur (Attin et al., 2004A). Overigens is voor zes merken met verschillende concentraties carbamideperoxide gevonden dat het glazuur na bleken langzaam weer remineraliseerde (Basting et al., 2003). De soms substantiële afname in Knoop-hardheid door bleken werd hersteld door immersie in een 0,5% fluorideoplossing gedurende vijf minuten (Lewinstein et al., 2004).

Tabel 7.1 Microhardheid (Knoop) van het glazuur na bleken met verschillende producten, gerelateerd aan de oorspronkelijke hardheid (=±350) en de procentuele afname van de fractuurweerstand, zoals met de Vickers-test bepaald (Attin et al., 2004)

product	bleeksysteem	pH	afname hardheid	fractuurweerstand
Opalescence Xtra	35% H_2O_2-peroxide	5,5	17%	4%
Opalescence Quick	35% carbamide*	7,0	9%	0%
Rapid White	?	3,7	84%	**
Whitening strips	5,3% peroxide gel	6,4	29%	-8% (verminderd)
Opalescence 10%	10% carbamide*	7,8	9%	-19% verminderd)
Opalescence PF 15%	15% carbamide*	7,9	5%	-12% (verminderd)

* Carbamideperoxide-gel.
? Volgens Wiegand et al. (2005) is het bleekmiddel natriumchloride.
** Het glazuur was dusdanig verweekt, dat de fractuurweerstand niet kon worden bepaald.

In een ander onderzoek van Leonard et al. (2005) verlaagde het paint-on-product Colgate Simply White Night®, 8,75% H_2O_2, de hele nacht in situ gelaten gedurende zeven dagen, de Knoop-hardheid van het glazuur significant met een kwart (van 373 tot 275), terwijl 10% carbamideperoxide (Opalescence) de hardheid niet significant verlaagde; dit laatste komt niet overeen met de bevindingen van Attin et al. (2004) zoals weergegeven in tabel 7.2. Bovendien zagen Leonard et al. (2005) dat een ander paint-on-product (Crest Night Effects®; 19% natriumpercarbonaat ~ 5,3% H_2O_2) de microhardheid niet significant veranderde. De reden voor de grote verandering in hardheid na gebruik van Colgate Simply White Night® is dat het fosforzuur bevat. Verondersteld wordt dat ook de wijze waarop het blekende agens vrijkomt, indirect uit carbamideperoxide versus direct uit waterstofperoxide, van invloed is. Omdat sommige patiënten extreem witte tanden wensen en daardoor langere tijd bleken dan door de fabrikant is voorgeschreven, werd tijdens het experiment ook 14 dagen lang gebleekt: met Colgate Simply White Night nam de Knoop-hardheid daardoor nog verder af, in totaal met ruim 40% (Leonard et al., 2005).

Aantasting diep glazuur

Als door bleken al demineralisatie van het glazuuroppervlak optreedt, dan lijkt het van belang tot op welke diepte dit gebeurt. Uit de literatuur hierover wordt de volgende selectie gepresenteerd.

McCracken en Haywood (1995) zagen dat 10% carbamideperoxide met pH 5,3 de glazuurhardheid tot op 25 µm verlaagde, maar een gel met neutrale pH deed dat niet.

Efeoglu et al. (2005) vonden met µTC demineralisatie door 10% carbamideperoxide (8 uur/dag, 15 dagen) tot 50 µm onder het glazuuroppervlak.

Cimilli en Pameyer (2001) rapporteerden dat 10% carbamideperoxide (6 uur/dag, 5 en 10 dagen) de hardheid (Vickers) van het glazuur tot op 110 µm diep deed afnemen. Nite White veranderde hydroxyapatiet in calciumorthofosfaat, wat samenhangt met verlies van calciumionen.

Attin et al. (2005) stelden vast dat de diepte van demineralisatie verschilde per bleekmiddel. In tabel 7.2 wordt een aantal geselecteerde gegevens uit dat onderzoek getoond.

Tabel 7.2 Significante afname van Knoop-hardheid door verschillende bleekmiddelen op verschillenden dieptes in het glazuur. Rapid White verlaagde de hardheid van het oppervlakkige glazuur het meeste en tastte het glazuur over de gehele dikte en zelfs het tandbeen aan (Attin et al., 2005).

merk	bleekmiddel	(pH)	afname hardheid van glazuur			
			diepte	afname	diepte	afname
Rapid White	?	(3,7)	op 25 µm	-141	op 800 µm*	-82
Whitestrips	6% H_2O_2	(6,4)	op 25 µm	-102	op 300 µm	-52
Opalescence 10%	10% CP**	(7,8)	op 25 µm	-93	op 150 µm	-36
Opalescence Xtra Boost	35% H_2O_2	(5,5)	op 25 µm	-86	op 300 µm	-28
Opalescence PF*** 15%	15% CP	(7,9)	op 25 µm	-82	op 200 µm	-28
Opalescence Quick	35% CP	(7,0)	op 25 µm	-72	op 700 µm	-32

* Significante afname ook in de gehele dentinedikte.
** Carbamideperoxide.
*** Met kaliumnitraat en fluoride.

Organisch materiaal

Glazuur bestaat maar voor enkele procenten uit organisch materiaal. Door bleken zou deze organische matrix kunnen worden aangetast. In het voorgaande is aan dit onderwerp slechts incidenteel aandacht besteed. Aantasting van de matrix kan het glazuuroppervlak veranderen, de sterkte van het glazuur verlagen en de breukweerstand verminderen. Bleken met 10% carbamideperoxide in een ononderbroken sessie van 12 uur liet zien dat de slijtweerstand van het glazuur veranderde, terwijl de oppervlaktehardheid niet was afgenomen; bovendien was bij een derde de 'taaiheid' van het glazuur verminderd, doordat ureum de glazuurmatrix had gedegradeerd en enig mineraal had verwijderd (Seghi & Denry, 1992).

De afname van de glazuursterkte na bleken met verschillende middelen volgens fabrikantvoorschrift staat in tabel 7.3. Te zien is dat alle bleekmiddelen het glazuur minder breukbestendig maakten en dat groep 1 de slechtste resultaten liet zien. De glazuurprismata toonden een toegenomen porositeit. Bovendien veroorzaakte 35% Whiteness oppervlakkige glazuuraantasting gelijkend op een etspatroon (Da Silva et al., 2005). Over glazuurfracturen na bleken is echter niet gerapporteerd.

Tabel 7.3 Merken bleekmiddelen en hun effect op de glazuursterkte in MPa (Da Silva et al., 2005).

merk	bleekmiddel	bleekduur	sterkte (SD)
ongebleekt			51 (9)
1. Whiteness HP/Whiteness	35% H_2O_2	2 × 15 min.	22 (6)
2. Whiteness Perfect	10% CP*	14 dagen, 6 uur/dag	31 (8)
3. Colgate Platinum Overnight	10% CP	5 dagen, 6 uur/dag	32 (13)
4. Whiteness Super/Whiteness	37% CP	2 × 30 min.	34 (7)
5. Day White 2Z	7,5% H_2O_2	14 dagen, 30 min./dag	36 (9)
6. Opalescence Quick	35% CP	2 × 30 min.	36 (9)

* Carbamideperoxide.

Conclusie ten aanzien van glazuur

Het is duidelijk dat de diverse bleekmiddelen effect hebben op de organische en anorganische bestanddelen van het glazuur. De ernst daarvan lijkt afhankelijk van de concentratie van de (thuis)bleekmiddelen, hun pH, de duur van het bleken en het merk van het bleekmiddel. Meestal zijn de veranderingen van weinig betekenis, oppervlakkig en met het blote oog onzichtbaar, maar door sommige middelen die de fysische eigenschappen van het glazuur veranderen, ontstaan ernstigere en diepere aantastingen, waaronder erosieve, en nemen de microhardheid en fractuurweerstand af. Volgens een literatuuroverzicht van Joiner (2007) zijn schadelijke effecten op de morfologie, chemische samenstelling, hardheid, en microstructuur van het glazuur (en dentine) in het algemeen afwezig, zelfs als hooggeconcetreerde middelen worden gebruikt. Of cariës door bleken wordt bevorderd is maar de vraag. Zeker de weinig ernstige aantastingen zijn door remineralisatie herstelbaar. Hoe flinke aantastingen zich zullen gedragen, is niet onderzocht.

Aan te raden is om na het bleken een neutraal fluoride te appliceren, zo men al niet een fluoride bevattend bleekmiddel gebruikt. De fluoridebehandeling heeft als bijkomend voordeel dat het zojuist gebleekte glazuur door de snelle remineralisatie (en een geringere demineralisatie omdat calciumfluoride in de poriën neerslaat?) later minder kleurstoffen uit het dieet (koffie, wijn, gekleurd snoep, cola, fruit) opneemt, waardoor een kleurterugval wordt tegengegaan.

Dat te lang doorgaan met bleken een nadelig effect heeft is niet uitgesloten (Heymann, 2005). Buitensporig verlengen van de bleekperiode of bleken met extreem hoge waterstofperoxideconcentraties (tot 70%) heeft tot gevolg dat macroscopisch veranderingen zijn waar te nemen: de glans van het glazuur verdwijnt (de tanden worden 'witte krijtjes') ten teken dat het bleekmiddel het glazuur dan wel degelijk heeft aangetast.

7.1.2 DENTINEVERANDERINGEN

Neveneffecten van het bleken op het tandbeen zijn minder vaak bestudeerd dan die op het glazuur. Ook hier geldt weer dat de berichtgeving tegenstrijdig is. Het aanbrengen van bleekmiddelen op blootliggend dentine, bijvoorbeeld van de wortel, zal dezelfde effecten hebben als het appliceren ervan in de pulpaholte: daarom worden beide hier samen besproken.

Ook door op het glazuur aangebrachte bleekmiddelen kunnen in het tandbeen veranderingen optreden (Haywood et al., 1997; McCracken & Haywood, 1995).

Dentineverandering door intern bleken

Tien en 35% carbamide en 35% H_2O_2 hadden geen invloed op de microhardheid van tandbeen (Basting et al., 2001; Chng et al., 2004; Cobankara et al., 2004; Lopes et al., 2002), maar anderzijds is gerapporteerd dat zij de microhardheid verminderden (Cimilli & Pameijer, 2001; Rotstein et al., 1996), wat overigens door fluoride weer werd tenietgedaan (Lewinstein et al., 2004). Dentine (en wortelcement) loste tienmaal minder op in 3% H_2O_2 dan in 30% H_2O_2 (Rotstein et al., 1992). Hoewel het 21 dagen lang aanbrengen van

10% carbamideperoxide (Nite White Excel 2Z®) gedurende één uur per dag en zeven uur per dag op het tandbeen de microhardheid van het oppervlak ervan verlaagde met respectievelijk 3,1 en 5,4%, werd geconcludeerd dat dit waarschijnlijk klinisch van geen betekenis is (Müller Arcani et al., 2005). Een dergelijke conclusie wordt door andere auteurs gedeeld, om er een paar te noemen: McCracken en Haywood (1995); Blankenau en Goldstein (1999) en Leonard et al. (1999A). De interactie tussen verschillende bleekmiddelen en dentine was met pH-cycling afhankelijk van de duur van het bleken. Na dagelijks acht uur lang bleken, werd vanaf de zevende dag in speeksel dat fluoride en kaliumnitraat bevatte een toename van de microhardheid waargenomen voor 10 en 22% Nite White en voor 10 en 20% Opalescence, maar niet voor 10 en 22% Rembrandt. Na afloop van de behandelsessies trad echter herstel op (De Freitas et al., 2004).

Uit het onderzoek van Attin et al. (2005) werd duidelijk dat door extern bleken de hardheid van het oppervlakteglazuur afneemt, door het ene bleekmiddel meer dan het andere, en dat ook tot op verschillende diepte (tabel 7.4). Maar het zure Rapid White verminderde ook de hardheid van het dentine over zijn totale dikte. Dat gold niet voor de vijf andere bleekmiddelen genoemd in tabel 7.4. Vooral de zuurgraad lijkt van belang en voorts de applicatietijd van een bleekmiddel.

Lager geconcentreerde middelen zullen door hoger geconcentreerde in oplossend vermogen van het anorganische materiaal worden overtroffen. De verhouding tussen calcium en fosfaat in glazuur, dentine en wortelcement verminderde door 30% H_2O_2 significant meer dan door natriumperboraat (Rotstein et al., 1996). Fracturen na intern bleken worden in het algemeen niet gemeld (Aldecoca et al., 1992; Anitua et al., 1990). Het is de verwijdering van (verkleurd) dentine rondom pulpakamer/kanaal door prepareren wat het element verzwakt en breuk bevordert.

Zalkind et al. (1996) bevonden het glazuur niet en de morfologie van blootliggend dentine wel veranderd door bleken met 10% carbamideperoxide, omdat ureum eiwitten denatureert. Anderzijds zagen Tam et al. (2005) geen veranderingen van de fysische eigenschappen van het dentine door het aanbrengen van 10% carbamideperoxide op het glazuur, maar wel als het direct op het tandbeen werd aangebracht: de buigsterkte en de elasticiteitsmodulus daarvan namen dan door het proteolytisch werkende bleekmiddel af. De fractuurweerstand van het dentine nam fors af door contact met zelfs laaggeconcentreerde bleekmiddelen (Tam et al., 2007B), maar niet door indirect contact, namelijk door bleken van het glazuur (Tame

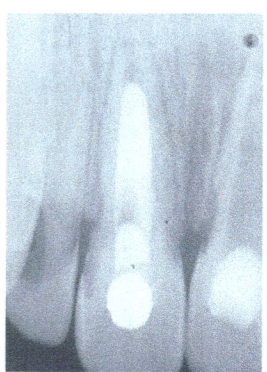

Figuur 7.1 *Cervicale resorptie zoals die door intern bleken met hoger geconcentreerd waterstofperoxide en verwarming kan ontstaan.*

el al, 2007A). Door contact van 30% H_2O_2 en 30% H_2O_2 + 2% natriumperboraat nam de hoeveelheid organische component van verpulverd dentine (en wortelcement) af, een gevolg van oxidatie van de eiwitten die daardoor gedenatureerd werden (Rotstein et al., 1992B). Omdat 30% H_2O_2 het gehalte aan organisch materiaal in het dentine en wortelcement vermindert, neemt het relatieve gehalte aan anorganisch materiaal toe (Rotstein et al., 1993).

Externe resorptie door intern bleken
Het grootste gevaar van inwendig bleken is het ontstaan van externe cervicale resorptie (figuur 7.1), een osteoclastisch, pijnloos proces dat zich binnen enkele jaren na de behandeling kan ontwikkelen (Goon et al., 1986; Harrington & Natkin, 1979, Lado et al., 1983; Latacham, 1986; Montgomery, 1984). Overigens ontstaat dit type resorptie ook door andere oorzaken: een kwart door orthodontische behandeling en bijna 10% door trauma, terwijl intern bleken voor bijna 5% verantwoordelijk is (Heithersay, 1999).

Omdat volgens een review het bleken met H_2O_2 van elementen die getraumatiseerd waren geweest zeer vaak resulteerde in cervicale resorptie (Tredwin et al., 2006) zou het trauma schuldig kunnen zijn aan de resorptie. Maar ook na bleken van niet-getraumatiseerde elementen met superoxol (= 30% H_2O_2), ontstond apicaal van de cervix resorptie in 7% van 58 elementen (Friedman et al., 1988). Naar verondersteld, komt het bleekmiddel door cementdefecten via daardoor openliggende toegangen van de tubuli op het worteloppervlak terecht (Harrington & Nastkin, 1979; Koulaouzidou et al., 1996; Rotstein et al., 1991). Op wortels met artificiële cementdefecten bleken meer vrije radicalen aanwezig dan op intacte worteloppervlakken (Dahlstrom et al., 1997). Echter, waterstofperoxide en vrije radicalen kunnen vanuit de pulpakamer ook via intact cement het worteloppervlak bereiken (Farmer et al., 2006). Maar onzeker is of de vrije radicalen aan de resorptie ten grondslag liggen, dan wel een vreemdlichaamreactie op door het bleken gedenatureerd dentine; wel is duidelijk dat de osteoclastenactiviteit toeneemt (Dahlstrom et al., 1997; McCormick et al., 1983; Rotstein et al., 1991; Rotstein et al., 1992). Recent stelden verschillende onderzoekers een toegenomen osteoclastenactiviteit vast: de functionele eigenschappen van de macrofagen, vooral de hechting (die nodig is voor fagocytose) en morfologische veranderingen, worden door H_2O_2 gestimuleerd, maar door natriumperboraat niet (Asfora et al., 2005). De verwarming van het H_2O_2, vroeger gebruikelijk bij inwendig bleken, leek geen voorwaarde voor het ontstaan van de resorptie (Goon et al., 1986), maar helemaal zeker is dat niet. Door toevoer van warmte wordt H_2O_2 versneld afgebroken en migreren des te meer vrije radicalen naar het worteloppervlak. Overigens, toegevoegd thiourea, dat onder andere voor het bleken van wol wordt gebruikt, ving die vrije radicalen grotendeels weg. (Farmer et al., 2006). De lokale pH, zuur door H_2O_2, is ook verdacht. Natriumperboraat, al dan niet verwarmd, leidde niet tot resorptie (Madison & Walton, 1990), omdat natriumperboraat het functioneren van de macrofagen remt (Attin et al., 1999). Maar na insluiting van natriumperboraat met superoxol na applicatie van 25% citroenzuur ontstonden drie maanden later wel kleine cervicale laesies (Heller et al., 1992).

Conclusie ten aanzien van dentine
Het dentine kan door bleken veranderen, maar bevindingen over veranderingen in hardheid zijn niet eensluidend. De buigsterkte zou kunnen afnemen, maar of dit klinisch relevantie heeft, mag worden betwijfeld.
Uitsluitend inwendig bleken met H_2O_2 kan tot cervicale resorptie leiden, maar gezien de pH mag worden betwijfeld of een lage concentratie, bijvoorbeeld 3%, ook resorptie initieert. Er bestaat trouwens geen reden om 30% H_2O_2 met warmte te gebruiken bij inwendig bleken, want insluiten van natriumperboraat lijkt te volstaan.

Cementverandering door bleken
Effecten op het wortelcement zijn niet vaak onderzocht, maar zijn wel te verwachten. Rotstein et al. (1996) bevonden dat het cement door de aanwezigheid van veel organisch materiaal vooral zwavel en voorts anorganisch materiaal verloor. Anderen vonden dat door zowel extern als intern bleken met diverse concentraties cabamideperoxide en H_2O_2 morfologische veranderingen van het cement optraden, onder andere in de vorm van putjes, fragmentatie van het cement, 'depressies', en expositie van onderliggend dentine (Esberard et al., 2007). Op het risico van cervicale resorptie door intern bleken met hoger geconcentreerd waterstofperoxide is al gewezen.

7.1.3 PULPA-AANDOENINGEN

Warmte en pulpa
Bij 'power bleaching' worden lampen gebruikt. De vraag of de daarbij optredende verwarming de pulpa schaadt, is dus alleen van

toepassing op bleken met hooggeconcentreerde bleekmiddelen. Kan de pulpa die warmte verdragen?

Tabel 7.4 laat zien dat lampen het bleekeffect van sommige bleekmiddelen niet of weinig verhogen, maar belangrijker hier is dat de infraroodlamp en in mindere mate een koolstofdioxidelaser *in vitro* tot een substantiële temperatuurstijging in de pulpaholte leiden, in het bijzonder door de lampen te combineren met Nupro Gold® (Luk et al., 2004).

Tabel 7.4 Temperatuurstijging van pulpaal dentine (°C) en het bleekeffect* door power bleaching. Getest werden combinaties van vier warmtebronnen met vier bleekmiddelen en een placebo gel (Luk et al., 2004).

	Opalescence		QuickWhite		StarBrite		Nupro Gold		placebo	
	°C	effect	°C	effect	°C	effect	°C	effect	°C	effect
lichtbron										
halogeen	4,5	4	3,6	1	3,7	2	5,5	3	2,7	0
infrarood	9,3	2	21,7	4	21,6	4	23,5	1	18,2	0
argonlaser	2,3	0	2,1	3	2,0	3	3,2	1	2,5	0
CO_2-laser	13,3	1	10,7	3	13,1	2	22,3	1	14,5	0

* Het bleekeffect is uitgedrukt als het gemiddelde aantal 'shades' (de kleuren van de voorbeeldtanden van Vita Lumin Shade Guide) dat de elementen na een week in vitro bleken lichter waren geworden: 4 = 4-5 shades, 3 = 3-4 shades, 2 = 1-2 shades en 0 = 0-1 shade.

Ter verdere informatie: de intrapulpale temperatuurstijgingen bij het activeren van het donkerrode Opalescence Xtra, dat caroteen bevat (en het roze Quatasar Brite) met diverse lampen waren als volgt:
- 6 °C met een LED-lamp (Eldeniz et al., 2005);
- 9 °C met een argonlaser (Baik et al., 2001);
- 12 °C met een diodelaser (Eldeniz et al., 2005);
- 12 °C met een CO_2-laser (Eldeniz et al., 2005);
- 18 °C met de halogeenlamp (Baik et al., 2001);
- 25 °C met een halogeenlamp op hoge kracht (Baik et al., 2001);
- 39 °C met een plasmalamp (Baik et al., 2001).

Hierbij wordt aangetekend dat de temperatuur van de moderne LED-lampen hoog kan oplopen (hoofdstuk 5) en dat vanwege warmteontwikkeling met de argonlaser niet meer dan 30 seconden per element mag worden belicht en met een plasmalamp 10 seconden (Sun, 2000).

Er bestaan veel *in-vitro*gegevens voor de warmte van polymerisatielampen samen met die van de exotherme polymerisatiereactie van composiet, maar die hoeven niet *in vivo* te gelden. Wat wel duidelijk werd uit die proeven is dat de temperatuur aan de *buitenzijde* van het gebitselement aanmerkelijk hoger oploopt dan die van het *dentine* dat aan de pulpa grenst. Het tandweefsel, maar ook de bleekgel zelf, matigt de temperatuurstijging in de pulpakamer: een diodelaser verhoogde de oppervlaktetemperatuur met 86 °C en de intrapulpale temperatuur met 'slechts' 11,6 °C, maar als eerst de gel op het buitenoppervlak was aangebracht met 8,8 °C. Met andere lampen (halogeen en plasmabooglamp) steeg de intrapulpale temperatuur met ten hoogste enkele graden, mits eerst de bleekgel was aangebracht (Sulieman et al., 2005D). Zo verhoogde de Zoom2 Lamp zowel zonder als met het bleekmiddel de temperatuur met slechts iets meer dan 1 °C (Yazici et al., 2007).

Anders dan verwacht, heeft de pulpale bloedstroom een verwaarloosbare koelende werking; het pulpaweefsel zou daarentegen bij de temperatuurregulatie wel een rol spelen (Wetter et al., 2004). Gezien de geringe massa van de pulpa kan die rol niet erg groot zijn. De grootte van het element speelt ook mee. De temperatuur in de pulpaholte van molaren steeg minder dan in holtes van premolaren en snijtanden. Een diodelaser (2 W, 30 seconden) verhoogde de temperatuur in incisieven tot 49 °C en (bij 0,9 W, 60 seconden) tot 45 °C, en een xenon booglamp (0,9 W, 60 seconden) tot 41 °C (Wetter et al., 2004).

Effecten van H_2O_2 én warmte op de pulpa zijn al decennialang onderwerp van studie (Nyborg & Brännström, 1968). Bij het bleken in het verleden met 35% H_2O_2 en warmtetoevoer via een verhit instrument werd de patiënt niet verdoofd, omdat de pijndrempel moest aangeven of niet te veel werd verhit. Toch zijn de gevolgen van temperatuurverhogingen voor de pulpa maar een paar keer dierexperimenteel en bij mensen bestudeerd (tabel 7.5).

Of de temperatuurstijging die bij bleken optreedt een gevaar voor de gezondheid van de pulpa vormt, is niet eenvoudig te beoordelen. Een stijging van 5,5 °C zou acceptabel zijn volgens Zach en Cohen (1965), wat door andere auteurs vrijwel klakkeloos als de maximale grens wordt geaccepteerd. Anderen namen bij een dergelijke stijging weliswaar een verhoogde pulpale doorbloeding waar, maar pulpaschade eiste een grotere temperatuurverhoging (Raab & Muller, 1989). Bij mensen werd de pulpale temperatuur verhoogd totdat pijn optrad; dat varieerde interindividueel van 7 tot 13 °C. Die temperaturen werden daarna nog 30 seconden gehandhaafd, maar geen van de subjecten rapporteerde in de daaropvolgende maanden pijn

Tabel 7.5	Invloed van temperatuurverhoging op de gezondheid van de pulpa		
	temperatuurstijging in °C	pulpa	(auteurs)
apen	5,9 (snel)	15% irreversibel geschaad	Zach & Cohen, 1965
apen	11,8 (snel)	60% irreversibel geschaad	
apen	16,5 (snel)	100% irreversibel geschaad	
ratten	5,5 (langzaam)	vergroting doorbloeding	Bowles & Thompson, 1986
ratten	11,5 (langzaam)	circulatie irreversibel geschaad	Raab & Muller, 1989
enzymen	22,5	1 enzym 95% geremd	Bowles & Thompson, 1986
enzymen	22,5 (7,5 min) + 2,5% H_2O_2	2 enzymen 100% geremd*	
mensen	7-13 (in 30 min.)	geen effecten	Baldissara et al., 1997

* De activiteit van andere enzymen was gereduceerd.
NB: 5% H_2O_2 remde de activiteit van één enzym totaal.

en er kon geen enkele pulpaproblematiek worden ontdekt (Baldissara et al., 1997). Anderzijds werd de activiteit van diverse pulpale enzymen in een in-vitromodel door een temperatuur van 50 °C geheel of gedeeltelijk geremd. Die temperatuur (50 °C, 7,5 minuten) samen met applicatie van 2,5% H_2O_2 remde twee van de enzymen volledig en reduceerde de activiteit van andere enzymen (Bowles & Thompson, 1986).
Een hoge pulpale temperatuur veroorzaakt aspiratie van de odontoblasten de dentinekanalen in, is aanleiding voor de vorming van tertiair dentine en heeft pulpaontsteking tot gevolg. De laatste is reversibel indien de externe temperatuur minder dan 90 °C is (Feinman et al., 1987).
Los van pulpaschade kan een kortdurende hoge temperatuur (90 °C) of een langdurige lagere (45 °C) flinke pijn veroorzaken.

Bleekmiddel en pulpa
Langdurig geappliceerd H_2O_2 en carbamideperoxide diffunderen door glazuur en dentine naar de pulpa (Bowles & Uqwuneri, 1987; Cooper et al., 1992; Hanks et al., 1993), ondanks de naar buiten gerichte vloeistofstroom in de dentinekanalen. Een dikke laag glazuur zou als een gedeeltelijke barrière kunnen werken (Shin & Summit, 1992).
Het is aannemelijk dat bij gelijke applicatieduur van identieke hoeveelheden uit een hoger geconcentreerd bleekmiddel meer agentia in de pulpa zullen belanden dan uit een lager geconcentreerd middel. Effecten van 35% H_2O_2 op de pulpa zijn reversibel en symptomen ervan (pijn) verdwijnen mettertijd. Patiënten die in de praktijk

een hooggeconcentreerd bleekmiddel niet verdroegen, bleken wel in staat thuis te bleken met een lager geconcentreerd middel (Haywood, 1992). Opvallend genoeg kwamen uit drie 10% carbamideperoxide bevattende gels *in vitro* significant verschillende hoeveelheden peroxide in de pulpa terecht, en wel meer naarmate er meer carbopol in zat: uit Opalescence > Sparkle > Rembrandt Lighten (Thitinanthapan et al., 1999). Zowel H_2O_2 als carbamideperoxide beschadigde celculturen permanent (Hanks et al., 1993; Tse et al., 1991).

Na twee weken *in vivo* bleken van te extraheren premolaren met 10% carbamideperoxide, kon in vergelijking met controles in de pulpa geen toename worden aangetoond van twee neuropeptiden die specifiek voor pijn en ontsteking zijn. Dat leidde tot de veronderstelling dat de pijn eerder uitgaat van de gingiva dan van de tand (Fugaro et al., 2005). Hoewel pulpa-enzymen gevoelig zijn voor peroxide, eist dat grotere hoeveelheden (milligrammen) dan door bleken in de pulpa terechtkomen (Bowles & Thompson, 1986). Uit 10% carbamideperoxide en een 7 en 12% H_2O_2-pasta was *in vitro* na 14 maal zeven uur applicatie (Nightguard) circa 25 µg peroxide in de pulpakamer doorgedrongen. Die hoeveelheid is onvoldoende om pulpale enzymen te beïnvloeden (Pugh et al., 2005). Uit een whitening strip (5,3% H_2O_2) en uit drie 'paint-on whiteners' (19% natriumpercarbonaat, 18% carbamideperoxide en 8,7% H_2O_2) kwamen ongelijke hoeveelheden, maar in alle gevallen minder dan 1 µg in de pulpaholte (Gökay et al., 2005). Joiner en Thakker (2004) bevonden dat de concentratie peroxide in de pulpa door gebruik van twee paint-on-producten 3000 maal te laag was om pulpale enzymen te beschadigen.

Het lichaam, en dus ook de pulpa, beschikt over afweermechanismen die schade kunnen voorkomen of beperken (Tse et al., 1991), getuige het gegeven dat peroxide en vrije radicalen normaal in het lichaam (in lever, macrofagen, en neutrofiele granulocyten ter destructie van bacteriën) voorkomende metabole producten zijn (McKenna & Davies, 1988). Extra- en intracellulaire afweermechanismen zoals katalase, peroxidase en het seleenafhankelijke glutathionperoxidase voorkomen schade (Kelleher & Roe, 1999). Onderzoek (met Opalescence) wees uit dat de pulpa niet wordt beschadigd (Li et al., 1996; Chiesara et al., 2002).

Pulpa en pijn

Voor zeer uiteenlopende percentages, van 10 tot 78%, wordt tandpijn door thuis bleken vermeld (Cohen & Chase, 1979; Godder et al., 1994; Haywood et al., 1994; Haywood et al., 1997; Leonard et al.,

1997; Leonard et al., 2001; Nathanson et al., 1987; Reinhardt et al., 1993; Schulte et al., 1994; Small, 1994; Tam, 1999). Het gaat daarbij veelal om pijn door warmte en koude. Geschat is dat ruim driekwart van de patiënten door thuis 's nachts te bleken drie dagen (of korter) pijn zullen hebben (Browning et al., 2007). De pijn begon na gemiddeld bijna vijf dagen bij 64% van de patiënten die 's nachts bleekten met 10% carbamideperoxide van drie verschillende merken (Tam, 1999). De pijn, die vaak weinig ernstig is, verdwijnt spontaan wanneer men de behandeling stopt of onderbreekt (Leonard et al., 1997; Leonard et al., 2001; Matis, 1998), maar dat vaak pas na enkele dagen (Cohen & Chase, 1979; Schulte et al., 1994, Leonard et al., 2007) en incidenteel nog langer (Leonard et al., 1997; Tam, 1999). Dezelfde bevindingen bleken uit een vergelijkend ander onderzoek. Op een pijnschaal van 1 tot 10 scoorden patiënten gemiddeld laag, rond de 3, voor zowel bleekstrips, 10% carbamideperoxide als voor Opalescence Xtra Boost® (38% H_2O_2). Maar anderen vonden dat de strips minder en korter pijn veroorzaakten dan 10% carbamideperoxide (Gerlach et al., 2001), terwijl Li et al. (2003) vonden dat Nite White Excel® (16% carbamideperoxide) juist minder tandpijn veroorzaakte dan de Whitestrips, dit in samenhang met zowel de applicatietijden als de verversingssnelheid en productsamenstelling. Hoewel bij zeer aanzienlijke percentages pijn optrad door Glyoxide® (zonder carbopol) en door Proxigel® (met carbopol), stopte niet meer dan 10% van de patiënten voortijdig met de behandeling (Leonard et al., 2001). Soms volstaat het om een kortere tijd per dag te bleken of de gel in de lepel minder vaak te vervangen (Leonard et al., 1997). Ook zogenoemde 'low sensitivity' producten veroorzaken pijn. Nite White Excel Z2 (10% carbamideperoxide met kaliumnitraat, fluoride en Aloe vera) veroorzaakte significant minder gingivale pijn en tandpijn dan Rembrandt Xtra-Comfort (12% carbamideperoxide met kaliumnitraat) Callan et al., 2008). Vaker dan pijn tijdens het bleken treedt pijn op tussen behandelsessies in, geprovoceerd door temperatuurwisselingen tijdens consumptie van warme en koude producten en (Kugel & Kastali, 2007) door consumptie van zure dranken. Opvallend is dat tandpijn niet vaker voorkwam bij personen met gingivale recessie en bij individuen met lekkende restauraties dan bij anderen (Leonard et al., 1997). De pijn lijkt vooral gerelateerd aan het aantal malen per dag dat de thuisbleekgel wordt vervangen.

Bleekstrips veroorzaakten minder tandpijn dan Colgate Platinum Gentle Plus®: 22 versus 13% (Gerlach et al., 2002). Milde pijn bij 12-17-jarigen door tweemaal daags gedurende twee weken bleken met whitening strips (10% H_2O_2) kwam minder vaak voor dan door thuis bleken met 10% carbamideperoxide in lepels, maar er werd geen onderscheid gemaakt tussen tandpijn en gingivale pijn (Donly et al., 2005). Onafhankelijk onderzoek naar langetermijneffecten (> 6 maanden) ontbreekt (Hasson et al., 2006).

Kinderen en tieners

Een onderzoek bij 12 - 17-jarigen is zojuist in de vorige paragraaf al vermeld. Jongeren kunnen vooral door power bleaching ernstige tandpijn krijgen, maar die zou bij herhaling van het proces 24 uur later niet of in veel mindere mate terugkomen. Gebruik niet de hooggeconcentreerde bleekmiddelen en ontraadt de bleektijd per sessie thuis te verlengen, omdat lange bleektijden de mogelijkheid van binnendringen in de pulpaholte vergroten (Christensen & Christensen, 1997). Tandpijn en mondirritatie door 14% H_2O_2-bleekstrips en 10% carbamideperoxide bij teenagers kwamen voor bij 33% van 60 teenagers, maar slechts één van hen stopte daarom met de behandeling (Donly et al., 2007).

Conclusie ten aanzien van pulpa

Bleekmiddelen kunnen in principe schadelijk zijn voor de pulpa, maar de hoeveelheden die in de pulpa binnendringen zijn onvoldoende groot om schade aan te richten.

Gezien het feit dat bij 'power bleaching' in het algemeen maar korte tijd wordt belicht, lijkt voor het merendeel van de lampen en bleekmiddelen gevaar van irreversibele pulpaschade afwezig. Belangrijk is nog te vermelden dat de nieuwere bleeklampen minder warmte geven, omdat de fabrikanten filters inbouwen die de verwarmende infrarode straling wegvangen. Gezien de geschiedenis van vele duizenden elementen die gebleekt werden met H_2O_2 en warmte, werd duidelijk dat pulpanecrose niet optrad (Feinman, 1987; Goldstein, 1997), hoewel het merendeel van de tandartsen geen mogelijkheid heeft om dit te melden.

Tandpijn door thuis bleken treedt frequent op, soms in zo sterke mate dat van verder behandelen wordt afgezien. De pijn verdwijnt na stoppen met bleken.

Tandpijnbestrijding

Toevoeging aan bleekmiddelen van kaliumnitraat (KNO_3), dat ook vaak wordt toegevoegd aan tandpasta's ter bestrijding van gevoelige tandhalzen, verandert de permeabiliteit van het dentine niet (Greenhill & Pashley, 1981). Dat betekent dat de effectiviteit van het bleekmiddel door deze stof niet verandert, evenmin als de mate waarin het bleekmiddel de pulpa bereikt. Dieronderzoek suggereert sterk dat het middel tandpijn bestrijdt door repolarisatie van de zenuwen in de pulpa tegen te gaan (Canadian Advisory Board On Dentin Hypersensitivity, 2003; Orchardson & Gillam, 2000). Het verhoogde K^+-niveau in de extracellulaire vloeistof rondom de zenuwen zou een langdurige depolarisatie in stand houden (Markowitz et al., 1991) en daardoor de transmissie naar het centrale zenuwstelsel lang tegengaan. Kaliumnitraat is effectief bevonden, hoewel het pijn niet totaal tegengaat, maar bleekmiddelen zonder dit ingrediënt veroorzaken vaker tandpijn (Browning et al., 2004). De kanalen van blootliggend dentine bieden een gemakkelijke toegang voor de kaliumionen naar de pulpa, en het lijkt er dus ook op dat de ionen door het glazuur heendringen.

In hoofdstuk 5 is al gemeld dat ook amorf calciumfosfaat aan bleekmiddelen wordt toegevoegd tegen tandpijn. Tandpijn (en gingivale pijn) door ±15% carbamideperoxide met amorf calciumfosfaat of kaliumnitraat plus fluoride ontliep elkaar niet (Matis et al., 2007); jammergenoeg ontbrak een controlegroep met bleekmiddel zonder pijnbestrijder. Al eerder had Tam (2001) in een 'split mouth' onderzoek vastgesteld dat toevoeging van kaliumnitraat en fluoride pijnverminderend werkte.

7.1.4 GINGIVALE SCHADE

Eveneens in hoofdstuk 5 is gesteld dat de orale mucosa tegen contact met bleekmiddelen moet worden beschermd (figuur 7.2).
Het doet wat ironisch aan dat Gly-oxide (een waterstofperoxide bevattend mondspoelmiddel tegen gingivitis) werd gebruikt om de gevolgen van trauma voor de gingiva te bestrijden, waarbij als neveneffect het witter worden van de gebitselementen werd waargenomen (Fassarano, 1992). Haywood en Heymann (1989) baseerden zich op die bevinding om bleken met 10% carbamideperoxide in een lepel te introduceren.

Een aantal onderzoeken wees uit dat thuis bleken een gunstig effect had op gingivitis- en plaquescores (Croll & Segura, 1996; Curtis et al., 1986; Leonard et al., 2001; Li et al., 1996; Powell & Bales, 1991). Bericht is dat de parodontale gezondheid en gingivale bloeding door de paint-on Crest Night Effects® verbeterde en dat de (geringe) tandpijn voor de patiënten goed verdraagbaar was (Gambarini et al., 2003). Anderen vonden dat er geen nadeel voor de gingivale gezondheid bestond (Curtis et al., 1996; Gegauff et al., 1993; Scherer et al., 1992; Sterrett et al., 1995). In een meta-analyse werd echter geconcludeerd dat er geen verschil aanwezig was tussen gebleekte en ongebleekte groepen op plaquescores en gingivale pijn (Niederman et al., 2000). Toch klagen patiënten regelmatig over

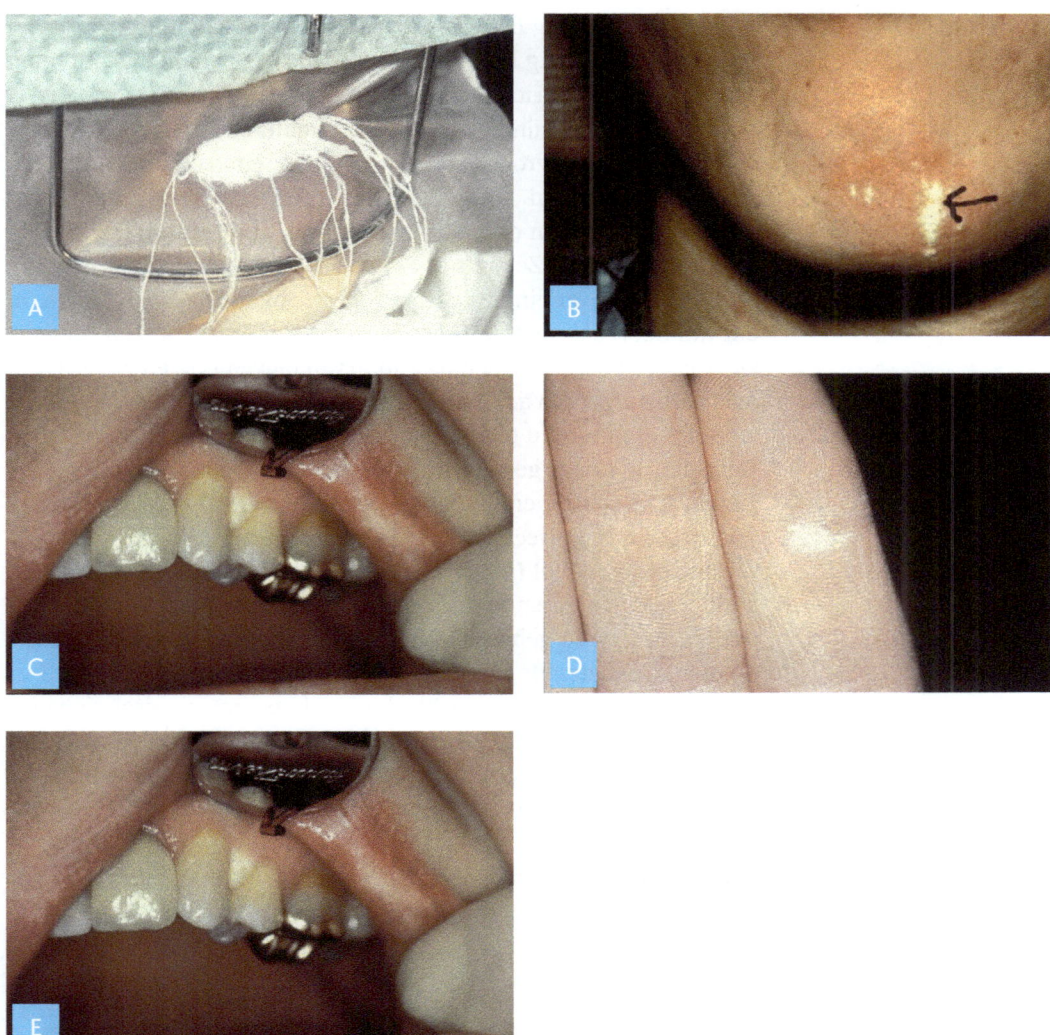

Figuur 7.2 A Rubberdam slordig met tandfloss vastgezet. B Waterstofperoxide lekte via de floss naar de kin, waar het een huidirritatie (etsing/verbranding) veroorzaakte. C Het bleekmiddel lekte ook langs de rubberdam naar de gingiva en irriteerde de papil, zichtbaar als een witte vlek. D Een kort contact met de vingers heeft al effect op de huid.

gingivale pijn tijdens het bleken, en ook daarna als er zichtbare beschadiging is. Hoewel Rembrandt Lighten en Opalescence geen nadelig effect op de gingiva uitoefenen, veroorzaakten andere middelen (Gly-oxide, Proxigel) wel gingivale pijn (Leonard et al., 1997), waarbij aangetekend werd dat de frequentie van applicatie en niet het middel zelf beslissend was. Anderzijds bleek Opalescence wel pijnlijk, zodanig dat van tien patiënten die langdurig voor tetracyclineverkleuring bleekten, er twee met de behandeling stopten wegens gingivale irritatie en keelpijn (Haywood et al., 1997). Erytheem en oedeem zijn gerapporteerd (Small, 1994). Overigens, pijn aan de tong treedt vroeger op dan tandpijn, en keelpijn komt ook voor (Browning et al., 2007). Gingivale pijn was ernstiger door een thuisbleeksessie dan door 35% H_2O_2 (StarBright) in een split-mouth-onderzoek (Zekonis et al., 2003). Ook Whitestrips veroorzaken tandpijn en gingivale irritatie, een enkele maal van dien aard dat van doorgaan met de behandeling wordt afgezien (Hanning et al., 2007). In tien maanden na afloop van bleken (5% en 7% H_2O_2 of 10% carbamideperoxide) was geen enkele maal meer sprake van tandpijn of gingivale pijn (Leonard et al., 2007).

Gebruik van hoger geconcentreerde middelen kan de gingiva zichtbaar beschadigen omdat ze bijtend/brandend werken. Gingivale irritatie zou direct gerelateerd kunnen zijn aan de concentratie van het bleekmiddel (reden in de vs om niet meer dan 10% carbamideperoxide te laten gebruiken). Een eigen patiënte die in de wachtkamer werd gebleekt met een **hooggeconcentreerd** middel, nam enkele malen de bleeklepel uit de mond en morste bij het terugzetten ervan het sterke bleekmiddel op haar gingiva; zij had over de gehele lengte van het bovenfront een spierwitte circa 3 mm dikke zoom geëtst ('verbrand') tandvlees. Hoewel de pijn en de symptomen binnen enkele dagen verdwenen, durfde zij de behandeling niet te hervatten.

Pijn aan gingiva ontstond ook mechanisch, door de bleeklepel (Matis et al., 2005)

7.1.5 EFFECTEN OP VULMATERIALEN

Aantasting composiet/compomeer/porseleinen fineerrestauraties
Net zoals geldt voor glazuuraantasting, is de rapportage over verandering van de tandkleurige vulmaterialen door bleken niet eensluidend. Gemeld zijn een onveranderde of een van geen betekenis zijnde verandering van de hardheid en gladheid van het oppervlak (Yap & Wattanapayungkul, 2002; Langsten et al., 2002), een geringe aantasting (Türker & Biskin, 2003; Mair & Joiner, 2004) en een serieuze aantasting, meer door sterkere dan door zwakkere concentraties (Campos et al., 2003; Lee et al., 2002), vooral van glasionomeercementen (Türker & Biskin, 2004), die zelfs ernstig kunnen worden geschaad (Schemehorn et al., 2004). Daar staat tegenover dat volgens Türker en Biskin (2004) de hardheid zelfs toenam door 16% carbamideperoxide (Nite White).

Onlangs werd de oppervlakteruwheid bepaald vóór en na tweemaal twee uur bleken met Nite White en Opalescence 10% carbamideperoxide en met Opalescence 35% carbamideperoxide, dat tweemaal tien minuten werd geappliceerd. In tabel 7.6 zijn de waarden na het bleken gepresenteerd als afwijkingen van het gemiddelde vóór het bleken. Niet het bleekmiddel, maar het gebleekte materiaal lijkt bepalend voor het ruwer worden (Rosentritt et al., 2005). Bovendien was de hardheid van Charisma en Dyract door elk van de bleekmiddelen verlaagd. Nite White had geen invloed op de hardheid van Tetric Ceram. De hardheid van Definite werd alleen door Opalescence 10% aangetast. Verkleuring van de vulmaterialen trad lang niet altijd op. De volgorde van meest tot minst verkleurend was Opalescence 10%, Nite White, Opalescence 35% (Rosentritt et al., 2005). In een ander onderzoek werd ook gevonden dat Dyract door bleken (met superoxol en 15% carbamideperoxide) zachter werd en een composiet en een ormoceer niet (Taher, 2005).

Tabel 7.6 Oppervlakteruwheid (in μm) na bleken. Vetgedrukt zijn de waarden die significant afwijken van de gemiddelde ruwheid vóór het bleken (naar Rosentritt et al., 2005).

	Tetric Ceram fijn hybride composiet	Charisma micro-glascomposiet	Dyract compomeer	Definite orcomeer*	glazuur (koeien)
Opalescence 10% CP**	+0,35	+0,05	+0,06	+0,08	+0,33
NiteWhite 10% CP	+0,18	+0,05	+0,06	+0,07	+0,29
Opalescence 35% H_2O_2	+0,03	+0,02	–0,03	+0,02	–0,13

* Ormoceer; organisch gemodificeerd ceramisch materiaal.
** Carbamideperoxide.

Bleken met 10% carbamideperoxide (3 uur/dag, 21 dagen lang) maakt porselein ruwer. Na drie weken lang drie uur per dag bleken met 35% carbamideperoxide werd een microhybride composiet ruw. Het oppervlak van een microgevuld composiet bleef onveranderd (Moraes et al., 2005). Zoals bijna altijd bestaan er ook over dit onderwerp van elkaar afwijkende bevindingen: maar snelbleken met 38% $H2O2$ veranderde de hardheid van diverse typen composieten en van porselein niet en verhardde zelfs ormoceer, op voorwaarde dat dit gepolijst was (Polydorou et al, 2007).
Het komt voor dat composiet door bleken witter wordt, maar dat lijkt uitzonderlijk. Het compomeer Dyract vertoont een grotere

kleurverandering dan composieten, maar het merk bleekmiddel speelt hierin een rol (Rosentritt et al., 2005). Bleekmiddelen hebben geen effect op de kleur van porselein, maar het is niet uit te sluiten dat gebitselementen waarop fineerrestauraties zijn aangebracht wel witter worden. Dit impliceert dat door een translucente fineer heen de wittere kleur van de tand kan doorschemeren.

Het oppervlak van tandkleurige vulmaterialen (composiet en glasionomeercement) werd door een experimentele tandpasta met H_2O_2 plus calciumcarbonaat of met carbamideperoxide plus aluminium/silicium (Rembrandt Plus Whitening) minder ruw dan door poetsen met gewone tandpasta's met calciumcarbonaat of calciumpyrofosfaat + bicarbonaat (Amaral et al., 2006).

Hechting nieuwe composiet na bleken

Een aantal auteurs, van wie maar enkelen zullen worden geciteerd, heeft een negatieve invloed van bleken op de hechtsterkte van composietsystemen met het gebitselement aangetoond (Spyrides et al., 2000) en een verhoogde kans op microlekkage (Barkhordar et al., 1991). Verondersteld is dat de actieve blekende bestanddelen of residuen daarvan de hechtkracht verminderen door de polymerisatie tegen te gaan (Titley et al., 1993). Er zijn minder, kortere en minder goede 'tags', uitlopers van de adhesief, in het glazuur te vinden (Titley et al., 1991; Titley et al., 1993; Torneck et al., 1990); bovendien gaat residuele zuurstof de polymerisatie van de tags tegen. Of zijn veranderingen in de minerale en organische component van het element verantwoordelijk voor de afname van de hechtsterkte (Perdigão et al., 1998)? Josey et al. (1996) bevonden de afschuifsterkte voor een composietcement niet significant veranderd door het bleken, terwijl het glazuur mineraalarmer was geworden.

Opvallend is dat de hechtkracht (van Single Bond) door poetsen met Rembrandt Plus tandpasta, die carbamideperoxide bevat, aan glazuur en dentine toenam; de auteurs konden slechts speculeren over de oorzaak hiervan (Da Silva et al., 2007). Een op alcohol gebaseerd adhesief zou de vermindering van de hechting tenietdoen (Perdigão et al., 1998; Sung et al., 1999). Tabel 7.7 geeft een indruk van de verandering in de afschuifsterkte van enkele adhesieven voor composiet (in MPa) vóór en na intern bleken met twee bleekmiddelen. Het toepassen van op water/alcohol en aceton gebaseerde adhesieven blijkt volgens dit onderzoek de afname in hechtkracht door het bleken te verhelpen (Shinohara et al., 2004). Bij de afschuiftest is meestal sprake van een cohesieve breuk. Maar gevonden is ook dat (24 uur na bleken) adhesieven die op aceton of ethanol gebaseerd zijn geen verschillen in hechtkracht toonden (Montalvan et al., 2006).

Tabel 7.7 Veranderingen in de afschuifsterkte (MPa) door bleken. Significant lagere hechtsterktes zijn vetgedrukt (Shinohara et al., 2004).

		Single Bond (3M/Espe)	Clearfill SE Bond (Kuraray)	Prime & Bond NT (Dentsply)
glazuur	ongebleekt	21,5	23,7	17,5
	37% carbamideperoxide	20,2	**19,1**	**11,9**
	natriumperboraat	**16,6**	21,6	**10,9**
dentine	ongebleekt	19,1	22,3	11,4
	37% carbamideperoxide	19,9	18,6	15,4
	natriumperboraat	**14,6**	18,4	**8,5**

Tabel 7.8 Veranderingen in de treksterkte (MPa) van Clearfill SE Bond/composiet aan pulpakamerdentine, 7 dagen na bleken. Significant veranderde treksterktes zijn cursief gedrukt (Timpawat et al., 2005).

	gemiddelde (SD)
ongebleekt (water)	5,3 (2,2)
35% H_2O_2	6,0 (1,5)
natriumperboraat/water	*9,2 (1,7)* toename hechtsterkte
natriumperboraat/35% H_2O_2	*4,0 (1,3)* afname hechtsterkte

Tabel 7.8 laat een afwijkend beeld zien. Insluiten van met water bevochtigd natriumperboraat voor inwendig bleken verhoogde de hechtkracht aan pulpaal dentine, maar 35% H_2O_2 verlaagde de hechtkracht en een mengsel van natriumperboraat en 35% H_2O_2 had geen noemenswaardig effect. Breuken traden deels in het dentine, deels in de adhesief/composiet op. De hechtkracht aan dentine is mede afhankelijk van lokale dentine-eigenschappen, c.q. veel versus weinig tubuli (Timpawat et al., 2005). De MPa-waarden in het laatste gerefereerde onderzoek zijn laag, wat het gevolg is van het spoelen met 5% natriumhypochloriet tijdens de kanaalbehandeling. Daarvan is bekend dat de hechtkracht van circa 16 MPa terugvalt tot ongeveer 5 MPa (Nikaido et al., 1999), wat in het onderzoek van Timpawat et al. (2005) wordt bevestigd. Dan resteert nog de vraag waarom natriumperboraat de hechtkracht vergrootte in vergelijking met de hechtkracht aan dentine dat aan alleen water was blootgesteld. Een gedeeltelijke verklaring is dat natriumperboraat de dentinehardheid niet verlaagt omdat het calciumgehalte

onveranderd blijft (Rotstein et al., 1996), maar daarmee wordt de toename nog niet duidelijk.

Na bleken zou men één dag moeten wachten voordat met composiet wordt gerestaureerd (Titley et al., 1991), maar volgens anderen (7 tot) 14 dagen, ook als men intern bleekt (Ben-Amar et al., 1995; Flaitz en Hicks 1996; Shinohara et al., 2005; Metz et al., 2007) maar niet na 14 dagen gebruik van een 18% carbamideperoxide paint-on vernis (Sasaki et al., 2007). Recent werd vastgesteld dat na bleken met 10% carbamideperoxide één dag en met 35% H2O2 één week wachten volstaat (Unlu, 2007). Maar Barbosa et al. (2008) stellen dat het laatste alleen voor het glazuur geldt; met 35% H_2O_2 gebleekt dentine zou een wachttijd van 14 dagen eisen. Het type bonding schijnt van belang: behandeling met carbamideperoxide reduceerde de hechtkracht van Single Bond niet, wel die van zelf-etsende Clearfil SE Bond (Moule et al, 2007). In plaats van te wachten is gesuggereerd drie minuten lang het neutraliserende enzym katalase op het element te appliceren (Perdigão et al., 1998). Toevoeging van de antioxidant natriumascorbaat hydrogel (een derivaat van vitamine A) aan 10% carbamideperoxide tijdens extern-intern bleken ging experimenteel hechtsterkteverlies aan het tandbeen tegen, maar dat eiste wel een drie uur lange applicatie (Kimyal et al., 2008).

Amalgaam

Bleken met carbamideperoxide en H_2O_2 van amalgaam verhoogde het kwikniveau van het amalgaamoppervlak (Rotstein et al., 1997). Uit amalgaam komt door bleken kwik vrij (Swift, 1997), maar dat pas na langdurige (80 uur) bleekperiodes (Robertello et al., 1999). Nieuw en oud amalgaam, gepolijst en ongepolijst, zijn behandeld met 10% carbamideperoxide in oplossing bij pH 6,5 en pH 4,5 gedurende 1 tot 13 dagen. Meer, maar dan nog steeds weinig, kwik kwam vrij 1) bij de lage pH, 2) door langduriger bleken, 3) uit nieuw amalgaam en 4) uit ongepolijst amalgaam. Niet al het vrijgekomen kwik wordt door het lichaam opgenomen (Rotstein et al., 2004). Enkele rapporten laten geen amalgaamoppervlakteverandering door paint-on-gel en door whitening strips zien (Schemehorn et al., 2004; Duschner et al., 2003). Door 10% carbamideperoxide kwam nauwelijks meer kwik, zilver, koper en zink vrij dan door een placebogel (Hatton et al., 2003). Maar Campos et al. (2003) zagen dat 10 en 15% carbamideperoxide het amalgaamoppervlak (Permite C) verdonkerden door oxidatie en corrosie.

Tandweefsel grenzend aan amalgaam werd na extensief bleken van tetracyclinetanden met 10% carbamideperoxide groen, maar de vraag is wat precies de oorzaak daarvan was (Haywood, 2002).

Conclusie ten aanzien van vulmaterialen

Het oppervlak (ruwheid, hardheid) van composietrestauraties wordt soms enigszins aangetast en dat van compomeer meer, waarbij niet uitsluitend de concentratie van het bleekmiddel doorslaggevend is. Tevens verandert van het compomeer de kleur, terwijl dat bij composiet maar incidenteel gebeurt. Na bleken kan de kleur van een fineer veranderd lijken, maar dat komt doordat het witter geworden element door de fineer heen schemert.

In het algemeen kan gesteld worden dat, na bleken, restaureren met composiet één tot twee weken moet worden uitgesteld, want residu van het bleekmiddel gaat polymerisatie en tagvorming tegen. Overigens, spoelen met natriumhypochloriet bij de kanaalbehandeling verlaagt de hechtkracht van composiet ook zeer substantieel.

Het amalgaamoppervlak ondergaat (enige) verandering door bleken en daardoor zal enig oppervlakkig gebonden kwik vrijkomen. Dit lijkt echter een futiliteit, omdat normaal gesproken amalgaam niet wordt meegebleekt en het contact met het bleekmiddel accidenteel zal zijn.

7.2 Systemische nevenwerkingen

Christensen (1998) stelt dat de bleekmiddelen gebruikt mogen worden omdat vele miljoenen patiënten er zonder bezwaren mee behandeld zijn, maar die uitspraak is te gemakkelijk gedaan, want grootschalig onderzoek onder patiënten ontbreekt. Systemische effecten zouden kunnen optreden door inslikken van bleekmateriaal, waarbij we ervan uitgaan dat opname via tand of orale mucosa te gering is om een dergelijk neveneffect te hebben. Welhaast overbodig om te melden is dat bleken onder rubberdam, wat met de hoogst geconcentreerde middelen geschiedt, in dezen geen risico met zich meebrengt. Het gaat om ingeslikt bleekmiddel dat weglekt uit lepels, strips of paint-on-gels. Dit is bestudeerd (Dahl & Becher, 1993; Günay et al., 1994; Woolverton et al., 1993).

Dierexperimenteel en in weefselculturen bleken hoge doses toxisch. Voorzichtigheid zou echter alleen nodig zijn bij jonge patiënten en bij senioren (Floyd, 1997). Controversiële punten zijn carcinogeniteit en (geno)toxiciteit

7.2.1 SYSTEMISCHE TOXICITEIT

Vergiftiging veroorzaakt lichaamsschade. Aan systemische toxiciteit kan een aantal aspecten worden onderscheiden. Een eenmalige hoge dosis kan acute schade aan cellen berokkenen (cytotoxiciteit), maar herhaalde doses die ieder op zich vrij onschuldig zijn, kunnen door accumulatie hetzelfde effect hebben. Daarnaast kunnen cellen overleven, maar wel veranderingen ondergaan in het erfelijk materiaal, die tijdens de celdeling worden doorgegeven: dan zijn genotoxiciteit of carcinogeniciteit mogelijke gevolgen.

Het is een al eeuwenoud inzicht dat de acute toxiciteit van een stof afhangt van de concentratie en dosis. Medebepalend voor schade zijn de opname en de distributie van de stof in het lichaam en het lichaamsgewicht, naast het metabolisme en de lichamelijke verweermogelijkheden. Bij chronische toxiciteit spelen de frequentie en de tijdsperiode tussen de doses van een op zich weinig of niet schadelijke hoeveelheid mee.

Bij bleken is lichaamsschade afhankelijk van hetgeen ingeslikt wordt, behoudens de opnameroute via de pulpa. Naar mag worden aangenomen, is inslikken bij het in de praktijk bleken met hooggeconcentreerde middelen onder rubberdam nihil. Bij gebruik van lepels en strips kan wel weggelekt bleekmiddel worden ingeslikt en bestaat in principe het risico van acute maar waarschijnlijker chronische toxiciteit. De mogelijkheid van systemische effecten van de bleekmiddelen is, vooral toen de thuisbleekmiddelen opkwamen, vrijwel van meet af aan bestudeerd (Dahl & Becher, 1995; Günay et al., 1994; Woolverton et al., 1993).

Schade is aangetoond in celculturen. Genetische beschadiging door een aantal merken bleekmiddelen is aangetoond, en wel het sterkste effect voor de hoogst geconcentreerde (Ribeiro et al., 2005). Maar gebrek aan doorbloeding van celculturen en daardoor ontbrekende verdunning en afwezigheid van distributie over het lichaam en het gegeven dat per experiment maar een enkel celtype is betrokken, zonder de afweermechanismen eigen aan het lichaam, maken dat celculturen niet meer dan indicatief kunnen zijn.

Dierexperimenteel is eveneens aangetoond dat bleekmiddelen in grote hoeveelheid schadelijk zijn. Volgens een literatuuroverzicht veroorzaakt herhaalde applicatie van 30% H_2O_2 op de tong en gingiva van ratten in voldoende sterke mate, of van 1% H_2O_2 gedurende 48 uur, oedeem, vacuolisatie, vesikels en uiteindelijk destructie van de hoornlaag. Door spoelen met H_2O_2 treden veranderingen in de zachte weefsels op, waaronder proliferatie van het epitheel. Tien procent carbamideperoxide dat 20 minuten per week gedurende vier weken op de tong van ratten werd aangebracht, werd gevolgd door een tijdelijke reactie in de basale cellaag van het slijmvlies (Tredwin et al., 2006).

Voor muizen geldt dat de LD_{50} (de enkelvoudige dosis waardoor 50% van deze dieren sterft) van 10% carbamideperoxide met het zure (pH 4,8) carbopol (Proxigel, Reed & Carnrick) 87 mg/kg li-

chaamsgewicht is en van het neutrale carbopolvrije Gly-oxide (Murrell Down) 144 mg (McLoskey, 1984; Woolverton et al., 1993), wat omgerekend voor mensen neerkomt op het inslikken van 6-10 gram.
Een dosis van 15 mg carbamideperoxide/kg lichaamsgewicht, bij ratten via een katheter toegediend, veroorzaakte een uur later maagzweren, die binnen 24 uur genazen. Eenzelfde dosis Opalescence had meer uitgesproken gevolgen, maar de lever en nieren toonden geen beschadiging. Extrapolatie van deze experimenten naar mensen, hoe onrealistisch ook (Kelleher & Roe, 1999), vergt dat de dosis van 15 mg eerst vermenigvuldigd wordt om het lichaamsgewicht van de mens vergelijkbaar te maken met dat van de rat, waarna gedeeld moet worden met een factor 10, vanwege de aanname dat mensen gevoeliger zijn dan ratten. Om aan de veilige kant te blijven, moet dan nogmaals met een factor 10 worden gedeeld. Dit betekent dat een volwassene van 70 kg niet meer dan 30 mg carbamideperoxide/dag zou mogen inslikken. Berekend is dat gedurende één applicatie 9 mg bleekmiddel wordt ingeslikt en waarschijnlijk meer (Dahl & Becher, 1995). Deze hoeveelheid is echter te laag (Dahl & Becher, 1995) en zelfs veel te laag (Li, 1997) om toxisch te werken.
In een bleeklepel wordt 90 mg bleekmiddel aangebracht. Afhankelijk van zijn viscositeit en de pasvorm van de lepel, lekt meer of minder van het middel weg en wordt ingeslikt (Li, 1997). Maar de 90 mg in de lepel is op zich maar een klein percentage van een dosis die zeer toxisch was voor ratten: 5 gram (Cherry et al., 1993). Zulke doses hadden onder meer ademhalingsproblemen en maagbloedingen tot gevolg die voor een derde van de dieren dodelijk waren. Door toediening van 5 gram van 6% waterstofperoxide/kg lichaamsgewicht aan 36 ratten stierven zes ervan binnen twee uur en de andere, die maagproblemen kregen en een verhoogd hematocriet- en glucosegehalte toonden, waren binnen twee weken weer hersteld (Fredmond et al., 1997).
Bedacht moet nog worden dat de peroxide, afkomstig uit lepels, die de mens inslikt tijdens de applicatiesessie, meer en meer inactief wordt (Li, 1997) en dat 60% van bijvoorbeeld Opalescence gel na vier uur bleken nog in de lepel aanwezig is (Haywood, 1997).
Het verschil tussen de in toxische zin verdachte en de actueel door mensen ingeslikte hoeveelheid is voor Opalescence een factor 100-239 (Li, 1997). De letale dosis voor de mens zou zelfs 5-6,5 liter Proxigel en 8 liter Gly-oxide zijn (Fasarano, 1992). Thuisbleekproducten gebruikt onder supervisie van de tandarts brengen dus geen toxische of veiligheidsproblemen met zich mee (Kelleher & Roe,

1999). De opmerking dat, binnen het kader van effecten van de vrije radicalen gerelateerd aan katalysatoren, en van ammonia en ureum (die van nature ook in de mond en het lichaam aanwezig zijn), langetermijnonderzoeken wenselijk zijn, is echter nog niet geheel achterhaald (Anderson, 1991; Tse et al., 1991; Yarborough, 1991). In het bijzonder het zuurstofradicaal wordt in verband gebracht met toxiciteit, dat wil zeggen met cytotoxiciteit, genotoxiciteit en carcinotoxiciteit, omdat de reactieve radicalen het DNA breken (Tredwin et al., 2006). Benadrukt moet echter worden dat waterstofperoxide en zijn radicalen normaal in het menselijk lichaam voorkomende stoffen en metabolieten zijn, die worden afgebroken tot water en zuurstof: zij helpen onder andere bij ontstekingsbestrijding en het vouwen van katalyserende eiwitten en hebben een signaalfunctie in het regelen van celprocessen, maar de balans tussen voldoende en te veel is nauw. Peroxide veroorzaakte in hamsterembryocellen geen chromosoomafwijkingen (Hikiba et al., 2005), genotoxiciteit van 10% carbamideperoxide was afwezig (Woolverton et al., 1993) en mutagene effecten van de vrije zuurstofradicalen in muizen door Gly-oxide waren eveneens afwezig (McLoskey, 1984).

Celorganellen, vooral de mitochondriën, en speekselkliercellen produceren H_2O_2, waaruit door spontane redoxreacties en door enzymen vrije radicalen worden gevormd; metalen zoals koper en ijzer spelen hierbij een rol (Tredwin et al., 2006). Het lichaam van de mens beschikt over zowel extracellulaire als intracellulaire metabolische afweermechanismen (Kelleher & Roe, 1999; Tam, 1999), waaronder de enzymen katalase, peroxidase en de van seleen en kwik afhankelijke glutathionperoxidasen (Kelleher & Roe, 1999), die transformatie van H_2O_2 in water en zuurstof katalyseren. Seleen komt in ons land niet in ruime, maar wel voldoende mate voor en kwik in te kleine hoeveelheden om glutathionperoxidasen uit te putten (Schuurs et al., 1996).

Een klein percentage muizen en ratten met weinig katalase, die via hun drinkwater 1000 mg H_2O_2 2O2H/kg lichaamsgewicht/dag kregen toegediend, ontwikkelde darmadenomen en -carcinomen (Chiesara et al., 2002), maar belangrijker is dat de dieren minder water dronken dan normaal, wat als de werkelijke oorzaak werd beschouwd. De hoeveelheid die de dieren binnenkregen is bovendien duizenden malen groter dan die mensen, met een veel beter afweersysteem, binnenkrijgen. Toch werd in 2008 in een Amerikaanse krant door een oncoloog beweerd dat tongkanker bij niet-rokers en niet-drinkers het gevolg zou zijn van bleken.

In de VS is onderzocht of het risico op kanker door een identieke stof verschillend is voor volwassenen en kinderen. Dat is het geval, reden om voor kinderen tussen het tweede en vijftiende levensjaar de blootstelling aan stoffen die mutagenen of carcinogenen bevatten met een factor 3 te verlagen in vergelijking met de dosis voor volwassenen. Voor wat de bleekmiddelen betreft, is nog moeilijk te zeggen in hoeverre die voor jongeren in deze zin schadelijk zijn (Lee et al., 2005).

7.2.2 ALLERGIE

Fabrikanten van over-the-counter producten waarschuwen ervoor dat hun middelen niet mogen worden gebruikt door mensen die allergisch zijn voor peroxide. Dit lijkt ingegeven door een grote voorzichtigheid van de kant van de fabrikanten in verband met de angst voor schadeclaims ('sueing') in het geval dat allergie zou optreden, maar in de wetenschappelijke literatuur worden geen allergische reacties gemeld.

7.3 Conclusie

Het lijkt verantwoord om te stellen dat de aanvankelijke ongerustheid over de systemische toxiciteit van de bleekmiddelen terecht is weggeëbd. Ingeslikte hoeveelheden zijn onvoldoende om cytotoxisch te werken en dat geldt waarschijnlijk ook voor hun mutageniteit en genotoxiciteit. Indien op de juiste wijze gebruikt, lijkt het gebruik ervan veilig (Li, 1998; Chiesara et al., 2002). Desondanks is verder onderzoek nog gewenst, vooral met betrekking tot jongeren. De stelling van Christensen (1997) dat de agentia rustig gebruikt mogen worden omdat vele miljoenen patiënten ermee behandeld zijn, lijkt weer het andere uiterste.

Literatuur

Abou-Ras M. The elimination of tetracycline discoloration by intentional endodontics and internal bleaching. J Endod 1982;8:101-106.

Abou-Rass M. Long-term prognosis of intentional endodontics and internal bleaching of tetracycline-stained teeth. Compend Contin Educ Dent 1998;19:1034-1042 (Abstract).

Addy M, Goodfield S. The use of acrylic to compare abrasivity and stain removal properties of toothpastes. Clin Mater 1991;7:219-225.

Akal N, Over H, Olmez A, Bodur H. Effects of carbamide peroxide containing bleaching agents on the morphology and subsurface hardness of enamel. J Clin Pediatr Dent 2001;25:293-296.

Aldecoa EA, Mayordomo FG. Modified internal bleaching of severe tetracycline discoloration: a 6-year clinical evaluation. Quint Int 1992;23:83-89.

Alkhatib NN, Holt R, Bediu R. Prevalence of self-assessed tooth discoloration in the United Kingdom. J Dent 2004;32:561-566.

Al-Qunaian T. The effect of whitening agents on caries susceptibility of human enamel. Oper Dent 2005;30-2:265-270.

Amaral CM, Rodrigues JA, Erhardt MC, Aruajo MW, Marchi GM, Piementa LA. Effect of whitening dentifrices on the superficial roughness of esthetic restorative materials. J Esthet Restor Dent 2006;18:102-109.

American Dental Association Health Foundation Research Institute. Clinical methods for determining dentifrice-cleaning ability. J Am Dent Assoc 1984;109: 759-762.

Anitua E, Zabalegui B, Gil J, Gascon F. Internal bleaching of severe tetracycline discolorations: four-year clinical evaluation. Quint Int 1990;21:783-788.

Anderson MH. Dental bleaching. Current Opinion in Dentistry 1991;1:185-189.

Araujpo EM, Baratiery LN, Vieira LC, Ritter A. In situ effect of 10% carbamide peroxide on microhardness of human enamel: function of time. J Esthet Restor Dent 2003;15:166-174.

Arcini C. The Vikings bare their filed teeth. Am J Phys Anthropol 2005;128:727-733.

Arens DE, Rich JJ, Healey HJ. A practical method of bleaching tetracycline-stained teeth. Oral Surg 1972;34:812-817.

Ari H, Üngör M. In vitro comparison of different types of sodium perborate used for intracoronal bleaching of discoloured teeth. Int Endod J 2002;35:433-436.

Asfora KK, Do Carmo Moreira Da Silva Santos M, Japiassú Resende Montes MA, Machado Brabosa de Castro CM. Evaluation of biocompatibility of sodium perborate and 30% hydrogen peroxide using analysis of the adherence capacity and morphology of macrophages. J Dent 2005;33:155-162.

Ashkenazi M, Sarnat H. Microabrasion of teeth with discoloration resembling hypomaturation enamel defects: four-year follow up. J Clin Pediatr Dent 2000; 25:29-34.

Attin T. Sicherheit und Anwendung von Carbamidperoxidhaltige Gelen bei Bleichtherapien. Dtsch Zahnärztl Z 1998;53:11-16.

Attin T, Müller T, Patyka A, Lennon AM. Influence of different bleaching systems on fracture toughness and hardness of enamel. Oper Dent 2004;29-2;188-195.

Attin T, Betke H, Scippan F, Wiegand A. Potential of fluoridated carbamide peroxide gels to support post-bleaching enamel re-hardening. J Dent 2007;35: 755-759.

Attin T, Paqué F, Ajam F, Lennon ÁM. Review of the current status of tooth whitening with the walking bleach technique. Int Endod J 2003;36:313-329.

Attin T, Vollmer D, Wiegand A, Attin R, Betke H. Subsurface microhardness of enamel and dentin after external bleaching procedures. Am J Dent 2005;18:8-12.

Auschill TM, Hellwig E, Schmidale S, Sculean A, Arweiler NB. Efficacy, side-effects and patients' acceptance of different bleaching techniques. Oper Dent 2005;30:156-163.

Ayad F, De Sciscio P, Stewart B, De Vizio W, Petrone ME, Volpe AR. The stain prevention efficacy of two tooth whitening dentifrices. Compend Contin Educ 2002;23:733-736.

Ayad F, Giniger M, Proskin, et al. Clinical comparison of the stain-removal efficacy of a novel liquid whitening gel containing 18% carbamideperoxide and a commercially available whitening dentifrice. Compend Contin Educ 2002;23(Suppl. 1):18-25.

Baik JW, Rueggeberg FA, Liewehr FR. Effect of light-enhanced bleaching on in vitro surface and intrapulpal temperature rise. J Esthet Restor Dent 2001;13:370-378.

Baldissara P, Catapano S, Scotti R. Clinical and histological evaluation of thermal injury thresholds in human teeth. J Oral Rehabil 1997;24:791-801.

Barkhordar RA, Kempler D, Plesh O. Effect of nonvital tooth bleaching on microleakage of resin composite restorations. Quint Int 1997;28:341-344.

Basting RT, Rodriges AL Jr, Serra MC. The effect of 10% carbamide peroxide bleaching material on microhardness of sound and demineralized enamel and dentin in situ. Oper Dent 2001;26:531-539.

Basting RT, Rodriges AL, Serra MC. The effects of seven carbamide peroxide bleaching agents on enamel microhardness over time. J Am Dent Assoc 2003; 134:1335-1342.

Basting RT, Rodriges AL, Serra MC. The effect of 10% carbamide peroxide, carbopol and/or glycerin on enamel and dentin microhardness. Oper Dent 2005; 30:608-616.

Baxter PM, Davis WB, Jackson J. Toothpaste abrasive requirements to control naturally stained pellicle. J Oral Rehabil 1981;8:19-26.

Beekmans B. Change my smile. Wit, witter, witst. Tandartspraktijk 2006;27(3):23-27.

Ben-Amar A, Liberman R, Gorfil C, Bernstein Y. Effect of mouthguard bleaching on enamel surface. Am J Dent 1995;8:29-32.

Benbachir N, Ardu S, Krejci I. Spectrophotometric evaluation of the efficcacy of a new in-office bleaching technique. Quint Int 2008;39:299-305.

Berga Caballero A, Forner Navarro L, Amengual Lorenzo J. At-home vital bleaching: a comparison of hydrogen peroxide and carbamide peroxide treatments. Med Oral Tatol Oral Cir Buccal 2006;11:E94-E99.

Biller HR, Hunter EL, Feathetstone MJ, Silverstone LM. Enamel loss during a prophylaxis polish in vitro. J Int Assoc Dent Child 1980;11:7-12.

Bistey T, Nagy IP, Simó A, Hegedus C. In vitro FT-IR study of the effects of hydrogen peroxide on superficial tooth enamel. J Dent 2006, doi:10.1016/j.dent2006,10004.

Bitter NC, Sanders JL. The effect of four bleaching agents on the enamel surface: a scanning electron microscopic study. Quint Int 1993;24:817-824.

Blankenau R, Goldstein RE, Haywood VB. The current status of vital tooth whitening techniques. Compend Contin Educ 1999;20:781-794.

Bodifée B. Klassieken van de wetenschap. Scoop, 1994.

Bosten JM, Robinson JD, Jordan G, Mollon JD. Multidimensional scaling reveals a color dimension unique to 'color-deficient' observers. Current Biology 2005; 15(23):R950-R952.

Bowles WH, Thompson LR. Vital bleaching: the effects of heat and hydrogen peroxide on pulpal enzymes. J Endod 1986;12:108-112.

Braun A, Jepsen S, Krause F. Spectrophotometric and visual evaluation of vital tooth bleaching employing different carbamide peroxide concentrations. Dent Mater 2007;23:165-169.

Browning WD. Comparison of the effectiveness and safety of carbamide peroxide whitening agents at different concentrations. J Compilation 2007;19:298-296.

Browning WD, Blalock JS, Frazier KB, et al.. Duration and timing of sensitivity related to bleaching. J Esthet Restor Dent 2007;19:256-264.

Browning WD, Chan DCN, Frazier KB, Callan RS, Blalock JS. Safety and efficacy of a nightguard bleaching agent containing sodium fluoride and potassium nitrate. Quint Int 2004;35:693-698.

Burgmaier G-M, Schultze IM, Attin T. Fluoride uptake and development of artificial erosions in bleached and fluoridated enamel. J Oral Rehabil 2002;29:799-804.

Bull WH, Callender RM, Pugh BR, Wood GD. The abrasion and cleaning properties of dentifrices. Br Dent J 1968;125:331-337.

Burkinshaw SM. Colour in relation to dentistry. Fundamentals of colour science. Br Dent J 2004;196:33-41.

Cadenaro M, Breschi L, Nucci C, et al. Effect of two in-office whitening agents on the enamel surface in vivo: a morphological and non-contact profilometric study. Oper Dent 2008;33:127-134.

Callan RS, Browning WD, Downey MC, et al. Comparison of two low sensitivity whiteners. Am J Dent 2008;21:17-20.

Camargo IM, Saiki M, Vasconcellos MB, Avila DM. Abrasiveness evaluation of silica and calcium carbonate used in the production of dentifrices. J Cosmet Sci 2001;52:163-167.

Campos I, Fraga Briso AL, Freire Pimenta LA, Ambrosana G. Effects of bleaching with carbamide peroxide gels on microhardness of restoration materials. J Esthet Restor Dent 2003;15:175-183.

Camps J, de Francesschi H, Idir F, et al. Time-course diffusion of hydrogen peroxide through human dentine: clinical significance for young tooth internal bleaching. J Endod 2007;33:455-459.

Canadian Advisory Board On Dentin Hypersensitivity. Consensus-based recommendations for the diagnosis and management of dentin hypersensitivity. J Can Dent Assoc 2003;69:221-226.

Carillo A, Trevino MV, Haywood VB. Simultaneous bleaching of vital and open-chamber nonvital tooth with 10% carbamide peroxide. Quint Int 1998;29:643-648.

Casey LJ, Schindler WG, Murata SM, Burgess JO. The use of dentinal etching with endodontic bleaching procedures. J Endod 1989;15:535-538.
Cesar ICR, Redígolo ML, Liporoni PC. Analyses by photoreflectance spetroscopy and Vickers hardness of conventional and laser-assisted tooth bleaching. Am J Dent 2005;18:219-222.
Cherry DV, Bowers DE Jr, Thomas L, Redmond AF. Acute toxicological effects of ingested tooth whiteners in female rats. J Dent Res 1993;72:1298-1303.
Chiesara E, Dayan AD, Duschner H, Maier H, White DJ. The safety of tooth whitening. Munksgaard: Blackwell, 2002.
Chiapinelli JA, Walton RE. Tooth discoloration resulting from long-term tetracycline therapy. Quint Int 1992; 23:539-541.
Cimilli H, Pameyer CH. Effect of carbamide peroxide bleaching agents on the physical properties and chemical composition of enamel. Am J Dent 2001;14:63-66.
Chng HK, Yap AU, Wattanapayunkul P, Sim CP. Effects of traditional and alternative intracoronal bleaching agents on microhardness of human dentine. J Oral Rehabil 2004;31:811-816.
Christensen GJ. Bleaching teeth: practitioner trends. J Am Dent Assoc 1997;128: 16S-18S.
Christensen GJ. Bleaching teeth – Which way is best? J Esthet Restor Dent 2003;15: 137-139.
Christensen GJ. Are snow-white teeth really so desirable? J Am Dent Assoc 2005; 136:933-514.
Christensen G, Christensen R. Tooth bleaching: state-of-art. 97. Clinical Research Associates Newsletter 1997;21 april:1-3.
Chu SJ, Devigus A, Mieleszko A. Fundamentals of color. Carol Stream: Quintessence Publishing Co Inc. 2004.
Clinical Research Associates Newsletter. Tooth bleaching, state-of-art. 1997;april: 1-3.
Clinical Research Associates. In-office tooth lightening: 1-year recall. Clin Red Associates Newsletter 2004;28:1-2.
Cobankara FK, Ünlü N, Altinöz HC, Özer F. Effect of home bleaching agents on the roughness and surface morphology of human enamel en dentine. Int Dent J 2004;54:211-216.
Cohen SC, Chase H. Human pulp responses to bleaching procedures on vital teeth. J Endod 1979;5:134-138.
Compton DE. Bleaching of tetracycline-stained vital teeth. J Endod 1979;5:129.
Cooper JS, Bokmeyer TJ, Bowles WH. Penetration of the pulp chamber by carbamide peroxide bleaching agents. J Endod 1992;18:315-317.
Council on Dental Therapeutics. Guidelines for the acceptance of peroxide-containing oral hygiene products. J Am Dent Assoc 1994;125:1140-1142.
Covington J, Friend G, Lamoreaux W, Perry T. Carbamide peroxide bleaching: Effects on enamel composition and topography. J Dent Res 1990;69:530.
Croll TP. Das bleichen von Zähnen bei Kindern und Jugendlichen – Vorgehensweise und Beispiele. Quintessenz 1995A;46:213-224.
Croll TP. Enamel microabrasion: observations after 10 years. J Am Dent Assoc 1997;128:45S-50S.
Croll TP. Esthetic correction for teeth with fluorosis and fluorosis-like enamel dysmineralization. J Esthet Dent 1998;10:21-29.
Croll TP, Cavanaugh RR. Enamel color modification by controlled hydrochloric acid-pumice abrasion. I. Technique and examples. Quint Int 1986A;17:81-87.

Croll TP, Cavanaugh RR. Enamel color modification by controlled hydrochloric acid-pumice abrasion. II. Further examples. Quint Int 1986B;17:157-164.

Croll TP, Sasa IS. Carbamide peroxide bleaching of teeth with dentinogenesis imperfecta discoloration. Quint Int 1995;26:683-686.

Croll TP, Segura A. Tooth color improvement for children and teens: enamel microabrasion and dental bleaching. ASDC J Dent Child 1996;63:17-22.

Cronin MJ, Charles CA, Zhao Q, Dembling WZ. Comparison of two over-the-counter tooth whitening products using a novel system. Compen Contin Educ Dent 2005;26:140-148.

Curtis S JW, Dickinson GL, Downey MC, et al. Assessing the effects of 10 percent carbamide peroxide on oral soft tissues. J Am Dent Assoc 1996;127:1218-1223.

Cvitko E, Swift EJ, Denehy GE. Improved esthetics with a combined bleaching technique: a case report. Quint Int 1992;23:91-93.

Dahl JE, Becher R. Acute toxicity of carbamide peroxide and a commercially available tooth-bleaching agent in rats. J Dent Res 1995;74:710-714.

Dahlstrom SW, Heithersay GS, Bridges TE. Hydroxyl radical activity in thermo-catalytically bleached root-filled teeth. Endod Dent Traumatol 1997;13:119-125.

Da Silva AP, Oliveira R, Cavalli V, Arrais CAG, Giannini M, Carvalho RM. Effect of peroxide-based bleaching agents on enamel ultimate tensile strength. Oper Dent 2005;30:318-324.

Da Silva BMCG, Flório FM, Basting RT. Shear bond strength of resin composite to enamel and dentin submitted to a carbamide peroxide dentifrice. Am J Dent 2007;20:319-323.

Davis WB. Cleaning and polishing of teeth by brushing. Community Dent Oral Epidemiol 1980;8:237-243.

Date Rf, Yue J, Barlow AP, et al. Delivery, substantivity and clinical response of a direct application of percarbonate tooth whitening film. Am J Dent 2003;16 (Spec. Issue):3B-8B (abstract).

Dean HT. Classification of mottled enamel diagnosis. J Am Dent Assoc 1934;21: 1421-1426.

De Freitas MP, Turssil CP, Hara AT, Serra MC. Monitoring of demineralized dentin microhardness throughout and after bleaching. Am J Dent 2004;17:342-346.

Deliperi S, Bardwell DN. Two-year clinical evaluation of nonvital tooth whitening and resin composite restorations. J Esthet Rest Dent 2005;17:369-379.

De Iliveiar R, Basting RT, Rodrigues JA, Rodrigues AL Jr., Serra MC. Effects of carbamide peroxide agent and desensitizing dentifrices on enamel microhardness. Am J Dent 2003;16:42-46.

De Medeiros CL, González-López S, Bolanos-Carmona MV, et al. Effects of phosphoric acid on bovine enamel bleached with carbamide peroxide. Eur J Oral Sci 2008;116:66-71.

De Silva Gotardi M, Bracket MG, Haywood VB. Number of in-office light activated bleaching treatments to achieve patient satisfaction. Quint Int 2006;37:115-120.

Donly KJ, Kennedy P, Segura A, Gerlach RW. Effectiveness and safety of tooth bleaching in teenagers. Pediatr Dent 2005;27:298-302.

Donly KJ, Segura Donly A, Baharloo L, et al. Tooth whitening in children. J Esthet Restor Dent 2005A;17:380-381.

Donly KJ, Segura A, Henson T, Barker ML, Gerlach RW. Randomized controlled trial of professional at-home tooth whitening in teenagers. Gen Dent 2007; 55(Spec. Issue):669-674.

Dos Santo Medeiros MC, Costa de Lima K. Effectiveness of nightguard vital

bleaching with 10% carbamide peroxide - a clinical study. J Can Dent Assoc 2008;74:163-163e.
Đozić A. Capturing tooth color. Amsterdam: academisch proefschrift, ACTA, 2005.
Duschner H, White DJ, Goetz H, Zoladz J. Effects of hydrogen peroxide gels on dental restorations in vitro. J Dent Res 2003;82 (Spec Issue C):C-529 #398.
Efeoglu N, Wood D, Efeoglu C. Microcomputerized tomography evaluation of 10% carbamide peroxide applied to enamel. J Dent 2005;33:561-567.
Eisenberg E, Bernick SM. Anomalies of the teeth with stains and discolorations. J Prev Dent 1975;2:7-20.
Eldeniz AU, Usumez A, Usumez S, Ozturk N. Pulpal temperature rise during light-activated bleaching. J Biomed Mater Res Part B 2005;72B:254-259.
Ernst C-P, Marroquin BB, Willershausen-Zönnchen B. Effects of hydrogen peroxide-containing bleaching agents on the morphology of human enamel. Quint Int 1996;27:53-56.
Esberard R, Esberard RR, Esberard RM, et al. Effect of bleaching on the cemento-enamel junction. Am J Dent 2007;20:245-249.
Farmer DS, Burcham P, Marin PD. The ability of thiourea to scavenge hydrogen peroxide and hydroxyl radicals during intra-coronal bleaching of bloodstained root-filled teeth. Aust Dent J 2006;51:146-152.
Fasarano TS. Bleaching teeth: history, chemicals, and methods used for common tooth discolorations. J Esthet Dent 1992;4:71-78.
JM, Scherer W, Bruck I, Hertz MB. Evaluation of two at-home bleaching systems. J Clin Dent 1994;5:86-88.
Fastlich S. Tooth mutilations and dentistry in Pre-Columbian Mexico. Berlin: Quintessenz, 1976.
Feinman RA. Bleaching. A combination therapy. Cal Dent Assoc J 1987 (april):10-13.
Feinman RA, Goldstein RE, Garber DA. Bleaching teeth. Chicago: Quintessence Publishing Co Inc., 1987.
Flaitz CM, Hicks MJ. Effects of carbamide peroxide whitening agents on enamel surfaces and caries-like lesion formation: a SEM and polarized light microscopic in vitro study. ASDC J Dent Child 1996;63:249-256.
Fredmond AF, Cherry DV, Bowers DE. Acute illness and recovery in adult female rats following ingestion of a tooth whitener containing 6% hydrogen peroxide. Am J Dent 1997;10:268-271.
Forward GC. Role of toothpastes in the cleaning of the teeth. Int Dent J 1991;41:164-170.
Friedman S. Internal bleaching: long-term outcomes and complications. J Am Dent Assoc 1997;128 (Suppl.):51S-55S.
Friedman S, Rotstein I, Libfeld H, Stabholz A, Heling I. Incidence of external root resorption and esthetic results in 58 bleached pulpless teeth. Endod Dent Traumatol 1988;4:23-26.
Fugaro OJ, Fugaro JO, Matis B, Gregory RL, Cochran MA, Mjör I. The dental pulp: inflammatory markers and vital bleaching. Am J Dent 2005;18:229-232.
Gallagher A, Maggio B, Bowman J, Borden L, Mason S, Felix H. Clinical study to compare two in-office (chairside) whitening systems. J Clin Dent 2002;13:219-224.
Gambarini G, Testarelli L, Dolci G. Clinical evaluation of a novel liquid tooth whitening gel. Am J Dent 2003;16:147-151.

Gegauff AG, Rosenstiel SF, Langhout KJ, Johnston WM. Evaluating tooth color change from carbamide peroxide gel. J Am Dent Assoc 1993;124:65-72.

Gerlach RW. Whitening paradigms 1 year later: introduction of a novel professional tooth-bleaching system. Compend Contin Educ 2002;23(Spec Issue 1A): 4-8.

Gerlach RW, Barker ML. Clinical response of three direct-to-consumer whitening products: strip, paint-on gel, and dentifrice. Compend Contin Educ Dent 2003; 24:458, 461-464.

Gerlach RW, Barker ML, Date RF, Fiedler SK, Finkeldey JL, Sagel PA. Clinical trial comparing whitening strips and a paint-on tooth whitener. Presented at the annual meeting of the AADR, march 12-15, 2003.

Gerlach RW, Barker ML, Sagel PA. Objective and subjective whitening response of two self-directed bleaching systems. Am J Dent 2002B;15:7A-12A.

Gerlach RW, Barker MK, Sagel PA. Comparative efficacy and tolerability of two direct-to-consumer tooth whitening systems. Am J Dent 2001;14:267-272.

Gerlach RW, Barker ML, Sagel PA, Tucker HL, Farell S. Clinical study of barrier usage in peroxide-based tooth whitening. 83rd General session of the IADR, march 2005; Abstract 0289.

Gerlach RW, Barker ML, Tucker HL. Clinical response of three whitening products having different peroxide delivery: comparison of tray, paint-on gel, and dentifrice. J Clin Dent 2004;15:112-117.

Gerlach RW, Dunavent JM, Gibb RD, Weller AD, Martinez CE. Clinical whitening of dentifrice and paint-on gel versus tray control. 83rd General session of the IADR, march 2005; Abstract 0290.

Gerlach RW, Ramsey LL, White DJ. Extrinsic stain removal with a sodium hexametaphosphate-containing dentifrice: comparisons to marketed controls. J Clin Dent 2002;12:10-14.

Gerlach RW, Zhou X. Vital bleaching with whitening strips: summary of clinical research on effectiveness and tolerability. J Contemp Dent Pract 2001;2(3):1-15.

Gerlach RW, ZhouX, McClanahan SF. Comparative response of whitening strips to a low peroxide and potassium nitrate bleaching gel. Am J Dent 2002;15:19A-23A.

Ghavamnasiri M, Bidar M, Rad AH, Namazikha MS. The effect of 16 percent carbamide peroxide on enamel staining susceptibility. J Calif Dent Assoc 2006; 34:873-6 (alleen samenvatting).

Glockner K, Ebeleseder K. Indikationen und Grenzfälle für das Bleichen von devitalen verfärbten Frontzähnen. Quintessenz 1993;44:519-527.

Glockner K, Ebeleseder K, Städler P. Das Bleichen von verfärbten Frontzähnen. Schweiz Monatsschr Zahnmed 1997;107:413-420.

Godder B, Kaim Goldstein RE, Garber DA. Complete dental bleaching. Chicago: Quintessence Pubublishing Co Inc., 1995.

Goldstein RE. In-office bleaching: where we came from, where we are today. J Am Dent Assoc 1997;128:11S-15S.

Gökay O, Müjdeci A, Algin E. In vitro peroxide penetration into the pulp chamber from newer bleaching products. Int Endod J 2005;38:516-520.

Goon WWY, Cohen S, Borer RF. External cervical root resorption following bleaching. J Endod 1986;12:414-418.

Greenhill JD, Pashley DT. The effects of desensitizing agents on the hydraulic conductance of human dentin in vitro. J Dent Res 1981;60:686-698.

Griffiths CE, Bailey JR, Jarad FD, Youngson CC. An investigation into most effective method of treating stained teeth: an in vitro study. J Dent 2008;36:54-62.

Grosofsky A, Adkins S, Bastholm R, et al. Tooth color: effects on judgements of attractiveness and age. Percept Mot Skills 2003;96:43-48.

Guan YH, Lath L, Lilley TH, Wilmott DR, Marlow I, Brook AH. The measurement of tooth whiteness by image analysis and spectrophotometry: a comparison. J Oral Rehabil 2005;32:7-15.

Günay H, Beier Ch, Bladauski S. Zahnverfärbungen bei Kindern und Jugendlichen mit Lebererkrankungen. Dtsch Zahnärztl Z 1994;49:461-463.

Gurgan S, Bolay S, Alcam R. In vitro adherence of bacteria to bleached or unbleached enamel surfaces. J Oral Rehabil 1997;24:624-627.

Gursoy UK, Eren DI, Bektas OO, et al. Effect of external tooth bleaching on dental plaque accumulation and tooth discoloration. Med Oral Patol Oral Cir Buccal 2008;13:E266-E269.

Hanks CT, Fat JC, Wataha JC, Corcoran JF. Cytotoxicity and dentin permeability of carbamide peroxide and hydrogen peroxide vital bleaching materials in vitro. J Dent Res 1993;72:931-938.

Hanning C, Lindner D, Attin T. Efficacy and tolerability of two home bleaching systems having different peroxide delivery. Clin Oral Invest 2007;11:321-329.

Harrington GW, Natkin E. External resorption associated with bleaching of pulpless teeth. J Endod 1979;5:344-348.

Hasson H, Ismail AI, Neiva G. Home-based chemically-induced whitening of teeth in adults. Cochrane Databes of Systemic Reviouews, 2007, Issue 1. Art. No.: CD006202.DOIU:10.1002/1465858.CD006220.

Hatton PV, Miller CA, McLeod C, Al-Saalehi SK, Joiner A. Treatment of dental amalgam with carbamide peroxide J Dent Res 2003 (Spec. Issue C):C-578, #709.

Haywood VB. Nightguard vital bleaching: current concepts and research. J Am Dent Assoc 1997;128:19S-25S.

Haywood VB. History, safety, and effectiveness of current bleaching techniques and applications of the nightguard vital bleaching technique. Quint Int 1992;23: 471-488.

Haywood VB. Greening of the tooth-amalgam interface during extended 10% carbamide peroxide bleaching of tetracycline-stained teeth: a case report. J Esthet Restor Dent 2002;14:12-17.

Haywood VB. Tooth whitening. Indications and outcomes of nightguard vital bleaching. Chicago, Quintessence Publ., 2007.

Haywood VB, Heymann HO. Nightguard vital bleaching. Quint Int 1989;20:173-176.

Haywood VB, Houck VM, Heymann HO. Nightguard vital bleaching: effects of various solutions on enamel surface texture and color. Quint Int 1991;10:775-782.

Haywood VB, Leech T, Heymann HO, Crumpler D, Bruggers K. Nightguard vital bleaching: effects on enamel surface texture en diffusion. Quint Int 1990;21:801-804.

Haywood VB, Leonard RH, Dickinson GL. Efficacy of six months of nightguard vital bleaching of tetracycline-stained teeth. J Esthet Dent 1997;9:13-19.

Haywood VB, Leonard RH, Nelson CF, Brunson WD. Effectiveness, side effects and long term status of nightguard vital bleaching. J Am Dent Assoc 1994;125: 1219-1226.

Hattab FN, Qudeimat MW, Al-Rimawi HS. Dental discoloration: an overview. J Esthet Dent 1999;11:291-310.

Heymann HO. Bleaching of vital teeth. Quint Int 1997;28:420-422.

Heymann HO. Tooth whitening: facts and fallacies. Br Dent J 2005;198:514.

Heithersay GS. Invasive cervical resorption: an analysis of potential predisposing factors. Quint Int 1999;30:83-95.

Heller D, Skriber J, Lin LM. Effect of intracoronal bleaching on external cervical root resorption. J Endod 1992;18:145-148.

Higashi C, Rauski RD, Gomes JC, et al. One-year follow-up of non-vital discolored teeth after bleaching with an association of techniques: a case report. Gen Dent 2007;55 (Spec. Issue): 676-682.

Hikiba H, Watanabe E, Barrett JC, Tsutsui T. Ability of fourteen chemical agents used in dental practice to induce chromosome aberrations in Syrian hamster embryo cells. J Pharmacol Sci 2005;97:146-52.

Höfel L, Lange M, Jacobsen T. Beauty and the teeth: perception of tooth color and its influence on the overall judgement of facial attractiveness. Int J Periodontics Restorative Dent 2007;27:349-357.

Hofer H, Carroll J, Neitz J, Neitz M, Willimans DR. Organization of the human trichromatic cone mosaic. J Neurosci 2005;25:9669-9679.

Hoic D, Dixit N, Precipe M, et al., The technology behind Colgate Simply White Toothpaste. J Clin Dent 2004;15:37-40.

Horn DJ, Hicks L, Bulan-Brady J. Effect of smear layer removal on bleaching of human teeth in vitro. J Endod 1898;24:791-795.

Hosoya N, Honda K, Lino F, Arai T. Changes in enamel surface roughness and adhesion of *Streptococcus mutans* to enamel after vital bleaching. J Dent 2003;31: 543-548.

Howell RA. The prognosis of bleached root-filled teeth. Int Endod J 1981;14:22-26.

Hubbezoglu I, Akaoglu B, Dogan A, et al. Effect of bleaching on color change and refractive index of dental composite resins. Dent Mater 2008;27:105-116.

Isaacs RL, Bartizek RD, Owens TS, Walters PA, Gerlach RW. Maintenance of tooth color after prophylaxis: comparison of three toothpastes. J Clin Dent 2001;12:51-55.

Jahangiri L, Reinhardt SB, Mehra RV, Matheson PB. Relationship between tooth shade value and skin color: an observational study. J Prosthet Dent 2002;87:149-152.

Joiner A. Review of the effects of peroxide on enamel and dentine properties. J Dent 2007;35:889-896.

Joiner A, Thakker G. In vitro evaluation of a novel 6% hydrogen peroxide tooth whitening product. J Dent 2004;32:19-25.

Jones Diaz-Arnold A, Vargas MA, Cobb DS. Colorimetric assessment of laser and home bleaching techniques. J Esthet Dent 1999;11:87-94.

Jones AH, Diaz-Arnold AM, Vargas MA. Colorimetric assessment of laser and home bleaching techniques. J Esthet Dent 1999;11:97-104.

Josey AL, Meyers IA, Romaniuk K, SymonsS AL. The effect of a vital bleaching technique on enamel surface morphology and the bonding of composite resin to enamel. J Oral Rehabil 1996;23:244-250.

Justino LM, Tames DR, Demarco FF. In situ and in vitro effects of bleaching with carbamide peroxide on human enamel. Oper Dent 2004;29:219-225.

Kamp AA. Removal of white spot lesions by controlled acid-pumice abrasion. JCO 1989;XXIII:690-693.

Karpinia K, Magnusson I, Barker ML, Gerlach RW. Clinical comparison of two self-directed bleaching systems. J Prosthodont 2003;12:242-248.

Kelleher MGD, Roe FJC. The safety in use of 10% carbamide peroxide (Opalescence) for bleaching teeth under the supervision of a dentist. Br Dent J 1999;187: 190-194.

Kershaw S, Newton JT, Williams DM. The influence of tooth colour on the perceptions of personal characteristics among female dental patients: comparisons of unmodified, decayed and 'whitened' teeth. Br Dent J 2008;204:E9.

Killian CM. Conservative color improvement for teeth with fluorosis-type stain. J Am Dent Assoc 1993;124:72-74.

Kimyal S, Valizadeh H. Comparison of the effect of hydrogel and a solution of sodium ascorbate on dentin-composite bond strength after bleaching. J Contemp Dent Pract 2008;9(2):1-7.

Kleber CJ, Putt MS, Nelson BJ. In vitro tooth whitening by a sodium bicarbonate/peroxide dentifrice. J Clin Dent 1998;9:16-21.

Koulaouzidou E, Lambrianidis T, Beltes P, Papadopoulos K. Role of cementoenamel junction on the radicular penetration of 30% hydrogen peroxide during intracoronal bleaching in vitro. Endod Dent Traumatol 1996;12:146-150.

Kraigher A, van der Veen MH, Potocnik I. Caries occurrence in rats after bleaching with 10% carbamide peroxide in vivo. Caries Res 2006;40:77-80.

Kugel G. Over-the-counter tooth-whitening systems. Compend Contin Educ Dent 2003;24 (4A):367-382.

Kugel G, Aboushala A, Zhou X, Gerlach RW. Daily use of whitening strips on tetracycline-stained teeth: comparative results after 2 months. Compend Contin Educ Dent 2002;23 (Special Issue No. 1A):S29-S53.

Kugel G, Kastali S. Tooth whitening efficacy and safety: a randomized and controlled clinical trial. Compend Contin Educ 200:21 (Suppl. 29):22-28.

Kugel G, Petkevis J, Gurgan S, Doherty E. Separate whitening effects on enamel and dentin after fourteen days. J Endod 2007;33:34-37.

Lado EA, Stanley HR, Weisman MI. Cervical resorption in bleached teeth. Oral Surg 1983;55:78-80.

Langsten RE, Dunn WJ, Hartup GR, Murchison DF. Higher-concentration carbamide peroxide effects on surfaces of composites. J Esthet Restor Dent 2002;14: 92-96.

Latcham NL. Postbleaching cervical resorption. J Endod 1986;12:262-264.

Lee JH, Kim HI, Kim KH, Kwon YH. Effect of bleaching agents on the fluoride release and microhardness of dental materials. J Biomed Mater Res 2002;63: 535-541.

Lee SS, Zhang W, Lee DH, Li Y. Tooth whitening in children and adolescents. Pediatr Dent 2005;27:362-368.

Leonard RH, Bentley C, Eagle JC, et al. Nightguard vital bleaching: a long-term study on efficacy, shade retention, side effects, and patients' perception. J Esthet Restor Dent 2001;13:357-369.

Leonard RH, Eagle JC, Garland GE, Matthews KP, Rudd AL, Phillips C. Nightguard vital bleaching and its effects on enamel surface morphology. J Esthet Res 2001A;13:132-139.

Leonard RH, Haywood VB, Caplan DJ, Tart ND. Nightguard vital bleaching of tetracycline-stained teeth: 90 months post treatment. J Esthet Restor Dent 2003; 15:142-153.

Leonard RH, Haywood VB, Eagle JC, Garland GE, Caplan DJ, Matthews KP, Tart ND. Nightguard vital bleaching of tetracycline-stained teeth 54 months post treatment. J Esthet Dent 1999A;11:265-277.

Leonard RH, Haywood VB, Phillips C. Risk factors for developing tooth sensitivity and gingival irritation associated with nightguard vital bleaching. Quint Int 1997;28:527-534.

Leonard RH, Smith LR, Garland GE, et al. Evaluation of side effects and patient's perceptions during tooth bleaching. J Compilation 2007;19:355-64.

Leonard RH, Teixeira ECN, Garland GE, Ritter AV. Effect on enamel microhardness of two consumer-available bleaching solutions with a dentist-prescribed home-applied bleaching solution and a control. J Esthet Rest Dent 2005;17:343-350.

Leung SW. Naturally occurring stains on the teeth of children. J Am Dent Assoc 1950;41:191-197.

Lewinstein I, Fuhrer N, Chuararu N, Cardash H. Effect of different peroxide bleaching regimens and subsequent fluoridation on the hardness of human enamel and dentin. J Prosthet Dent 2004;92:337-342.

Ley M, Wagner T, Bizhang M. The effect of different fluoridation methods on the red wine staining potential on intensively bleached enamel in vitro. Am J Dent 2006;19:80-84.

Li Y. Toxicological considerations of tooth bleaching using peroxide-containing agents. J Am Dent Assoc 1997;128:31S-36S.

Li Y. Tooth bleaching using peroxide-containing agents: current status of safety issues. Compend Contin Educ 1998;19:783-6, 788.

Li Y, Lee SS, Cartwright Sl. Comparison of clinical efficacy and safety of three professional at-home whitening systems. Compend Contin Educ 2003;24:357-376.

Li Y, Noblitt T, Zhang W, Schymik M, et al. Safety evaluation of Opalescence sustained release whitening gel. J Dent Res 1996;75:Abstr. 3304.

Liebenberg WH. Intracoronal lightening of discolored pulpless teeth: a modified walking bleach technique. Quint Int 1997;28:771-777.

Liethat-Elmer E, Kratky G. Polishing effect and abrasion of five tooth pastes on dental enamel. Schweiz Monatschr Zahnheilkd 1979;89:987-995.

Lo ECM, Wong AHH, McGrath C. A randomized controlled trial of home tooth-whitening products. Am J Dent 2007;20:315-318.

Loos BG. Tandsteen: prevalentie, pathofysiologie en preventie. Ned Tijdschr Tandheelkd 1996;103:142-145.

Lopes GC, Bonissoni L, Baratieri LN, Vieira LC, Monteiro S Jr. Effect of bleaching agents on the hardness and morphology of enamel. J Esthet Restor Dent 2002; 14:24-30.

Luk K, Tam L, Hubert M. Effect of light energy on peroxide tooth bleaching. J Am Dent Assoc 2004;135:194-201.

Luo W, Westland S, Brunton P, et al. Comparison of the ability of different colour indices to assess changes in tooth whiteness. J Dent 2007;35:109-116.

Lutz F, Sener B, Imfeld T, Batbakow F, Schüpbach P. Comparison of the efficacy of prophylaxis pastes with conventional abrasives or a new self-adjusting abrasive. Quint Int 1993;24:193-201.

Maanen van R. Kleurkaart van Noord-Holland. Wormerveer: Stichting Uitgeverij Noord-Holland, 1992.

Madison S, WAalton R. Cervical root resorption following bleaching of endodontically treated teeth. J Endod 1990;16:570-574.

Maggio B, Gallagher A, Bowman J, et al. Whitening gel designed to accelerate whitening. Compend Contin Educ Dent 2003;24:519-532.

Maia E, Baratieri LN, Caldiera de Andrada MA, et al. The influence of two home-applied bleaching agents on enamel microhardness: an in situ study. J Dent 2008;36:2-7.

Mair L, Joiner A. The measurement of degradation and wear of three glass ionomers following peroxide bleaching. J Dent 2004;32:41-45.

Mandel ID. The new toothpastes. J Can Dent Assoc 1998;26:186-190

Markowitz K, Bilotto G, Kim S. Decreasing interdental nerve activity in the cat with potassium and divalent cations. Arch Oral Biol 1991;36:1-7.

Marshall MV, Gragg PP, Packman EW, et al. Hydrogen peroxide decomposition in the oral cavity. Am J Dent 2000;14:39-45.

Marson FC, Sensi LG, Araújo E. Clinical evaluation of in-office dental bleaching treatments with and without the use of light-activation sources. Oper Dent 2008;33:15-22.

Matis BA, Cochran MA, Eckert G, Carlson TJ. The efficacy and safety of a 10% carbamide peroxide. Quint Int 1998;29:555-563.

Matis BA, Cochran MA, Eckert G, Matis JI. In vivo study of two carbamide peroxide gels with different densensitizing agents. Oper Dent 2007;32:549-555.

Matis BA, Cochran MA, Wang G, et al. A clinical evaluation of bleaching using whitening wraps and strips. Oper Dent 2005;30:588-592.

Matis BA, Gaiao U, Blackman D, et al. In vivo degradation of bleaching gel used in whitening teeth. J Am Dent Assoc 1999;130:227-235.

Matis BA, Wang Y, Eckert GJ, Cochran MA, Jiang T. Extended bleaching of tetracycline-stained teeth: 1 5-year study. Oper Dent 2006;31:643-651.

Matis BA, Wang Y, Jiang T, Eckert GJ. Extended at-home bleaching of tetracycline-stained teeth with different concentrations of carbamide peroxide. Quint Int 2002;33:645-655.

McCloskey RJ. A technique for removal of fluorosis stains. J Am Dent Assoc 1984;109:63-64.

McCormick JE, Weine FS, Maggio JD. Tissue pH of developing periapical lesions in dogs. J Endod 1983;9:47-52.

McCracken MS, Haywood VB. Effects of 10% carbamide peroxide on the subsurface hardness of enamel. Quint Int 1995;26:21-24.

McCracken MS, Haywood VB. Demineralization effects of 10% carbamide peroxide. J Dent 1996;24:395-398.

McEvoy SA. Removing intrinsic stains from vital teeth by microabrasion and bleaching. J Esthet Dent 1995;7:104-109.

McEvoy SA. Combining chemical agents and techniques to remove intrinsic stains from vital teeth. Gen Dent 1998;46:169-171.

McKenna SM, Davies KJ. The inhibition of bacterial growth by hypochloric acid. Possible role in the bactericidal activity of phagocytes. Biochem J 1988;254:685-692.

Mellberg JR. The relative abrasivity of dental prophylactic pastes and abrasives on enamel and dentin. Clin Prev Dent 1979;1:13-18.

Miranda CP, Pagani C, Benetti AR, Da Silva Matuda F. Evaluation of the bleached human enamel by scanning electron microscopy. J Appl Oral Sci 2005;13:204-211.

Mohan N, Westland S, Brunton P, et al. A clinical study to evaluate the efficacy of a novel tray based tooth whitening system. J Dent 2008;36:21-26.

Montalvan E, Vaidyaanathan TK, Shey Z, Janal Mn, Caceda JH. The shear bond strength of acetone and ethanol-based bonding agents to bleached teeth. Pediatr Dent 2006;28:531-536.

Montgomery S. External cervical resorption after bleaching a pulpless tooth. Oral Surg 1984;57:203-206.

Moraes RR, Marimom JLM, Schneider LFJ, Correr Sobrino L, Camacho GB, Bueno

M. Carbamide peroxide bleaching agents: effects on roughness of enamel, composite and porcelain. Clin Oral Invest 2005;10:23-28.

Morris CDN. Tooth whiteners – the legal position. Br Dent J 2003;194:375-376.

Moule CA, Angelis F, Kim G-H, et al. Resin bonding using an all-etch or self-etch adhesive to enamel after carbamide peroxide and/or CPP-ACP. Aust Dent J 2007; 52:133-137.

Müller Arcani G, Baratieri LN, Pires Maia H, Torres de Freitas AF. Influence of the duration of treatment using a 19% carbamide peroxide bleaching gel on dentin surface microhardness: an in situ study. Quint Int 2005;36:15-24.

Nthanson D, Parra C. Bleaching vital teeth – a review and clinical study. Compend Contin Educ, 1987;8:490-498.

Nathoo SA. The chemistry and mechanisms of extrinsic and intrinsic discoloration. J Am Dent Assoc 1997;128:6S-10S.

Nathoo S, Giniger M, Proskin HM, et al. Comparative 3-week clinical tooth-shade evaluation of a novel liquid whitening gel containing 18% carbamide peroxide and a commercially available whitening dentifrice. Compend Contin Educ Dent 2002;23(Suppl. 1):12-17.

Nathoo S, Stewart B, Petrone ME, et al. Comparative clinical investigation of the tooth whitening efficacy of two tooth whitening gels. J Clin Dent 2003;14: 64-69.

Nathoo S, Stewart B, Zhang YP, et al. Efficacy of a novel, nontray, paint-on 18% carbamideperoxide whitening gel. Compend Contin Educ 2002;23(Suppl. 1):26-31.

Niederman R, Tatraphol MC, Slinin P, Hayes C, Conway S. Effectiveness of dentist-prescribed, home-applied tooth whitening, a meta-analysis. J Contemporary Dental Practice 2000;1(4, Fall Issue):1-16.

Nikaido T, Takano Y, Susafuchi Y, Burrow MF, Tagami J. Bond strengths to endodontically treated teeth. Am J Dent 1999;12:177-180.

Nucci C, Marchionni S, Piana G, et al.. Morphological evaluation of enamel surface after application of two 'home'whitening products. Oral Health Prev Dent 2004;2:221-229.

Nyborg H, Brännström M. Pulp reaction to heat. J Prosthet Dent 1968;19:605-612.

Oegema van der Wal Th. Theoretische kleurenpsychologie. Amsterdam: Wereld-Bibilotheek, 1956.

Oegema van der Wal Th. Practische kleurenpsycholgie. Amsterdam: Wereld-Bibilotheek, 1956.

Orchardson R, Gillam DG. The efficacy of potassium salts as agents for treating dentin hypersensitivity. J Orofac Pain 2000;14:9-19.

Ouellet D, Los S, Case H, Healy R. Double-blind whitening night-guard study using ten percent carbamide peroxide. J Esthet Dent 1992;4:79-83.

Paravina RD, Johnston WM, Powers JM. New shade guide for evaluation of tooth whitening - colorimetric study. J Esthet Restor Dent 2007;19:276-283.

Park H-J, Nam S-H, Kim H-J, Kim K-H, Kim Y-J. Changes in bovine enamel after treatment with a 30% hydrogen peroxide bleaching agent. Dent Mater J 2004; 23:517-521.

Perdigão J, Franccì C, Swift EJ, Ambrose WA, Lopes M. Ultra-morphological study of the interaction of dental adhesives with carbamide-peroxide bleached enamel. Am J Dent 1998;11:291-301.

Pfarrer AM, White DJ, Rapozo-Hilo M, Featherstone JD. Anticaries and hard tissue abrasion effects of a 'dual-action' whitening, sodium hexametaphosphate tartar control dentifrice. J Clin Dent 2002;13:50-54.

Pontefract H, Courtney M, Smith S, Newcombe RG, Addy M. Development of methods to enhance extrinsic tooth discoloration for comparison of toothpastes. 2. Two-product clinical study. J Clin Periodont 2004;31:7-11.

Polydorou O, Schulte Mönting J, Helwig E, Auschill TM. Effect of in-office tooth bleaching on the microhardness of six dental esthetic restorative materials. Dent Mater 2007;23:153-158.

Potocnik I, Kosec L, Gaspieric D. Effect of 10% carbamide peroxide bleaching gel on enamel microhardness, microstructure, and mineral content. J Endod 2000;26:203-206.

Pourghadiri M, Longhurst P, Watson. A new technique for the controlled removal of mottled enamel: measurement of enamel loss. Br Dent J 1998;184:239-241.

Pretty IA, Edgar WM, Higham SM. The effect of bleaching on enamel susceptibility to acid erosion and demineralisation. Br Dent J 2005;198:285-290.

Price RBT, Sedarous M, Hiltz GS. The pH of tooth-whitening products. J Can Dent Assoc 2000;66:421-426.

Pugh G, Zaidel L, Lin N, Stranick M, Baley D. High levels of hydrogen peroxide in overnight tooth-whitening formulas: effects on enamel and pulp. J Esthet Restor Dent 2005;17:40-47.

Raab WH-M, Muller H. Temperaturabhängige Veränderungen der Mikrozirkulation der Zahnpulpa. Deutsch Zahnärztl Z 1989;44:496-497.

Reinhardt JW, Eivins SE, Swift EJ, Denehy GE. A clinical study of nightguard vital bleaching. Quint Int 1993;24:379-384.

Reyto R. Laser tooth whitening. Dent Clin North Am 1998;42:755-762.

Ritter AV, Leonard RH Jr., St. Grorges AJ, Caplan DJ, Haywood VB. Safety and stability of nightguard vital bleaching: 9 to 12 years post-treatment. J Esthet Restor Dent 2002;14:2750-285.

Robertello FJ, Dishman MV, Sarrett DC, Epperly AC. Effect of home bleaching products on mercury release from an admixed amalgam. Am J Dent 1999;12:227-230.

Rodrígues JA, Tarkany Basting R, Campos Serrra M. Effects of 10% carbamide peroxide bleaching materials on enamel microhardness. Am J Dent 2001;14:67-71.

Rosenstiel SF, Gegauff AG, Johnhston WM. Duration of tooth color change after bleaching. J Am Dent Assoc 1991;123:54-59.

Rosentritt M, Lang R, Plein T, Behr M, Handel G. Discoloration of restorative materials after bleaching application. Quint Int 2005;36:33-39.

Rosin M, Kramer A, Bradtke D, Richter G, Kocher T. The effect of a SCN^-/H_2O_2 toothpaste compared to a commercially available triclosan-containing toothpaste on oral hygiene and gingival health – a 6-month home-use study. J Clin Periodontol 2002;29:1086-1091.

Rothuijzen Y, Buijs MJ, Van Amerongen JP, Van Loveren C. In vitro demineralisation after bleaching with two carbamide peroxide products. Presentor@acta.nl. Academic Centre for Dentistry Amsterdam, Amsterdam, The Netherlands.

Rotstein I, Mor C, Friedman S. Prognosis of intracoronal bleaching with sodium perborate preparations in vitro: 1-year study. J Endod 1993;19:10-12.

Rotstein I, Avron Y, Shemesh H, Dogan H, Mor C, Steinberg D. Factors affecting mercury release from dental amalgam exposed to carbamide peroxide bleaching agent. Am J Dent 2004;17:347-350.

Rotstein I, Dankner E, Goldman A, Heling I, Stabholz A, Zalkind M. Histochemical analysis of dental hard tissues following bleaching. J Endod 1996;22:23-26.

Rotstein I, Lehr Z, Gedalia I. Effect of bleaching agents on inorganic components of human dentin and cementum. J Endod 1992B;18:290-293.

Rotstein I, Mor C, Arwaz J. Changes in surface levels of mercury, silver, tin and copper of dental amalgam treated with carbamide peroxide and hydrogen peroxide in vitro. Oral Surg Oral Med Oral Pathol Oral Radiol Endod 1997;83:506-509.

Rotstein I, Mor C, Friedman S. Prognosis of intracoronal bleaching with sodium perborate preparations in vitro: 1-year study. J Endod 1993;19:10-2.

Rotstein I, Torek Y, Misgav R. Effect of cementum defects on radicular penetration of 30% H_2O_2 during intracoronal bleaching. J Endod 1991;17:230-233.

Rotstein I, Walton RE. Bleaching discolored teeth. In: Walton R, Torabinejad M, eds. Principles and practice of endodontics. Philadelphia: WB Saunders, 2002. pp. 405-423.

Russell CM, Dickinson GL, Johnson MH, et al. Dentist-supervised home bleaching with ten percent carbamide peroxide gel: a six-month study. J Esthet Dent 1997; 8:177-182.

Russell MD, Gulfraz M, Moss BW. In vivo measurement of colour changes in natural teeth. J Oral Rehabil 2000;27:786-792.

Sahrif N, MaDonald E, Hughes J, Newcombe RG, Addy M. The chemical stain removal properties of 'whitening' toothpaste products: studies in vitro. Br Dent J 2000;188:620-624.

Sanges G. Traumatization of teeth and gingiva related to habitual tooth cleaning procedures. J Clin Periodontol 1976;3:94-103

Santini A, Pulham CR, Rajab A, Ibbetson R. The effect of 10% carbamide peroxide bleaching agent on phosphate concentration of tooth enamel assessed by Raman spectroscopy. Dent Traumatol 2008;24:220-223.

Sasaki RT, Barbosa CM, Flórido FM, Basting RT. Enamel microhardness and shear bond strength after treatment with an 18% carbamide peroxide bleaching varnish. Am J Dent 2007;20:324-328.

Sielski C, Conforti N, Stewart B, et al. A clinical investigation of the efficacy of a tooth-whitening gel. Compend Contin Educ Dent 2003;24:612-614.

Singh S, Mankodi S, Chaknis P, et al. The clinical efficacy of a new tooth whitening dentifrice formulation: a six-month study in adults. J Clin Dent 2002;13:86-90.

Schemehorn B, Gonzales-Cabezas C, Joiner A. A SEM evaluation of a 6% hydrogen peroxide tooth whitening gel on dental materials in vitro. J Dent 2004;32 (Suppl. 1):35-39.

Scherer W, Palat M, Hittelman E, Putter H, Cooper H. At-home bleaching system: effect on gingival tissue. J Esthet Dent 1992;4:86-89.

Schoonover IC, Souder W. Corrosion of dental alloys. J Am Dent Assoc 1941;28: 1278-1291.

Schulte JR, Morrissette DB, Gasior EJ, Czajewski MV. The effects of bleaching application time on the dental pulp. J Am Dent Assoc 1994;125:1330-1335.

Schuurs AHB. Gebitspathologie. Houten/Diegem: Bohn Stafleu Van Loghum, 1998;295-318.

Schuurs AHB, Groten JP, Van Dokkum W, Van den Heuvel J. Seleensuppletie, een antidotum tegen kwik? Ned Tijdschr Tandheelkd 1996;103:132-134.

Seghi RR, Denry I. Effects of external bleaching on indentation and abrasion characteristics of human enamel in vivo. J Dent Res 1992;71:1340-1344.

Segura A, Donly KJ, Wefel JS. The effects of microabrasion on demineralization inhibition of enamel surfaces. Quint Int 1997;28:463-466.

Shin DH, Summit JB. The whitening effect of bleaching agents on tetracycline-stained rat teeth. Oper Dent 2002;27:66-72.
Shinohara MS, Rezende Peris A, Freire Pimenta LA, Bovi Ambrosano GM. Shear bond strengths of composite resin on enamel and dentin after nonvital bleaching. J Esthet Res Dent 2005;17:22-25.
Shinohara MS, Rezende Peris A, Rodrigues JA, Freire Pimenta LA, Bovi Ambrosano GM. The effect of nonvital bleaching on the shear bond strength of composite resin using three adhesive systems. J Adhes Dent 2004;6:205-209.
Singh S, Mankodi S, Chaknis P, et al. The clinical efficacy of a new tooth whitening dentifrice formulation: a six-month study in adults. J Clin Dent 2002;13:86-90.
Slezak B, Santarpia P, Xu T, et al. Safety profile of a new liquid whitening gel. Compend Contin Educ Dent 2002;23 (Suppl.1):4-11.
Small BW. Bleaching with 10 percent carbamide peroxide: an 18-month study. Gen Dent 1994;42:142-146.
Spyrides GM, Perdigão J, Pagani C, Araújo MA, Spyrides SMM. Effect of whitening agents on dentin bonding. J Esthet Dent 2000;12:264-2670.
Sterrett J, Price RB, Bankey T. Effects of home bleaching on the tissues of the oral cavity. J Can Dent Assoc 1995;61:412-420.
Stookey GK. In vitro estimates of enamel and dentin abrasion associated with prophylaxis. J Dent Res 1978;57:36.
Sulieman M. An overview of bleaching techniques: I. History, chemistry, safety and legal aspects. Dent Update 2004;31:608-616.
Sulieman M. An overview of bleaching techniques: 3. In-surgery or power bleaching. Dental Update 2005C;32:101-108.
Sulieman M, Addy M, Macdonald E, Rees JS. A safety study in vitro for the effects of an in-office bleaching system on the integrity of enamel and dentine. J Dent 2004;32:581-590.
Sulieman M, Addy M, Rees JS. Surface and intra-pulpal temperature rises during tooth bleaching: an in vitro study. Br Dent J 2005D;199:37-40.
Sulieman M, Addy M, Mcadonald E, Rees Js. The bleaching depth of a 35% hydrogen peroxide based in-office product a study in vitro. J Dent 2005E;33:33-40.
Sulieman M, MacDonald E, Rees JS, Addy M. Comparison of three in-office bleaching systems based upon 35% hydrogen peroxide with different light activators. Am J Dent 2005F;18:194-196.
Sun G. The role of lasers in cosmetic dentistry. Dent Clin North Am 2000;44(4); 831-849.
Swift EJ, May KN, Wilder AD, Heymann HO, Bayne SC. Two-year clinical evaluation of tooth whitening using an at-home bleaching system. J Esthet Dent 1999; 11:36-42.
Swift EJ. Restorative considerations with vital tooth bleaching. J Am Dent Assoc 1997;128:60S-64S.
Swift AV, May KN, Wilder AD Jr., Heymann HO, Bayne SC. Two-year clinical evaluation of tooth whitening using an at-home bleaching system. J Esthet Dent 1999;11:36-42.
Swift EJ, Perdigão J. Effects of bleaching on teeth and restorations. Compend Contin Educ 1998;19:815-820.
Taher NM. The effect of bleaching agents on the surface hardness of tooth colored restorative materials. J Contemp Techniques Dent Pract 2005;15:18-26.
Tam L. The safety of home bleaching analysis. Quint Int 1998;29:28-37.

Tam L. Clinical trial of three 10% carbamide peroxide bleaching products. J Can Dent Assoc 1999;65:201-205.

Tam L. Effect of potassium nitrate and fluoride on carbamide peroxide bleaching. Quint Int 2001;32:766-770.

Tam LE, Abdool R, El-Badrawy W. Flexural strength and modulus properties of carbamide peroxide-treated bovine dentine. J Esthet Dent Res 2005;17:359-368.

Tam LE, Kuo VY, Noroozi A. Effect of prolonged direct and indirect peroxide bleaching on fracture toughness of human dentine. J Esthet Restor Dent 2007A; 19:100-110.

Tam LE, Noroozi A. Effects of direct and indirect bleach on dentin fracture resistance. J Dent Res 2007B;86:1193-1197.

Tandbirojn D, Ko C-C, Douglas WH. Stain removal efficacy: an in vitro evaluation using quantitative image Dent Pract 2005;6(2):1-8.

Tavares M, Stultz J, Newman M, et al. Light augments tooth whitening with peroxide. J Am Dent Assoc 2003;134:167-174.

Ten Bosch JJ, Coops JC. Tooth colour and reflectance as related to light scattering and enamel hardness. J Dent Res 1005;74:374-380.

Thitinanthapan W, Satamanont P, Vongsava N. In vitro penetration of the pulp chamber by three brands of carbamide peroxide. J Esthet Dent 1999;11:259-264.

Thrushkowsky RD. How a spectrophotometer can help you achieve esthetic shade matching. Compend Contin Educ 2003;24:60-66.

Timpawat S, Nippatamanon C, Kijsamanmith K, Messer HH. Effect of bleaching agents on bonding to pulp chamber dentine. Int Endod J 2005;38:217-217.

Titley KC, Torneck CD, Ruse ND. The effect of carbamide peroxide gel on the shear bond strength of a microfil resin to bovine enamel. J Dent Res 1992;71:20-24.

Titley KC, Torneck CD, Ruse ND, Krmec D. Adhesion of a resin composite to bleached and unbleached human enamel. J Endod 1993;19:112-125.

Titley KC, Torneck CD, Smith DC, Chernecky R, Adibfaqr A. Scanning electron microscopy observations on the penetration and structure of the resin tags in bleached and unbleached bovine enamel. J Endod 1991;17:72-75.

Touyz LZG, Amsel R. Anticariogenic effects of black tea (Camellia sinensis) in caries prone-rats. Quint Int 2001;32:647-650.

Tredwin CJ, Naik S, Lewis NJ, Scully C. Hydrogen peroxide tooth-whitening (bleaching) products: review of adverse effects and safety issues. Br Dent J 2006; 200:371-376.

Treurnert I, Faber FJ. Einfluss von Farbpigmentierung und Transluzenz auf die Messwerte verschiedener Framessgeräte. Deutsch Zahnärztl Z 2004;59:458-461.

Tse CS, Lynch E, Blake DR, Williams DM. Is home tooth bleaching gel cytotoxic? J Esthet Dent 1991;3:162-168.

Türker SB, Biskin T. Effect of bleaching agents on the microhardness of different dental aesthetic restorative materials. J Oral Rehabil 2002;29:657-661.

Türker SB, Biskin T. Effect of three bleaching agents on the surface properties of three different aesthetic restorative materials. J Prothet Dent 2003;89:466-473.

Turssi CP, SchiavoniRJ, Serra MC, Froner IC. Permeability of enamel following light-activated power bleaching. Gen Dent 2006;54:323-326.

Unlu N, Cobankara FK, Ozer F. Effect of elapsed time following bleaching on the shear bond strength of composite resin to enamel. J Biomed Mater Res Part B: Appl Biomater 2008;84B:363-368.

Van der Burgt TP, Plasschaert AJM. Bleaching of tooth discoloration caused by endodontic sealers. J Endod 1986;12:187-191.
Van der Geld P, Oosterveld P, van Heck G, Kuijpers-Jagtman AM. Smile attractiveness. Angle Orthod 2007;77:759-765.
Walton RE, O'Dell NL, Myers DL, Lake FT, Shimp RG. External bleaching of tetracycline stained teeth in dogs. J Endod 1982;8:536-542.
Wandera A, Feigal RJ, Douglas WH, Pintado MR. Home-use tooth bleaching agents: an in vitro study on quantitative effects on enamel, dentin, and cementum. Quint Int 1994;25:541-546.
Weiger R, Kuhn A, Löst C. Effects of various types of sodium perborate on the pH of bleaching agents. J Endod 1993;19:239-241.
Weiger R, Kuhn A, Löst C. In vitro comparison of various types of sodium perborate used for intracoronal bleaching of discolored teeth. J Endod 1994;20:338-341.
Wetter NU, Walverde DA, Kato IT, De Paula Eduardo C. Bleaching efficacy of whitening agents activated by Xenon lamp and 960-nm diode radiation. Photomed Laser Surg 2004;22:489-493.
Wilson CFG, Seale NS. Color change following vital bleaching of tetracycline-stained teeth. Pediatr Dent 1985;7:205-208.
Wiegand A, Vollmer D, Foitzik M, Attin R, Attin T. Efficacy of different whitening modalities on bovine enamel and dentin. Clin Oral Invest 2005;9:91-97.
Worschech CC, Rodriges JA, Marcondas Martins LR, Bovi Ambrosano CM. Brushing effect of abrasive dentifrices during at-home bleaching with 10% carbamide peroxide on enamel surface roughness. J Contemp Dent Pract 2005;7:1-9.
Woolverton CJ, Haywood VB, Heymann H. Toxicity of two carbamide peroxide products used in nightguard vital bleaching. Am H Dent 1993;6:310-314.
Wülknitz P. Cleaning power and abrasivity of European toothpastes. Adv Dent Res 1997;11:576-579.
Yankell SL, Emling RC, Petrone ME, et al. A six-week clinical efficacy study of four commercial available dentifrices for the removal of extrinsic tooth stain. J Clin Dent 1999;10 (Spec. Issue):115-118.
Yap AUJ, Wattanapayungkul P. Effects of in-office tooth whiteners on hardness of tooth-colored restoratives. Oper Dent 2002;27:137-141.
Yarborough DK. The safety and efficacy of tooth bleaching: a review of the literature 1988-1990. Compend Contin Educ Dent 1991;XII:191-196.
Yazici AR, Khanbodaghi A, Kugel G. Effects of an in-office bleaching system (ZOOM) on pulp chamber temperature in vitro. J Contemp Dent Pract 2007; 8(4):19-26.
Yeh S-T, Su Y, Lu Y-C, Lees S-Y. Surface changes and acid dissolution of enamel after carbamide peroxide bleach treatment. Oper Dent 2005;30:507-515.
Zach L, Cohen G. Pulp response to externally applied heat. Oral Surg Oral Med Oral Pathol 1965;19:515-530.
Zalkind M, Arwaz JR, Goldman A, Rotstein I. Surface morphology changes in human enamel, dentin and cementum following bleaching: a scanning electron microscopy study. Endod Dent Traumatol 1996;12:82-88.
Zekonius R, Matis BA, Cochran MA, Al Shethri SE, Eckert GJ, Carlson TJ. Clinical evaluation of in-office and at-home bleaching treatments. Oper Dent 2003;28:114-121.
Ziemba SL, Felix H, MacDonald J, Ward M. Clinical evaluation of a novel dental whitening lamp and light-catalyzed peroxide gel. J Clin Dent 2005;16:123-127.

Register

aanslag
　-, exogene verkleuring 71
　-, mondhygiënische middelen 73
　-, polijsten 107
　-, thee en wijn 76
ABO-incompatibiliteit 59
abrasie 79, 109
abrasiviteit, tandpasta 105
absorptie
　-, colorimeter 38
　-, selectieve 24
actieve zuurstof 87
　-, carbopol 84
　-, pulpaschade 170
acute maxillitis neonatalis 63
additieve menging 24
afschuifsterkte, effect bleken 179
afwijkende tandkleuren 48
alkalische natriumperboraat 84
allergie 185
amalgaam
　-, afbraakverkleuring 78
　-, effect bleken 180
　-, exogene verkleuring 68
amelogenesis imperfecta hereditaria 52
anorganische verbindingen 32
antibiotica 67
argonlaser 97
arrested caries 78
attritie 79
avitale elementen, inwendig bleken 133
Bacillus pyocyaneus, plaque 74
bescherming
　-, lepels 89
　-, rubberdam 100
　-, tandpijn 173
betelnoten 13

biliaire anomalieën 53
bleekeffect 18
　-, lampen 117
bleekmethode, keuze 140
bleekmethoden 103
bleekmiddelen 82
　-, snelbleken 113
bleken 18
　-, duurzaamheid 146
　-, kleurverandering 41
　-, sessies 118
　-, snelheid proces 88
　-, vitale elementen 112
bling bling 12
boil-and-form lepels 90
breedspectrumantibiotica 62
BriteSmile
　-, argonlaser 97
　-, plasmalamp 95
brown spot 78
capillaire pulpabloeding 64
carbamideperoxide 83
　-, aantasting amalgaam 180
　-, aantasting vulmaterialen 177
　-, glazuurschade 157
　-, kaliumnitraat 86
　-, thuis bleken 138
carbopol, glazuurschade 158
cariës
　-, afbraakverkleuring 78
　-, bevordering door bleken 159
　-, bleken 104
carieuze laesies, tijdelijk vullen 102
carieuze pulpadood 66
CCD, kleurbepaling 40
cervicale glazuur, inwendig bleken 134
cervicale resorptie 79
chemische activatie 99
chemische activatoren 91

chemische bleekactie 87
chemotherapie 53
chipping enamel 55
chloordioxide 85
chloorhexidine, verkleuring 73
chromogene agentia 76
chromogene bacteriën 74
ciprofloxacine 62
coeliakie 53
Colgate Simply White 91
colorimeter 38
commerciële bleekmethoden, met lamp 100
commerciële methoden 15
–, lepels 90
–, thuis bleken 126
composiet
–, aantasting 176
–, exogene verkleuring 68
–, ijzer 75
composieten 9
composietrestauratie, afbraakverkleuring 78
congenitale lues 54
congenitale porfyrieën 54
contra-indicaties voor bleken 152
Contrast AM, LED-activatie 98
cosmetica 16
Crest Night Effects 91
Crest Professional Whitestrips, whitening strips 125
Crest Whitestrips 127
cumulatieve toxiciteit 182
cutane verkleuringen, antibiotica 67
cytotoxiciteit 181
demineralisatie 157
dentinedysplasie 55
dentinekleursets 37
dentineveranderingen 164
dentinogenesis imperfecta 55
dentogenese, verkleuring 49
dieet
–, tijdelijke verkleuring 77
–, verkleuring 70
diffuse reflectie, spectrofotometer 39
digitale camera, kleurbepaling 40
diodelasers 96
Dioxicare System, chemische activatie 100
Discus Dental Zoom! Chairside System, snelbleken 116

dispersie 22
doorbleken 103
driestapssystemen 126
duurzaamheid 18
–, bleken 146
effectiviteit
–, inwendig bleken 137
–, paint-on 130
–, PREMA-methode 111
–, snelbleken 116
–, thuis bleken 122
–, whitening strips 128
emissiespectrum 21
emoties, kleur 31
endodontische behandeling 66
endodontische vulmaterialen, exogene verkleuring 70
endogeen posteruptieve verkleuringen 64
endogene formatieve verkleuringen 49
epidermolysis bullosa 64
erfelijke afwijkingen 51
erosie 79
–, glazuurschade 154, 160
erythroblastosis fetalis 58
erytrodontie 54
ethische overwegingen 17
exogene posteruptieve afbraakverkleuringen 78
exogene posteruptieve infiltratieve verkleuringen 68
exogene posteruptieve pseudoverkleuringen 71
exogene pseudoverkleuringen, polijsten 107
extern bleken, vitale elementen 112
externe resorptie 166
–, pulpabloeding 65
extrinsieke gebitsverkleuring 32
fenylketonurie 51
flavonolen 76
fluoride 9
fluorose 57
fosfaatspiegel, vitamine-D-resistentie 60
foto-Fenton-reactie 86
fractuurweerstand glazuur 160
frontvullingen 9
fungi, plaque 74
galactosemie 51
gebit, kleur 31

gebitselementen, verkleuring 47
geboortegewicht 58
gehypocalcificeerd glazuur 52
ghost teeth 61
gingiva, beschermende lepels 89
gingivale schade 174
glazuur, lichtreflectie 31
glazuurafwijkingen, erfelijke
   afwijkingen 52
glazuurhardheid 157
glazuurhypoplasieën, antibiotica 62
glazuurschade 154
   –, afbraak door radicalen 88
   –, diep glazuur 162
   –, polijsten 108
   –, slijtage 79
glutenintolerantie 53
gouden kronen 13
halogeenlampen 94
halogeenpolymerisatielampen 97
hechtsterkte vulmaterialen, effect
   bleken 178
helderheid 28
hemolytische anemie 58
Hi Lite, halogeenpolymerisatie 97
Hi-Lite, snelbleken 113
hoge koorts, hypomineralisatie 61
hue 28
hydroliseerbare tannines 76
hyperoxalurie 51
hypofosfatemische vitamine-D-
   resistenties 60
hypomaturatief glazuur 52
hypomaturatief-hypoplastisch glazuur
   52
hypomineralisatie 60
hypoparathyreoïdie 50, 61
hypoplasieën, fluorose 57
hypoplastisch glazuur 52
ijzer
   –, aanslag 73
   –, bleekmiddel 86
industriële verkleuringen 70
infiltratieve verkleuringen 68
Infrafil-lamp 98
instrumentele kleurbepaling 37
   –, voorbeeld 45
intern bleken
   –, dentineverandering 164
   –, duurzaamheid 151
interne resorptie 65

intern-extern bleken 138
intrapulpale temperatuurstijgingen
   168
inwendig bleken 133
   –, externe resorptie 166
jacketkroon 9
kaasmolaren 60
kaliumnitraat 86
kanaalvulling, inwendig bleken 134
katalysatoren 91
kauwen, aanslag 71
kleuranalyse 41
kleurbepaling 34
   –, bleken 104
   –, instrumenteel 37
   –, nauwkeurigheid 44
kleurenblind 27
kleurendimensies 38
kleurgolflengtes 22
kleurmenging 23
kleursymbolen 29
kleurtemperatuur lichtbron,
   kleurbepaling 34
kleurterugval 19
   –, thuis bleken 150
kleurtoon 28
kleurverbetering, lampen 117
kleurverzadiging 28
kleurwaarneming 20, 25
   –, tinten 34
Knoop-hardheid
   –, afname 162
   –, glazuurschade 158
kwik-halidelamp 96
lampen 91
   –, bleekeffect 117
   –, lichtintensiteit 99
   –, pulpaschade 168
LaserSmile 97
LED-lampen 98
lekkende vullingen, bleken 104
lepels 89
   –, thuis bleken 120
lepromateuze lepra 68
licht 20
licht, selectieve absorptie 24
lichtintensiteit, lampen 99
lichtreflectie, Vita-kleurenring 36
lichtsterkte, kleurbepaling 34
lokale schade 154

LumaCool Whitening System, LED-activatie 98
Lumin-kleurenset 36
Magic White, thuis bleken 126
Maillard-reactie 75
medicamenten, verkleuring 75
metaaloxides, aantasting door radicalen 88
metabolische problemen 51
metalen 32
micro-erosief-abrasieve methode 109
microhardheid
 –, glazuurschade 160
 –, tandbeenschade 164
minocycline 67
moeder-foetus-ABO-incompatibiliteit 59
molaar-incisiefhypocalcificatie 60
mondhygiëne
 –, chromogene bacteriën 74
 –, tandpasta 104
mondspoelvloeistoffen, verkleuring 73
Mycobacterium leprae 68
natriumbicarbonaat, tandpasta 105
natriumfluoride 85
natriumperboraat 84
 –, inwendig bleken 133
necrotische pupla 66
neonatale groeilijn 50
Newton, licht 21
Nightguard 120
Nite White
 –, chemische activatie 99
 –, thuis bleken 120
Niveous, halogeenpolymerisatie 98
ochronose 51
odontodysplasie 61
Ohaguro 11
OLED 98
ontkalking, natriumfluoride 85
oog, kleurwaarneming 25
opaciteit 32
opaciteiten, endogene formatieve verkleuring 50
Opal Dam, paint-on-dam 101
Opalescence
 –, lepels 90
 –, wachtkamermethode 118
Opalescence Quick, chemische activatie 100

Opalescence Tooth Whitening Gel, thuis bleken 120
Opalescence Xtra Boost, chemische activatie 99
Opalescence Xtra Boost Kit, snelbleken 116
organisch materiaal, glazuurschade 163
organische verbindingen 32
oxalosis 51
oxiden 32
oxidering, bleekreactie 87
paint-on, duurzaamheid 151
paint-on-bleekproducten, lepels 90
paint-on-dam 101
paint-on-producten 129
paint-on-rubberdam 95
 –, ZOOM 96
palmnoten 13
pellicle 75
perhydroxyl 87
peroxide, tandpasta 131
pH, glazuurerosie 154
pigmenten 23
pijn, pulpaschade 171
pijnbestrijding 173
pink spot 79
plaque 74, 75
plasmabooglampen 95
polifenolen 76
polijsten 107
polyethyleenstrip 127
polymerisatie, lampen 91
porfyrine 54
porositeit, glazuurschade 159
power bleaching 91, 113
 –, puplaschade 167
PREMA-methode 109
prematuriteit 58
professionele profylaxe 107
profylactische pasta's 108
pseudohypoparathyreoïdie 61
psychische problemen 17
pulpa, doorschemeren 79
pulpanecrose 66
pulpanecrose, Turner-dysplasie 63
pulpaobliteratie 66
pulpaschade 167
QuickWhite 97
receptoren 26
reflectiemeting, colorimeter 39

regionale odontodysplasie 61
reinigingsvermogen, tandpasta 105
Rembrandt Whitening Plus 95
RemeCure Plasma Whitening Light 96
reservoirs, lepels 89
resusfactor 58
retina 26
roken 76
rubberdam 100
schade 154
schuren 109
screwdriver teeth 54
selectieve absorptie 24
shell teeth 55
short-arc-xenonlamp 95
sikkelcelanemie 59
slijpen 109
slijtage 79
–, tandpasta 105
snelbleken 91, 113
–, pulpaschade 167
snowcapped 57
SoniWhite Whitening System, ultrasone activatie 100
spectrale reflectie 20
spectrofotometers 39
specular reflection 39
spoelmiddel, thuis bleken 126
spot-systemen 39
subgingivaal tandsteen 76
sulfiden 32
supragingivaal tandsteen 76
systemische nevenwerkingen 181
tandbeen, neveneffecten van bleken 164
tandkleur, oorzaken verkleuring 47
tandkleurbepalingen 34
tandkleurensets 35
tandkleuring 11
tandoppervlak
–, aanslag 71
–, kleurbepaling 39
tandpasta
–, blekende werking 104, 131
–, verkleuring 73
tandsteen 75
tandweefselverlies 80
tannines 76
teer 76
tetracycline 75
tetracyclines 62, 67

tevredenheid tandkleur 14
thalassemie 59
thee, aanslag 76
thuis bleken 119
–, duurzaamheid 149
–, effeciëntie 142
–, gingivale schade 174
–, pulpaschade en pijn 171
tijdelijke verkleuring 77
tinfluoride 78
tinten, kleurwaarneming 34
toxiciteit 181
translucentie 31
trauma, pulpa 66
treksterkte, effect bleken 179
Treponema pallidum 54
True Bioform Shade Guide 36
tubereuze sclerose 64
tunneling resorptie 67
Turbo 3-day Formula, thuis bleken 120
Turner-dysplasie 63
Ultra White, thuis bleken 126
ultrasone activatie 100
ureumperoxide 83
vergiftiging 181
veroudering 66
–, slijtage glazuur 79
–, tandkleur 47
verstikking, verkleuring 68
verzadigde kleuren 28
Vita kleurenring 35
vitale elementen, bleken 112
vitamine-D-resistentie 60
Vitapan D-Master 36
voorgevormde lepels 90
vrije radicalen 87
–, pulpaschade 170
vulmaterialen
–, aantasting bleken 176
–, afbraakverkleuring 78
–, exogene verkleuring 68
–, tijdelijk vullen 102
waarnemingscondities 41
wachtkamermethode 118
warmte
–, lampen 91
–, pulpaschade 167
water, bleekmiddel 86
waterstofperoxide 83
–, aantasting amalgaam 180

–, pulpaschade 170
–, vrije radicalen 87
White Light Tooth Whitening System, commerciële bleekmethoden met lamp 100
white spot 78
whitening strips 90, 125, 127
whitening tandpasta 106
whitening toothpastes 131
whitening wraps 127
whitesmile, wachtkamermethode 118
whitesmile Snelbleken Plus, halogeenpolymerisatie 98
wijn, aanslag 76

witte vlekken 50
wolfraam, halogeenlamp 94
xenonhalogeen 95
Xtra White, paint-on 131
zilvernitraat 70
ziverdiaminefluoride 70
Zoom! Chairside Whitening System 96
zuren, thuis bleken 126
zwangerschap, resusfactor 59
zwart 24
zwarte tanden 11
zwavel 75
zwemmen, verkleuring 78